止痒中药
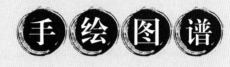

主编 伍冠一 唐宗湘

东南大学出版社
SOUTHEAST UNIVERSITY PRESS
·南京·

图书在版编目(CIP)数据

止痒中药手绘图谱/伍冠一,唐宗湘主编. —南京:
东南大学出版社,2021.1
　ISBN 978 - 7 - 5641 - 9240 - 2

　Ⅰ. ①止… Ⅱ. ①伍… ②唐… Ⅲ. ①瘙痒-中药材
-图谱 Ⅳ. ①R282 - 64

中国版本图书馆 CIP 数据核字(2020)第 238860 号

止痒中药手绘图谱　Zhiyang Zhongyao Shouhui Tupu

主　　编	伍冠一　唐宗湘
出版发行	东南大学出版社
出 版 人	江建中
责任编辑	夏莉莉
社　　址	南京市四牌楼 2 号
邮　　编	210096

经　　销	全国各地新华书店
印　　刷	南京凯德印刷有限公司
开　　本	787 mm×1 092 mm　1/16
印　　张	18.75
字　　数	368 千字
书　　号	ISBN 978 - 7 - 5641 - 9240 - 2
版　　次	2021 年 1 月第 1 版
印　　次	2021 年 1 月第 1 次印刷
定　　价	98.00 元

* 本社图书若有印装质量问题,请直接与营销部联系,电话:025-83791830。

编委会名单

主编

伍冠一　唐宗湘

编者

梁坚强　邱　艳　韦林玉　谢雪丽　邵容格　吉玉芳

姚　璐　林海月　沃小敏　陈中元　谭晓军　邓梦佳

文　芳　张　亚　王海霞　曾曼橺　徐兰兰　李佩佩

农福慧

手绘图谱

邵容格　吉玉芳　姚　璐　张　亚

前言
Preface/

　　皮肤瘙痒是一种常见的多发疾病,也是很多皮肤疾病主要症状之一,如皮炎、湿疹、荨麻疹、接触性皮炎、结节性痒疹、皮肤干燥症、浅部真菌感染、银屑病和特应性皮炎,同时也是糖尿病、胆汁淤积症、慢性肾病、肿瘤和艾滋病等多种系统性疾病重要的临床表现。皮肤瘙痒不但会加重患者生理以及心理的负担,也给日常生活带来许多不便。中医治疗方法对治疗皮肤瘙痒症效果显著,中国存在大量丰富的止痒中药,很多止痒中药老百姓非常认可,但是,它们的原植物形态,群众却并不熟悉。

　　经过整理归纳,本书共收录止痒中药287种,涉及中药植物95科以及相关动物药、矿物药,其中不少单一中药植物可产出多种止痒中药,如樟树的根、叶等部位都可以入药,如何首乌与夜交藤等,我们都合并在一种中药植物名下。在这些止痒中药中,有大家都常见常用或已经收入药典的蛇床子、桉叶、萹蓄、炉甘石等,也有一些止痒中药属于民族边缘地区使用或者仅在书籍记载使用过,我们都尽量收录,以供参考。本图谱主要用铅笔勾勒水彩上色的方法,细致地手绘出植物的原形态,帮助读者能够容易辨识。同时,详细文字描述了中药的药名、植物形态、性味归经与功效可适应的与瘙痒相关的疾病。此外,每一味中药都列举出止痒的相关方剂,可以帮助读者能够更加深入地了解止痒中药以及能够在允许的情况下有效运用。

　　在编写本书过程中,得到国家自然科学基金(NSFC31400950,81860740,82060768)、广西自然科学基金(20162016GXNSFAA380189)以及"广西高等学校千名中青年骨干教师培育计划"的资助。广西中医药大学赵铁建教授在本书的编写过程中给予鼓励与帮助,在此表示感谢。同时也感谢东南大学出版社夏莉莉编辑在本书出版过程中给予的耐心和诸多帮助。

　　由于编者水平有限,错漏难免,希望读者能够给予批评指正。

伍冠一　唐宗湘

2020 年 1 月

目录
Contents/

桉_{树果}

【中药名】 桉树果(ān shù guǒ)
　　　　　（为桃金娘科植物蓝桉的果实）
【别　名】 洋草果，楠桉果，桉果。
【拉丁名】 *Eucalyptus globulus* Labill.

【植物形态】 常绿大乔木。树皮常片状剥落而呈淡蓝灰色，枝略四棱形，有腺点，棱上有窄翼。叶二型。老树着生正常叶，叶片镰状披针形，较厚，先端长，渐尖，有时稍成尾状，基部宽楔形且略偏斜。幼株及新枝着生异常叶，单叶对生，叶片椭圆状卵形，无柄抱茎，先端短，基部潜心形。两种叶下面均密生白粉而呈绿灰色，两面有明显腺点。春季开花，通常单生于叶腋或2～3朵聚生，无柄或有极短而扁平的梗。花瓣与萼片和生成一帽状体，淡黄白色。雄蕊多数，数列分离。蒴果杯状，有四棱及不明显瘤体，果缘厚，果瓣四。种子多数，细小，棕色。

【性味归经】 性微温，小毒。味辛、苦。

【功效】 消炎杀虫，发表祛风。
【主治瘙痒相关疾病】 皮炎，癣疮。
【止痒方选】 治疗皮炎，桉树果适量泡酒，
外涂。（《中华本草》）

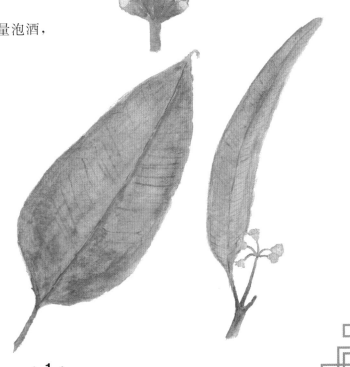

鞍叶羊蹄甲

【中文名】 鞍叶羊蹄甲（ān yè yáng tí jiǎ）
（为豆科植物鞍叶羊蹄甲的根）
【别　名】 蝴蝶风，夜关门，夜合叶，马鞍羊蹄甲。
【拉丁名】 *Bauhinia brachycarpa* Wall. ex Benth.

【植物形态】 直立或攀缘小灌木，小枝纤细，具棱，被微柔毛，很快变秃净。叶纸质或膜质，近圆形，通常宽度大于长度，基部近截形，阔圆形或有时浅心形，先端二裂达中部，缺口狭，裂片先端圆钝，上面无毛，下面略被稀疏的微柔毛，多少具松脂质丁字毛。托叶丝状早落，叶柄纤细，具沟，略被微柔毛。伞房式总状花序侧生，总花梗短，与花梗同被短柔毛。苞片线形，锥尖，早落。花蕾椭圆形，多少被柔毛。花托陀螺形。萼佛焰状，裂片二。花瓣白色，倒披针形。子房被茸毛，具短的子房柄，柱头盾状。荚果长圆形，扁平，两端渐狭，中部两荚缝近平行，先端具短喙，成熟时开裂，果瓣革质，初时被短柔毛，渐变无毛，平滑，开裂后扭曲。种子卵形，略扁平，褐色，有光泽。花期5～7月。果期8～10月。

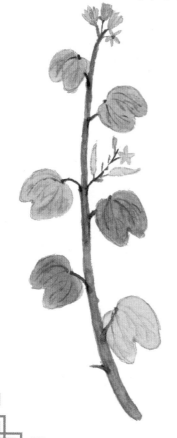

【性味归经】 性平、温。味苦、涩。归肺、肝、肾经。

【功效】 祛湿通络，收敛解毒，去湿毒，杀虫止痒。
【主治瘙痒相关疾病】 湿疹，疥癣，顽癣，天疱疮，阴囊湿疹。
【止痒方选】 治疗阴囊湿疹，马鞍叶根、苦参、蛇床子、博落回叶各适量，煎水洗。（《秦岭巴山天然药物志》）

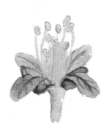

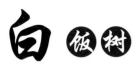

【中文名】 白饭树（bái fàn shù）
（为大戟科植物白饭树全草）

【别 名】 鱼眼木,鹊饭树,白泡果,白火炭。

【拉丁名】 *Flueggea virosa*（Roxb. Ex Willd.）Voigt

【植物形态】 落叶灌木。茎皮红褐色,嫩枝有棱。单叶互生,叶片近革质,长圆状倒卵形至椭圆形。淡黄色花。蒴果,果肉质,球形。花期3～8月,果期7～12月。

【性味归经】 性凉。味苦,微涩。归肺、脾、心经。

【功效】 祛风除湿,杀虫止痒。

【主治瘙痒相关疾病】 湿疹,脓疱疮,过敏性皮炎。

【止痒方选】 治疗湿疹,白饭树、扛板归、漆大姑、千里光各等量煎水洗。（《皮肤病中草药原色图谱》）

白 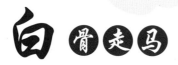 骨走马

【中文名】 白骨走马(bái gǔ zǒu mǎ)
　　　　　 (为楝科植物茸果鹧鸪花的根、皮、叶)

【别　名】 绒果海木。

【拉丁名】 *Heynea velutina* F. C. How & T. C. Chen.

【植物形态】 灌木。幼枝被黄色柔毛,后变无毛。叶为奇数羽状复叶,叶柄与叶轴均被开展的黄色柔毛,小叶膜质,披针形或长椭圆形,先端长渐尖,基部楔形,稍偏斜,叶面无毛或仅沿中脉被微柔毛,背面被黄色长柔毛,脉上尤密,侧脉每边8～9条,纤细,疏散,弯拱而连结,小叶柄密被黄色长柔毛。圆锥花序腋生,较叶略短,有细长的总花梗,被黄色柔毛,总花梗和分枝稍压扁,分枝由少花的小聚伞花序组成,花梗中部以下具节,和花萼同被黄色柔毛,花萼杯状,五齿裂,裂齿卵状三角形,顶端钝,花瓣白色,长圆形,略尖,两面均无毛或仅于外面被疏柔毛,雄蕊管略短于花瓣,十深裂,裂片复二裂,管侧面无毛,内面近口部有髯毛,子房被柔毛,花柱向上略增大,柱头圆锥形,二裂。蒴果近球形,被黄色柔毛和有极密的横线条,种子近球形,黑紫色或黑色,有光泽。花期4～9月,果期8～12月。

【性味归经】 性寒。味苦。归肝、胃经。

【功效】 杀虫止痒,燥湿止血。

【主治瘙痒相关疾病】 疮疥,湿疹。

【止痒方选】 治疗疥疮、湿疹,根皮或者叶,水煎外洗,或研粉调茶油外涂。(《中药大辞典》)

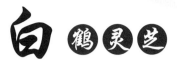
白 鹤灵芝

【中文名】 白鹤灵芝(bái hè líng zhī)
　　　　　（为爵床科白鹤灵芝的叶）
【别　名】 癣草,白鹤灵芝草。
【拉丁名】 *Rhinacanthus nasutus*（L.）Kurz

【植物形态】 多年生,直立草本或亚灌木。茎稍粗壮,密被短柔毛,干时黄绿色。叶椭圆形或卵状椭圆形,稀披针形,顶端短,渐尖或急尖,有时稍钝头,基部楔形,边全缘或稍呈浅波状,纸质。上面被疏柔毛或近无毛,背面被密柔毛。侧脉每边5～6条,斜升,不达叶缘。主茎上叶较大,分枝上叶较小。圆锥花序由小聚伞花序组成,顶生或有时腋生。花序轴通常二或三回分枝,密被短柔毛。花萼内外均被茸毛。花冠白色被柔毛,上唇线状披针形,比下唇短,顶端常下弯,下唇三深裂至中部,冠檐裂片倒卵形,近等大,花丝无毛。花柱和子房被疏柔毛。蒴果长椭圆形。种子2～4颗,有种钩。

【性味归经】 性寒。味苦。归肺经。

【功效】 清热润肺,杀虫止痒。
【主治瘙痒相关疾病】 疥癣,湿疹。
【止痒方选】 治疗疥癣、湿疹,叶适量煎水洗。(《常用中草药手册》)

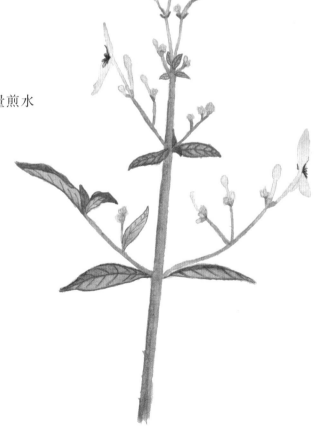

白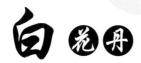

【中药名】 白花丹(bái huā dān)

　　　　　(为白花丹科植物白花丹的全草或根)

【别　名】 山坡苓,假茉莉,总管,千里及,乌面马,白雪花,野苜莉,隔布草,千
槟榔,照药,天槟榔,白皂药,白花皂药,一见消,白花岩陀,白花九股
牛,余笑花,白花铁罗汉,火灵丹,猛老虎。

【拉丁名】 *Plumbago zeylanica* L.

【植物形态】 多年生蔓生亚灌木状草本。茎细弱,基部木质,多分枝,有细棱,
节上带红色,除具腺外,光滑无毛。单叶互生。叶柄基部扩大而抱茎。叶片
纸质,卵圆形至卵状椭圆形,先端尖,基部阔楔形,无毛,全缘。穗状花序顶生
或腋生,苞片短于萼,边缘为干膜质。花萼管状,绿色,上部五裂,具五棱,棱
间干膜质,外被腺毛,有黏性。花冠白色或白而略带蓝色,高脚碟状,管狭而
长,先端五裂,扩展。雄蕊生于喉处。子房上位,一室,柱头五裂。蒴果膜质。
花期10月~翌年3月,果期2月~翌年4月。

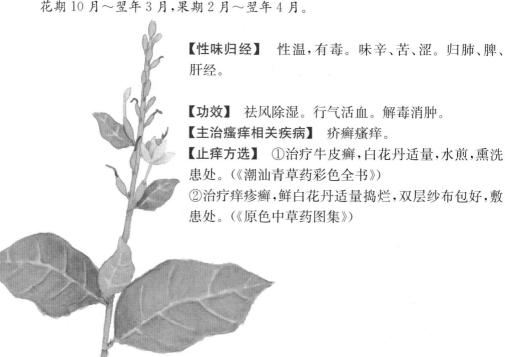

【性味归经】 性温,有毒。味辛、苦、涩。归肺、脾、
肝经。

【功效】 祛风除湿。行气活血。解毒消肿。

【主治瘙痒相关疾病】 疥癣瘙痒。

【止痒方选】 ①治疗牛皮癣,白花丹适量,水煎,熏洗
患处。(《潮汕青草药彩色全书》)

②治疗痒疹癣,鲜白花丹适量捣烂,双层纱布包好,敷
患处。(《原色中草药图集》)

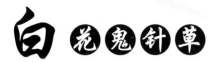

白花鬼针草

【中文名】 白花鬼针草(bái huā guǐ zhēn cǎo)
　　　　　(菊科白花鬼针草全草)
【别　名】 金盏银盆,三叶鬼针草,鬼针草
【拉丁名】 *Bidens. pilosa* L.

【植物形态】 白花鬼针草一年生直立草本。茎钝四棱形,无毛或上部被极稀的柔毛。茎下部叶较小,三裂或不分裂,通常在开花前枯萎。中部叶具无翅的柄,三出。小叶常为三格,小叶的羽状复叶,两侧小叶椭圆形或卵状椭圆形,先端锐尖,基部近圆形或阔楔形,有时偏斜,不对称,边缘有锯齿,顶生小叶长椭圆形或卵状长圆形,先端渐尖,基部渐狭或近圆形,边缘锯齿,上部叶小,三裂或不分裂,条状披针形。头状花序有花序梗。总苞苞片7～8枚,条状匙形,外层托片披针形,内层条状披针形。舌状花,舌片椭圆状倒卵形,白色,先端钝或有缺刻。盘花筒状,冠檐五齿裂。瘦果黑色,条形,先端芒刺3～4枚,具倒刺毛。春至秋季开花。

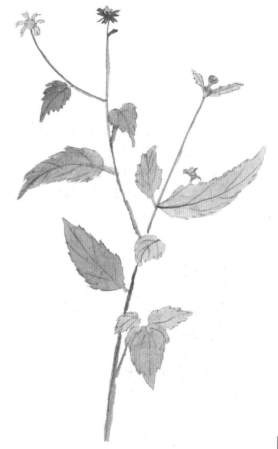

【性味归经】 性平。味甘,微苦。归肺、膀胱经。

【功效】 清热解毒,利湿退黄。
【主治瘙痒相关疾病】 疥癣。
【止痒方选】 治疗疥癣,白花鬼针草适量煎水洗。(《岭南采药录》)

白 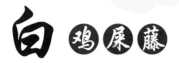 鸡屎藤

【中文名】 白鸡屎藤(bái jī shǐ téng)
（为葡萄科白粉藤的茎藤）

【别　名】 飞龙接骨,青龙跌打。

【拉丁名】 *Cissus repens* Lamk. Encycl.

【植物形态】 草质藤本。卷须二叉状分枝,与叶对生。小枝通常被白粉,枝稍带肉质,绿色,横切面为钝四角形,有纵条纹,干时易在节上脱离。单叶互生。叶柄无毛。托叶斜菱形,基部楔形。叶片膜质,心状卵形或狭卵形,先端渐尖,基部心形或截形,边缘有疏锐小锯齿或有时仅三浅裂,上面绿色,平时表面灰绿色,下面浅绿色,两面无毛。花两性,聚伞花序与叶对生,被疏柔毛,少花,第1次分枝呈伞形状。花梗基部常有小苞片。花萼盘状,全缘,外有微柔毛及睫毛。花瓣四,分离。雄蕊四,与花瓣对生。花盘杯状,子房略短于雄蕊,花柱极短,近钻形。浆果肉质,倒卵形或球形,熟时紫色。种子1颗。花期夏、秋季。

【性味归经】 性寒。味苦。归脾、肝、胆经。

【功效】 清热利湿,解毒消肿。

【主治瘙痒相关疾病】 疔疮,湿疹瘙痒,小儿湿疹。

【止痒方选】 治疗湿疹瘙痒,白鸡屎藤适量,煎水洗或捣烂敷。(《中华本草》)

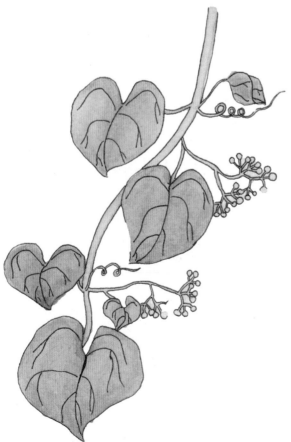

白 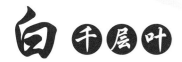 千层叶

【中文名】 白千层叶(bái qiān céng yè)
（桃金娘科白千层的叶）

【别　名】 玉树，白树。

【拉丁名】 *Melaleuca cajuputi subsp. cumingiana* (Turczaninow) Barlow.

【植物形态】 乔木。树皮灰白色，厚而松软，呈薄层状剥落。嫩枝灰白色。叶互生。叶柄极短。叶片革质，披针形或狭长圆形，两端尖，全缘，油腺点多，香气浓郁。基出脉3～7条。花白色，密集于枝顶成穗状花序，花序轴常有短毛。萼管卵形，有毛或无毛，萼齿五，圆形。花瓣五，卵形，雄蕊多数，绿白色，常5～8枚成束，花药背部着生，药室平行，纵裂。子房下位，与萼管合生，先端突出，三室，花柱线形，比雄蕊略长，柱头多少扩大。蒴果近球形，种子近三角形。花期每年多次。

【性味归经】 性凉。味辛。归心经。

【功效】 芳香解表，祛风止痛，利湿止痒。

【主治瘙痒相关疾病】 过敏性皮炎，湿疹，风疹。

【止痒方选】 治疗过敏性皮炎、湿疹，白千层鲜叶煎水洗。(《常用中草药手册》)

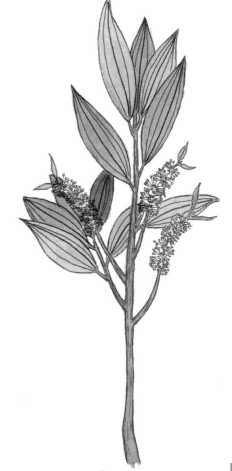

白檀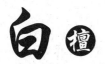

【中药名】 白檀（bái tán）
（为山矾科植物白檀的根、叶、花或种子）

【别　名】 砒霜子，蛤蟆涎，白花茶，牛筋叶，檀花青。

【拉丁名】 *Symplocos paniculata* (Thunb.) Miq.

【植物形态】 落叶灌木或小乔木。嫩枝有灰白色柔毛，老枝无毛。叶膜质或薄纸质，阔倒卵形、椭圆状倒卵形或卵形，先端急尖或渐尖，基部阔楔形或近圆形，边缘有细尖锯齿，叶面无毛或有柔毛，叶背通常有柔毛或仅脉上有柔毛。中脉在叶面凹下，侧脉在叶面平坦或微凸起，每边4～8条。圆锥花序，通常有柔毛。苞片早落，通常条形，有褐色腺点。花萼，萼筒褐色，无毛或有疏柔毛，裂片半圆形或卵形，稍长于萼筒，淡黄色，有纵脉纹，边缘有毛。花冠白色。五深裂几达基部。雄蕊40～60枚，子房二室，花盘具五凸起的腺点。核果熟时蓝色，卵状球形，稍偏斜，顶端宿萼裂片直立。花期5月，果熟期7月。

【性味归经】 性微寒。味苦、涩。归心、肝经。

【功效】 清热解毒，祛风止痒。

【主治瘙痒相关疾病】 荨麻疹，皮肤瘙痒。

【止痒方选】 治疗荨麻疹，白檀根、长叶冻绿根各30 g，雀榕叶15 g，水煎服。（《福建药物志》）

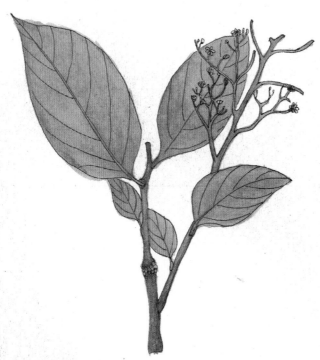

白 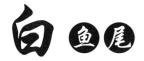 鱼尾

【中文名】 白鱼尾(bái yú wěi)

(为醉鱼草科亚洲醉鱼草的叶)

【别　名】 溪桃,野桃,白背叶,白背枫,杨波叶,蒲羌癀,白波越子。

【拉丁名】 *Buddleja asiatica* Lour.

【植物形态】 落叶灌木,高2~3米。幼枝略呈四棱形,茎上被灰白色柔毛。叶对生。卵状披针形至披针形,先端渐尖,基部楔形,全缘或斑生锯齿,上面绿色,被灰白色短柔毛,下面灰白色,密被柔毛。叶柄被毛。圆锥花序顶生。花小,淡紫蓝色或白色。萼钟形,四裂。花冠管状,先端四裂。雄蕊四。柱头二裂。蒴果椭圆形,萼宿存。花期1~10月,果期3~12月。

【性味归经】 性温。味苦,微辛。归心、肾、大肠经。

【功效】 清热解毒,调气散结,祛风止痒。

【主治瘙痒相关疾病】 过敏性皮炎,荨麻疹,皮肤瘙痒。

【止痒方选】 治疗皮肤湿痒、阴囊湿疹,适量白鱼尾煎水洗。(《全国中草药汇编》)

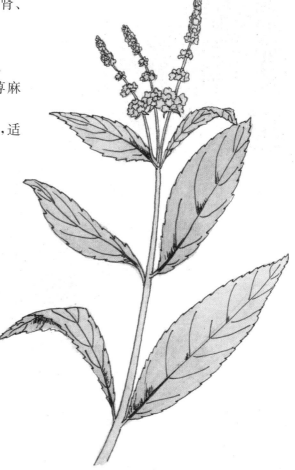

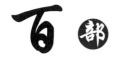

【中文名】 百部(bǎi bù)
（为百部科百部的块根）
【别　名】 百部草,百条跟。
【拉丁名】 *Stemona japonica*（Bl.）Miq

【植物形态】 块根肉质,成簇,常长圆状纺锤形。茎长达 1 m 许,常有少数分枝,下部直立,上部攀缘状。叶枚轮生,纸质或薄革质,卵形,卵状披针形或卵状长圆形,顶端渐尖或锐尖,边缘微波状,基部圆或截形,很少浅心形和楔形。主脉通常 5 条,有时可多至 9 条,两面均隆起,横脉细密而平行。叶柄细。花序柄贴生于叶片中脉上,花单生或数朵排成聚伞状花序,花柄纤细。苞片线状披针形。花被片淡绿色,披针形,顶端渐尖,基部较宽,具 5～9 脉,开放后反卷。雄蕊紫红色,短于或近等长于花被。花丝短,基部多少合生成环。花药线形,药顶具一箭头状附属物,两侧各具一直立或下垂的丝状体。药隔直立,延伸为钻状或线状附属物。蒴果卵形,扁的,赤褐色,顶端锐尖,熟果 2 爿开裂,常具 2 颗种子。种子椭圆形,稍扁平,深紫褐色,表面具纵槽纹,一端簇生多数淡黄色、膜质短棒状附属物。花期 5～7 月,果期 7～10 月。

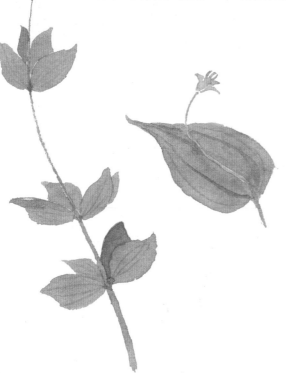

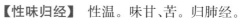

【性味归经】 性温。味甘、苦。归肺经。

【功效】 润肺止咳,杀虫止痒。
【主治瘙痒相关疾病】 皮肤瘙痒,湿疹,皮炎,阴虱,足癣,阴道炎。
【止痒方选】 治疗外阴瘙痒,百部、苦参、明矾、蛇床子各 15 g,花椒 9 g,水煎外洗。
（《中医妇科临床手册》）

斑鸠木

【中药名】 斑鸠木(bān jiū mù)
（为菊科植物茄叶斑鸠菊的根或茎、叶）

【别　名】 月中风,空心癞麻,白沉沙,硬骨过山龙,威虾花,夜牵牛,白花毛桃,
大过山龙。

【拉丁名】 *Vernonia solanifolia* Benth.

【植物形态】 多年生蔓状藤本。茎直立,圆形,基部木质,节间长。枝密被棕色
的短绒毛。叶互生,卵形或卵状披针形,先端钝或短尖,基部浑圆或有时心形,
边缘具波纹,上面绿色,密被短毛,下面密被柔毛或绵毛。头状花序有花约十,
排成顶生的圆锥花序,花小,紫色,基部有叶。总苞片卵形,被绵毛。花冠管状,
粉红色或淡紫色。瘦果4~5棱,秃净或被微毛,冠毛淡黄色。花期11月~翌
年4月。

【性味归经】 性凉。味甘、苦。

【功效】 润肺止咳,祛风止痒。
【主治瘙痒相关疾病】 皮肤瘙痒。
【止痒方选】 治疗皮肤瘙痒,斑鸠木500 g、
煲水2 000 g,加醋少许,洗患处。(《梧州草
药及常见病多发病处方选》)

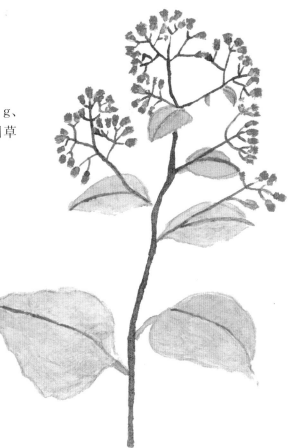

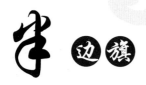

【中文名】 半边旗(bàn biān qí)
　　　　　（为凤尾蕨科植物半边旗的全草）
【别　名】 半边梳,单片锯。
【拉丁名】 *Pteris semipinnata* L. Sp.

【植物形态】 多年生草本。根状茎长而横走,粗1～1.5 cm,先端及叶柄基部被褐色鳞片。叶簇生,近一型。叶柄连同叶轴均为栗红有光泽,光滑。叶片长圆披针形,二回半边深裂。顶生羽片阔披针形至长三角形,先端尾状,篦齿状,深羽裂几达叶轴,裂片6～12对,对生,开展,镰刀状阔披针形,向上渐短,先端短渐尖,基部下侧呈倒三角形的阔翅沿叶轴下延达下一对裂片。侧生羽片4～7对,对生或近对生,开展,下部的有短柄,向上无柄,半三角形而略呈镰刀状,先端长尾头,基部偏斜,两侧极不对称,上侧仅有一条阔翅,不分裂或很少在基部有一片或少数短裂片,下侧篦齿状深羽裂几达羽轴,裂片3～6片或较多,镰刀状披针形,基部一片最长,向上的逐渐变短,先端短尖或钝,基部下侧下延,不育裂片的叶。有尖锯齿,能育裂片仅顶端有一尖刺或具2～3个尖锯齿。羽轴下面隆起,下部栗色,向上禾秆色,上面有纵沟,纵沟两旁有啮蚀状的浅灰色狭翅状的边。侧脉明显,斜上,二叉或回二叉,小脉通常伸达锯齿的基部。叶干后草质,灰绿色,无毛。

【性味归经】 性凉。味苦、辛。归肝、大肠经。

【功效】 清热利湿,解毒消肿,止痒。
【主治瘙痒相关疾病】 疮疖,皮肤瘙痒,湿疹。
【止痒方选】 治疗皮肤瘙痒,半边旗全草煎水洗。
（《浙江药用植物志》）

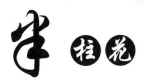

半柱花

【中文名】 半柱花(bàn zhù huā)
（为爵床科植物半柱花的全草）
【别　名】 白泡草,疳积草,狗泡草,疳积草,出泡草。
【拉丁名】 *Sericocalyx chinensis*（Nees）Bremek.

【植物形态】 亚灌木状草本。茎上部直立,有分枝,茎下部常木质化,基部常匍匐生根,稀直立,仅嫩枝四棱,被硬毛,侧枝上的叶常较小,顶端渐尖或急尖,基部渐狭或稍下延,边缘具细锯齿或牙齿,两面被疏刺毛,上面钟乳体多为细而平行的线条,主脉下陷,侧脉每边5条,紫色,下面脉凸起,具顶端钩状囊状体,粗糙或稍粗糙,毛较密。叶对生,叶长圆形。穗状花序短而紧密,圆头状或稍伸长,顶生和腋生。苞片通常覆瓦状排列,卵形,绿色,通常自基部三出脉,被硬毛,顶端喙状骤尖,喙线形,长约为苞片1/3左右,钝头。小苞片与萼裂片等大,线形。花冠黄色,外面被短柔毛,里面被长柔毛。蒴果线形,被短柔毛。种子每室4粒,阔卵形,干时淡黄色,无毛或边缘稍被毛。花期8～12月。

【性味归经】 性凉。味微辛、苦。

【功效】 清热解毒,利湿止痒,消肿止痛。
【主治瘙痒相关疾病】 皮肤瘙痒,湿疹。
【止痒方选】 治疗皮肤瘙痒,全草适量煎水外洗,并取草捣烂取汁外涂。(《广西本草选编》)

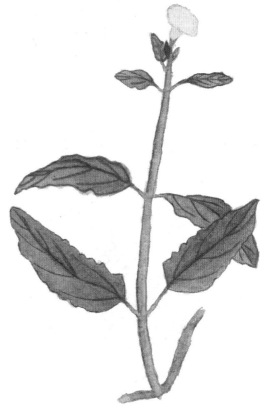

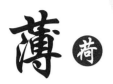

薄 **荷**

【中文名】 薄荷(bò he)
（为唇形科植物薄荷的叶）

【别　名】 野薄荷，苏薄荷。

【拉丁名】 *Mentha canadensis* L.

【植物形态】 多年生草本。茎直立，下部数节具纤细的须根及水平葡匐根状茎，锐四棱形，具四槽，上部被倒向微柔毛，下部仅沿棱上被微柔毛，多分枝。叶片长圆状披针形、披针形、椭圆形或卵状披针形，稀长圆形，先端锐尖，基部楔形至近圆形，边缘在基部以上疏生粗大的牙齿状锯齿，侧脉约5～6对，与中肋在上面微凹陷下面显著，上面绿色。沿脉上密生余部疏生微柔毛，或除脉外余部近于无毛，上面淡绿色，通常沿脉上密生微柔毛。叶柄腹凹背凸，被微柔毛。轮伞花序腋生，轮廓球形，具梗或无梗，花梗纤细，被微柔毛或近于无毛。花萼管状钟形，外被微柔毛及腺点，内面无毛，十脉，不明显，萼齿五，狭三角状钻形，先端长锐尖。花冠淡紫，外面略被微柔毛，内面在喉部以下被微柔毛，冠檐四裂，上裂片先端二裂，较大，其余三裂片近等大，长圆形，先端钝。雄蕊四，前对较长，均伸出于花冠之外，花丝丝状，无毛，花药卵圆形，二室，室平行。花柱略超出雄蕊，先端近相等二浅裂，裂片钻形。花盘平顶。小坚果卵珠形，黄褐色，具小腺窝。花期7～9月，果期10月。

【性味归经】 性凉。味辛。归肺、肝经。

【功效】 疏风清热，祛风止痒。

【主治瘙痒相关疾病】 皮肤瘙痒，风疹，疥疮，荨麻疹。

【止痒方选】 治疗皮肤瘙痒，薄荷叶 10 g、荆芥 10 g、防风 10 g、蝉蜕 6 g，水煎服。（《四川中药志》）

鼻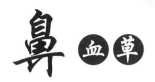

【中文名】　鼻血草(bí xuè cǎo)
　　　　　　(为唇形科植物滇荆芥的全草)
【别　名】　土荆芥,红活美,小薄荷,蜜蜂花。
【拉丁名】　*Melissa axillaris*(Benth.) Bakh. f.

【植物形态】　多年生草本,被短柔毛,具地下茎。茎四棱形,具分枝。叶对生,
叶柄密被短柔毛。叶片卵形,先端急尖或短渐尖,基部圆形,钝或近心形,边缘
具锯齿状圆齿,上面疏被短柔毛,下面靠近中脉两侧带紫色或伞部紫色,近无毛
或仅沿脉被短柔毛。轮伞花序或总状花序,腋生,具花3~5朵,白色或淡黄色。
苞片线形或线状披针形,萼长钟形,萼管狭,二唇形,上唇三齿,下唇二齿,较上
唇的齿狭而尖。花冠弯曲,二唇形,上唇直立,凹入,下唇扩展,三裂,内面疏生
白毛。雄蕊四。花柱短,二裂。小坚果卵圆形,平滑。花期6~11月,果期
7~11月。

【性味归经】　性凉。味苦、涩。归脾经。

【功效】　凉血止血,清热解毒。
【主治瘙痒相关疾病】　皮肤瘙痒,疥疮。
【止痒方选】　治疗皮肤疮疹,鼻血草一把,
水煎外洗。(《中华本草》)

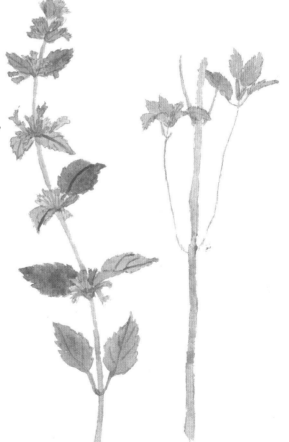

闭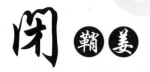

【中文名】 闭鞘姜(bì qiào jiāng)
（为姜科植物闭鞘姜的根状茎）

【别　名】 樟柳头，广东商陆，白石笋。

【拉丁名】 *Costus speciosus* (Koenig) C. D. Specht

【植物形态】 多年生草本，基部近木质，顶部常分枝，旋卷。根状茎横走块状，茎圆柱形，稍带紫红色。叶互生，叶片长圆形或披针形，顶端渐尖或尾状渐尖，基部近圆形，叶背密被绢毛。穗状花序顶生，椭圆形或卵形。苞片卵形，革质，红色，被短柔毛，具增厚及稍锐利的短尖头。小苞片淡红色。花萼革质，红色，三裂，嫩时被绒毛。花冠管短，裂片长圆状、椭圆形，白色或顶部红色。唇瓣宽喇叭形，纯白色，顶端具裂齿及皱波状。雄蕊花瓣状，上面被短柔毛，白色，基部橙黄。蒴果近球形稍木质，红色。种子黑色，光亮。花期7～9月。果期9～11月。

【性味归经】 性寒。味辛、酸。归肺、肾经。

【功效】 利水消肿，解毒止痒。

【主治瘙痒相关疾病】 荨麻疹，疮疖肿毒。

【止痒方选】 治疗荨麻疹，闭鞘姜适量煎水洗。
（《全国中草药汇编》）

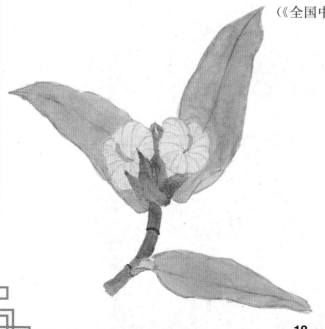

蓖 麻叶

【中药名】 蓖麻叶（bì má yè）
（为大戟科植物蓖麻的叶）

【拉丁名】 *Ricinus commusnis* L.

【植物形态】 为高大一年生草本,在热带或南方地区常成多年生灌木或小乔木。幼嫩部分被白粉,绿色或稍呈紫色,无毛。单叶互生,具长柄。叶片盾状圆形,掌状分裂至叶片的一半以下,裂片5～11,卵状披针形至长圆形,先端渐尖,边缘有锯齿,主脉掌状。圆锥花序与叶对生及顶生,下部生雄花,上部生雌花。花瓣性同株,无花瓣。雄花萼3～5裂。雄蕊多数,花丝多分枝。雌花萼3～5裂。子房三室,每室一胚珠。花柱三,深红色,二裂。蒴果球形,有软刺,成熟时开裂,种子长圆形,光滑有斑纹。花期5～8月,果期7～10月。

【性味归经】 性平,小毒。味苦、辛。

【功效】 祛风除湿,拔毒消肿。

【主治瘙痒相关疾病】 疥癣瘙痒,滴虫性阴道炎。

【止痒方选】 治疗阴道滴虫,鲜蓖麻叶2～3片,加水1 000 ml,煮沸后坐浴。
（《安徽中草药》）

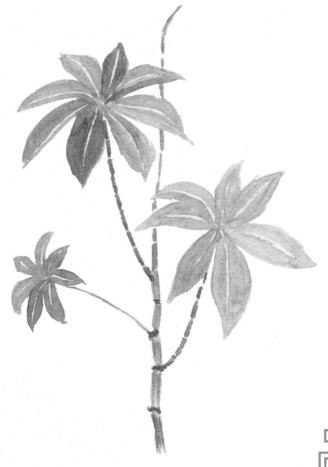

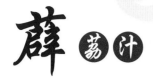

【中药名】 薜荔汁(bì lì zhī)
（为桑科植物薜荔的乳汁）
【别　名】 王不留行,爬山虎,凉粉果。
【拉丁名】 *Ficus pumila* L.

【植物形态】 常绿攀缘或匍匐灌木。叶二型。营养枝上生不定根,攀缘于墙壁或树上,叶小而薄,叶片卵状心形,膜质,基部稍不对称,先端渐尖,叶柄很短。繁殖枝上无不定根,叶较大,互生。托叶二,披针形,被黄色丝状毛。叶片厚纸质,卵状椭圆形,先端急尖至钝形,基部圆形至浅心形,全缘,上面无毛,下面被黄色柔毛。基出脉三条,侧脉4～5对,在表面下陷,背面突起,网脉蜂窝状。花序托单生于叶腋,梨形或倒卵形,顶部截平,略其短钝头或为脐状突起,基部有时收缩成一短柄,幼时被黄色短柔毛,成熟时绿带浅黄色或微红,基生苞片宿存,密被长柔毛。雄花和瘿花同生于一花序托内壁口部,多数,排成数行,有梗,花被片2～3。雄蕊二,花丝短。瘿花具梗,花被片三,花柱侧生。雌花生于另一植株花序托内壁,花梗长,花被片4～5。瘦果近球形,有黏液。花期5～6月,果期9～10月。

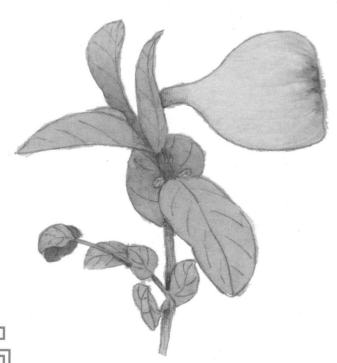

【性味归经】 性凉。味酸。归肝、脾、大肠经。

【功效】 祛风杀虫止痒,壮阳固精。
【主治瘙痒相关疾病】 疥癣瘙痒。
【止痒方选】 治疗疥癣,薜荔汁适量外搽。(《中华本草》)

边 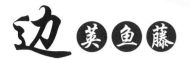 荚鱼藤

【中文名】 边荚鱼藤(biān jiá yú téng)
　　　　　(为豆科植物边荚鱼藤的叶子)
【别　名】 纤毛萼鱼藤。
【拉丁名】 *Derris marginata*(Roxb.)Benth.

【植物形态】 攀缘状灌木。除花萼、子房被疏柔毛外,全株无毛。羽状复叶互生。小叶 2～3 对,近革质,倒卵状椭圆形或倒卵形,先端短渐尖,钝头,基部圆形,侧脉 6～8(～10)对,两面稍隆起,下面较明显。圆锥花序腋生,无毛,分枝少数,花单生或 2～3 朵聚生。花萼浅杯状。花冠白色淡红色,无毛,旗瓣阔卵形。雄蕊单体。子房无柄。荚果薄,舌状长椭圆形,无毛,有小网纹。种子 1～2 颗。花期 4～5 月,果期 11 月～翌年 1 月。

【性味归经】 性平、凉。味苦。

【功效】 杀虫止痒。
【主治瘙痒相关疾病】 疮疥。
【止痒方选】 治疗疮疥,边荚鱼藤适量煎水洗。(《中华本草》)

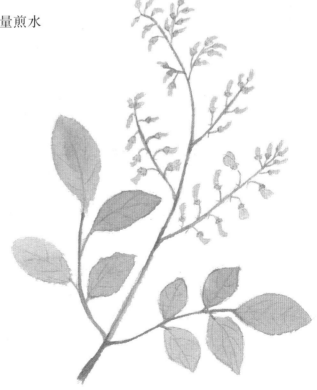

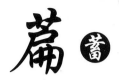

萹蓄

【中文名】 萹蓄(biǎn xù)
（为蓼科植物萹蓄的全草）

【别　名】 大萹蓄,鸟蓼,扁竹,褐鞘蓼。

【拉丁名】 *Polygonum aviculare* L.

【植物形态】 一年生草本。茎平卧,上升或直立,自基部多分枝,具纵棱。叶椭圆形、狭椭圆形或披针形,顶端钝圆或急尖,基部楔形,边缘全缘,两面无毛,下面侧脉明显。叶柄短或近无柄,基部具关节。托叶鞘膜质,下部褐色,上部白色,撕裂脉明显。花单生或数朵簇生于叶腋,遍布于植株。苞片薄膜质。花梗细,顶部具关节。花被五深裂,花被片椭圆形,绿色,边缘白色或淡红色。雄蕊八,花丝基部扩展。花柱三,柱头头状。瘦果卵形,具三棱,黑褐色,密被由小点组成的细条纹,无光泽,与宿存花被近等长或稍超过。花期5～7月,果期6～8月。

【性味归经】 性寒。味苦。归膀胱经。

【功效】 利尿通淋,杀虫止痒。

【主治瘙痒相关疾病】 疥癣,皮肤湿疹,肛门瘙痒。

【止痒方选】 治疗疥癣、皮肤湿疹、妇女外阴瘙痒,萹蓄适量,煎汤外洗患处。(《浙江药用植物志》)

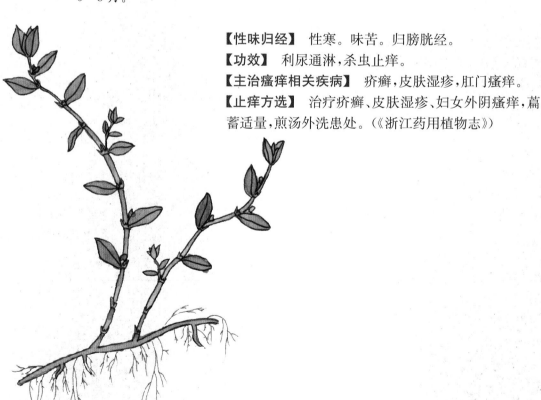

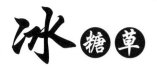

冰糖草

【中文名】 冰糖草(bīng táng cǎo)
（为玄参科植物野甘草的全草）
【别　名】 土甘草,四时茶,野甘草。
【拉丁名】 *Scoparia dulcis* L.

【植物形态】 多年生草本或半灌木。茎有棱,光滑无毛。叶小,对生及轮生,叶片披针形至椭圆形或倒卵形。夏秋间开白花,单生或成对生于叶腋。蒴果卵状至球形。

【性味归经】 性凉。味甘。归肺、脾、膀胱、大肠经。

【功效】 清热利湿,疏风止痒。
【主治瘙痒相关疾病】 痱子,皮肤湿疹。
【止痒方选】 治疗痱子、皮肤湿疹,鲜冰糖草捣烂取汁外涂。(《中国壮药学》)

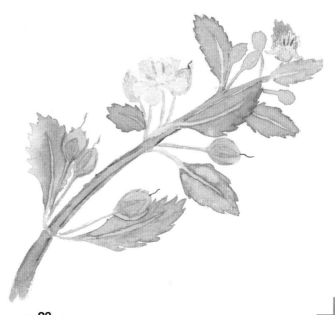

波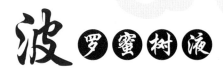罗蜜树液

【中药名】 波罗蜜树液（bō luó mì shù yè）
（为桑科植物木波罗树液）

【别　名】 木菠萝。

【拉丁名】 *Artocarpus heterophyllus* Lam.

【植物形态】 常绿乔木。老树常有板状根，单叶，旋状排列。托叶佛焰苞状，早落。叶片厚革质，倒卵状椭圆形或倒卵形，先端钝而短渐尖，基部楔形稍下延，全缘或三裂（萌生枝或幼枝上叶），上面深绿色、光亮，下面浅绿色、略粗糙。花单性，雌雄异株。雄花序顶生或腋生，圆柱形，幼时包藏于托叶内。雄花花被二裂，裂片钝，雄蕊一。雌花序圆柱形或长圆形，生于树干或主枝上的球形花托内。雌花花被管状，六棱形，花柱侧生。聚合果长圆形、椭圆形或倒卵形，成熟时长大者重达 20 kg，黄绿色，表面有六角形的瘤状突起，内有很多黄色肉质的花被，果柄粗壮。瘦果长圆形。花期春、夏季，果期夏、秋季。

【性味归经】 性平。味淡、涩。归肝经。

【功效】 消肿散结，收涩止痒。

【主治瘙痒相关疾病】 疮疖红肿。

【止痒方选】 治疗疮疖，鲜树液涂患处。（《中华本草》）

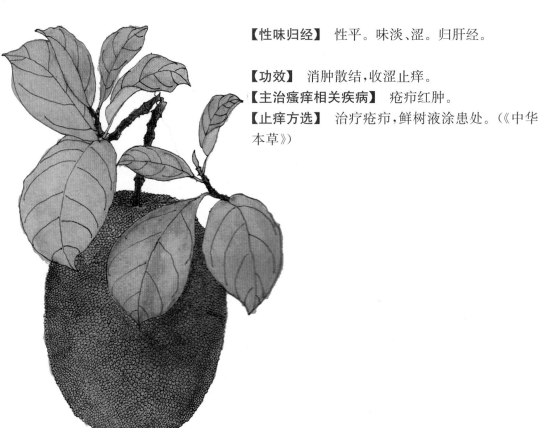

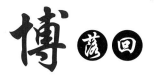

博落回

【中药名】 博落回（bó luò huí）
（为罂粟科植物博落回和小果博落回的根或全草）

【别　名】 落回，号筒草，勃勒回，号筒杆，滚地龙，山号筒，山麻骨，猢狲竹，空
洞草，角罗吹，号角斗竹，亚麻筒，三钱三。

【拉丁名】 *Macleaya cordata*（Willd.）R. Br.

【植物形态】 多年生大型草本，基部灌木状，具乳黄色浆汁。茎绿色，光滑，多
白粉，中空，上部多分枝。单叶互生，叶片宽卵形或近圆形，先端急尖，渐尖，钝
或圆形，通常七或九深裂或浅裂，裂片半圆形、方形、三角形或其他，边缘波状、
缺刻状、粗齿或多细齿，表面绿色，无毛，背面多白粉，被易脱落的细绒毛，基出
脉通常五，侧脉二对，稀三对，细脉网状，常呈淡红色。叶柄上面具浅沟槽。大
型圆锥花序多花，顶生和腋生。苞片狭披针形。花芽棒状，近白色。萼片倒卵
状长圆形，舟状，黄白色。花瓣无。雄蕊 24～30，花丝丝状，花药条形，与花丝等
长。子房倒卵形至狭倒卵形，先端圆，基部渐狭，花柱长约 1 mm，柱头二裂，下
延于花柱上。蒴果狭倒卵形或倒披针形，先端圆或钝，基部渐狭，无毛。种子
4～6（～8）枚，卵珠形，生于缝线两侧，无柄，种皮具排成行的整齐的蜂窝状孔
穴，具鸡冠状突起，有狭的种阜。花期 6～8 月，果期 7～10 月。

【性味归经】 性寒，有大毒。味辛、苦。归
心、肝、胃经。

【功效】 祛风解毒，杀虫止痒。

【主治瘙痒相关疾病】 臁疮，湿疹，顽癣，滴
虫性阴道炎，皮肤瘙痒。

【止痒方选】 治疗疥癣，博落回叶 30 g、米
醋 250 g，浸泡 1 天后，外涂患处，每日 2 次。
（《安徽中草药》）

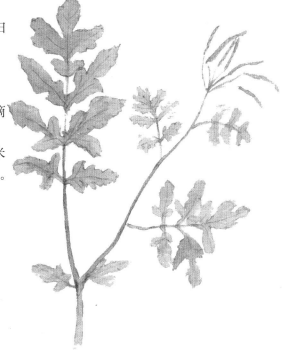

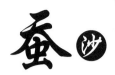

【中文名】　蚕沙（cán shā）
　　　　　　（为蚕蛾科动物家蚕蛾幼虫的干燥粪便）
【别　　名】　原蚕屎，晚蚕沙，原蚕沙。
【拉丁名】　*Bombyx mori* L.

【动物形态】　家蚕蛾幼虫即家蚕，体色灰白至白色，胸部第二、第三节稍见膨大，有皱纹。腹部第八节背面有一尾角。

【性味归经】　性温。味甘、辛。归肝、脾、胃经。

【功效】　祛风除湿，和胃化浊。
【主治瘙痒相关疾病】　风疹瘙痒，荨麻疹。
【止痒方选】　治疗风疹、荨麻疹，蚕沙 50～100 g，香樟木、苏叶、苍耳草各100 g，水煎去渣，趁温熏洗。（《中国民间百草良方》）

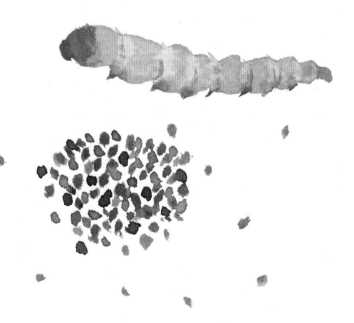

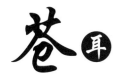

苍耳

【中药名】 苍耳（cāng ěr）
（为菊科植物苍耳或蒙古苍耳的全草）

【别　名】 猪耳，痴头婆，虱麻头，粘粘葵，白痴头婆，刺儿颗，假矮瓜，白猪母络，疔疮草，野紫菜，野落苏，狗耳朵草，苍子棵，青棘子，菜耳。

【拉丁名】 *Xanthium sibiricum* Patrin ex Widder

【植物形态】 一年生草本。根纺锤状，分枝或不分枝。茎直立不分枝或少有分枝，下部圆柱形，上部有纵沟，被灰白色糙伏毛。叶三角状卵形或心形，近全缘，或有3～5片不明显浅裂，顶端尖或钝，基部稍心形或截形，与叶柄连接处成相等的楔形，边缘有不规则的粗锯齿，有三基出脉，侧脉弧形，直达叶缘，脉上密被糙伏毛，上面绿色，下面苍白色，被糙伏毛。雄性的头状花序球形有或无花序梗，总苞片长圆状披针形，被短柔毛，花托柱状，托片倒披针形，顶端尖，有微毛，有多数的雄花，花冠钟形，管部上端有五宽裂片。花药长圆状线形。雌性的头状花序椭圆形，外层总苞片小，披针形，被短柔毛，内层总苞片结合成囊状，宽卵形或椭圆形，绿色、淡黄绿色或有时带红褐色。在瘦果成熟时变坚硬，外面有疏生的具钩状的刺，刺极细而直，基部微增粗或几不增粗，基部被柔毛，常有腺点，或全部无毛。喙坚硬，锥形，上端略呈镰刀状，常不等长，少有结合而成一个喙。瘦果，倒卵形。花期7～8月，果期9～10月。

【性味归经】 性微寒，小毒。味苦、辛。归肺、脾、肝经。

【功效】 祛风散热，除湿解毒。

【主治瘙痒相关疾病】 疔疮，疥癣，皮肤瘙痒，风疹。

【止痒方选】 治疗风疹以及皮肤瘙痒，苍耳全草适量煎水洗。（《南京地区中草药》）

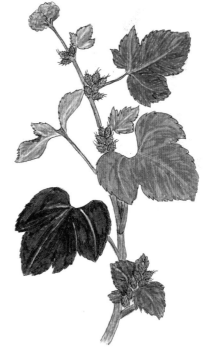

蝉 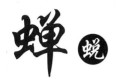蜕

【中文名】 蝉蜕（chán tuì）
（为蚱蝉羽化后的退壳）

【别　名】 蝉衣，蝉退。

【拉丁名】 *Cryptotympana pustulata* Fabr.

【动物形态】 黑蚱，雄虫体长而宽大，雌虫稍短。黑色，有光泽。头部横宽。复眼 1 对，单眼 3 个，位于复眼中央，排列呈三角形。触角短小，位于复眼前方。

【性味归经】 性凉。味甘、咸。归肺、肝经。

【功效】 宣散风热，利咽开音，透疹，明目退翳，息风止痉。

【主治瘙痒相关疾病】 风疹瘙痒，疥癣。

【止痒方选】 治疗荨麻疹，蝉蜕、防风、乌梅、五味子、甘草等量煎服。（《中草药彩色图谱》）

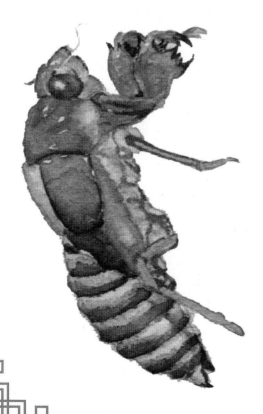

车 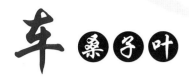 桑子叶

【中药名】 车桑子叶(chē sāng zǐ yè)

（为无患子科植物车桑子的叶）

【别　名】 破故纸，溪柳，山杨梅，石故纸，坡柳，毛乳。

【拉丁名】 *Dodonaea viscosa*（L.）Jacq.

【植物形态】 灌木或小乔木。小枝扁，有狭翅或棱角，覆有胶状黏液。单叶，纸质，形状和大小变异很大，线形、线状匙形、线状披针形、倒披针形或长圆形，顶端短尖，钝或圆，全缘或不明显的浅波状，两面有黏液，无毛，干时光亮。侧脉多而密，甚纤细。叶柄短或近无柄。花序顶生或在小枝上部腋生。萼片四，披针形或长椭圆形，长约 3 mm，顶端钝。雄蕊七或八，花丝长不及 1 mm，花药内屈，有腺点。子房椭圆形，外面有胶状黏液，二或三室，花柱顶端二或三深裂。蒴果倒心形或扁球形，二或三翅，种皮膜质或纸质，有脉纹。种子每室一或二颗，透镜状，黑色。花期秋末，果期冬末春初。

【性味归经】 性平。味微苦，辛。归肺、肝经。

【功效】 清热利湿，解毒消肿，止痒。

【主治瘙痒相关疾病】 疮疖，皮肤瘙痒。

【止痒方选】 治疗疮疖，车桑子鲜叶捣烂外敷患处。（《南方百草良方》）

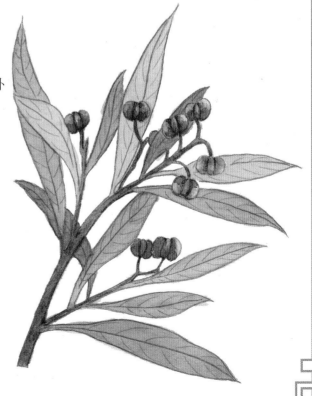

臭 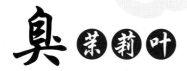 茉莉叶

【中药名】 臭茉莉叶（chòu mò lì yè）
（为马鞭草科植物重瓣臭茉莉和臭茉莉的叶）

【别　名】 臭屎茉莉，山茉莉，大髻婆，过墙风，臭朱桐，臭牡丹。

【拉丁名】 *Clerodendrum chinese* var. simplex(Moldenke) S. L. Chen

【植物形态】 重瓣臭茉莉是落叶灌木。小枝近四棱形或近圆形,幼时被柔毛。单叶对生,被短柔毛或近绒毛。叶片宽卵形、三角状卵形或近心形,先端渐尖,基部浅心形、截形或宽楔形,边缘疏生粗齿,表面密被伏生刚毛,背中央密被柔毛。基部三出脉,在脉腋有数个盘状体。伞房状聚伞花序顶生,排列紧密,花梗被绒毛。苞片披针形,被短柔毛及少数疣状腺体。花萼钟状五裂,裂片线状披针形。花冠红色,淡红色或白色,有香味,花冠管裂片卵圆形。雄蕊常变成花瓣而形成重瓣。果近球形。臭茉莉植株被较密的毛。单叶对生。叶片宽卵形、三角状卵形或近心形。伞房状聚伞花序顶生,较密集,花及苞片均较多,花较大,单瓣。花萼五裂,裂片披针形。花冠白色或淡红色,花冠管长 2～3 cm,裂片椭圆形。核果近球形,成熟时蓝黑色,萼缩存,结果时增大而包于果外。花、果期5～11 月。

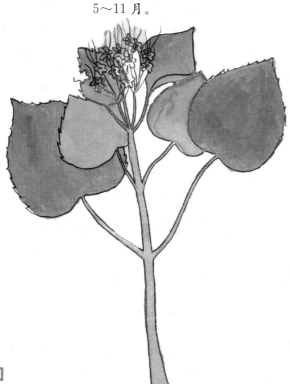

【性味归经】 性平。味苦。

【功效】 祛风除湿,杀菌止痒。

【主治瘙痒相关疾病】 疥癞,湿疹,皮肤瘙痒。

【止痒方选】 治疗皮肤痛痒,疥疮疱疹,臭茉莉鲜叶适量,煎水洗患处。（《广西中草药》）

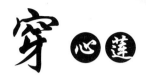

穿心莲

【中文名】 穿心莲(chuān xīn lián)
　　　　　(为爵床科植物穿心莲地上部分)
【别　名】 苦胆草,金香草。
【拉丁名】 *Andrographis paniculata*(Burm. F.) Nees

【植物形态】 一年生草本。茎直立,具四棱,多分枝,节分枝,节处稍膨大,易断。叶对生。叶片披针形成长椭圆形,先端渐尖,基部楔形,边缘浅波状,两面均无毛。总状花序顶生和腋生,集成一大型的圆锥花序。苞片和小苞片微小,披针形。萼有腺毛。雄蕊二,伸出,花药二室,药室一大一小,大的基部被髯毛,花丝有毛。蒴果扁,长椭圆形,微被腺毛。种子12颗,四方形。花期9～10月,果期10～11月。

【性味归经】 性寒。味苦。归心、肺、大肠、膀胱经。

【功效】 清热解毒,泻火燥湿。
【主治瘙痒相关疾病】 阴囊湿疹。
【止痒方选】 治疗阴囊湿疹,穿心莲30 g,甘油加至100 ml,调匀涂患处。(《江西草药手册》)

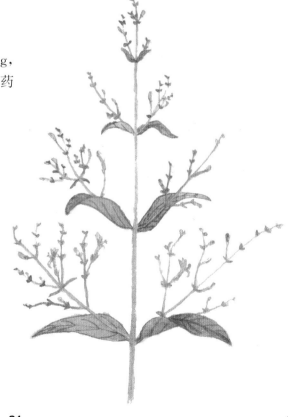

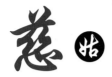

【中文名】 慈姑(cí gū)
（为泽泻科植物慈姑的球茎以及叶）

【别　名】 剪刀草,燕尾草,水慈姑。

【拉丁名】 *Sagittaria trifolia subsp. leucopetala*(Miquel) Q. F. Wang

【植物形态】 多年生直立水生草本。有纤匍枝,枝端膨大成球茎。叶具长柄。叶互生,叶形变化极大,通常为戟形,宽大,连基部裂片长 5～40 cm,先端圆钝,基部裂片短,与叶片等长或较长,多少向两侧开展。花葶同圆锥花序长 20～60 cm。花 3～5 朵为一轮,单性,下部 3～4 轮为雌花,具短梗;上部多轮为雄花,具细长花梗。苞片披针形。外轮花被片三,萼片状,卵形,先端钝。内轮花被片三,花瓣状,白色,基部常有紫斑。雄蕊多枚。心皮多数,密集成球形。瘦果斜倒卵形,背腹两面有翅。种子褐色,具小凸起。花期 8～10 月。

【性味归经】 性凉。味甘,苦。归心、肝、肺经。

【功效】 清热止血,解毒消肿。

【主治瘙痒相关疾病】 痱子,皮肤瘙痒。

【止痒方选】 治疗痱子瘙痒,鲜慈姑捣烂榨汁涂患处。(《全国中草药汇编》)

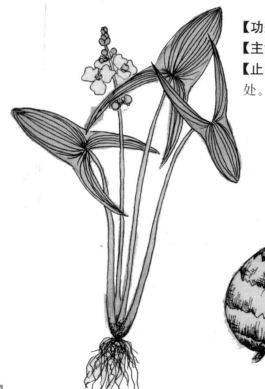

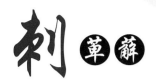

【中文名】 刺萆薢(cì bì xiè)
　　　　　（为百合科植物长托菝葜的根茎）
【别　　名】 红萆薢,美人扇。
【拉丁名】 *Smilax ferox* Wall. ex Kunth

【植物形态】 藤状灌木。根茎肥大,块状。茎常具坚硬的刺。单叶互生,革质,先端钝圆,有时微凹或稍尖,基部阔楔形或近钝圆,全缘,主脉3～5条,于下面凸出。叶柄向下扩展成翼状。叶柄两侧生有卷须2条。伞形花序腋生,花小,白色。浆果球形。花期夏秋季。

【性味归经】 性凉,平。味辛、苦。归肺、肾经。

【功效】 祛风利湿,解疮毒。
【主治瘙痒相关疾病】 臁疮,皮肤瘙痒,湿疹。
【止痒方选】 治疗湿疹,刺萆薢9～15 g,水煎点酒内服,药渣再煎水外洗。(《昆明民间常用草药》)

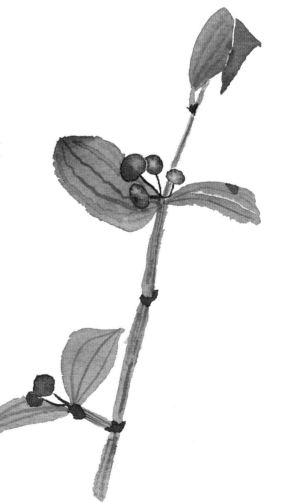

大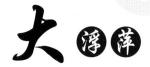

【中文名】 大浮萍(dà fú píng)
　　　　　(为天南星科植物大藻的全草)
【别　名】 大藻,猪姆莲。
【拉丁名】 *Pistia stratiotes* L.

【植物形态】 大藻,水生飘浮草本。有多数长而悬垂的根,须根羽状,密集。叶簇生成莲座状。叶片倒三角形、倒卵形、扇形,以至倒卵状长楔形,先端裁头状或浑圆,基部厚,一面被毛,基部尤为浓密。叶脉扇状伸展,背面明显隆起成折皱状。佛焰苞白色,外被茸毛,中部两侧狭缩,管部卵圆形,檐部卵形,锐尖,近兜状。肉穗花序短于佛焰苞,花单性同序。下部雌花序具单花,上部雄花序有雄蕊二,轮生,雄蕊极短,彼此合生成柱,雄蕊柱基部宽,无柄,长卵圆形,顶部稍扁平,花药二室,对生,纵裂。雌花单一,子房卵圆形,斜生于肉穗花序轴上,一室,胚珠多数。浆果小,卵圆形。种子圆柱形。花期5～11月。

【性味归经】 性寒。味辛。归肺、脾、肝经。

【功效】 疏风透疹,凉血活血。
【主治瘙痒相关疾病】 血热瘙痒,荨麻疹,湿疹。
【止痒方选】 治疗血热身痒,大浮萍240 g、银花藤240 g、地稔120 g、过塘蛇240 g、土荆芥120 g、樟木叶90 g(均鲜用),煎水洗。(《陆川本草》)

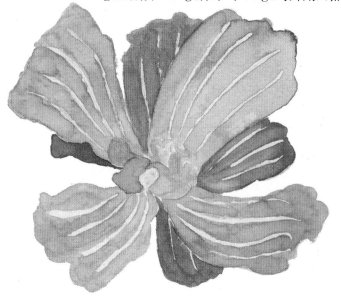

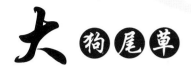

大 狗尾草

【中文名】 大狗尾草(dà gǒu wěi cǎo)
　　　　　（为禾本科植物大狗尾草的全草）
【别　名】 狗尾巴。
【拉丁名】 *Setaria faberii* R. A. W. Herrmann

【植物形态】 一年生草本。通常具支柱根。秆粗壮直立。叶线状披针形,无毛或上面有庞毛。叶鞘边缘常有细纤毛。叶舌退化为极短的纤毛,圆锥花序圆柱形,下垂,主轴有柔毛。小穗椭圆形,长约 3 mm。刚毛通常绿色。第一颖广卵形,先端尖,有三脉。第二颖有五脉,成熟时第二花(谷粒)背部先端稍裸露而甚弓弯,退化小枝(芒状毛)与花序轴甚叉开。颖果椭圆形,花果期 7～10 月。

【性味归经】 性平。味甘。归心、肝经。

【功效】 清热消疳,杀虫止痒。
【主治瘙痒相关疾病】 风疹。
【止痒方选】 治疗风疹,大狗尾草穗 21 g,
水煎,甜酒少许兑服。(《中华本草》)

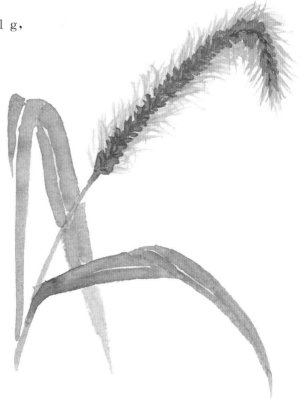

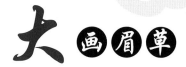

【中文名】 大画眉草（dà huà méi cǎo）
（为禾本科植物大画眉草的全草或者花）

【别　名】 星星草。

【拉丁名】 *Eragrostis cilianensis*（All.）Link ex Vignolo-Lutati

【植物形态】 一年生草本。秆粗壮，直立丛生，基部常膝屈，具3～5节，节下有一明显的腺体。叶鞘疏松裹茎，脉上有腺体，鞘口具长柔毛。叶舌为一圈成束的短毛。叶片线形扁平，伸展，无毛，叶脉上与叶缘均有腺体。小穗长圆形或尖塔形，分枝粗壮，单生，上举，腋间具柔毛，小枝和小穗柄上均有腺体。小穗长圆形或卵状长圆形，墨绿色带淡绿色或黄褐色，扁压并弯曲，有10～40朵小花，小穗除单生外，常密集簇生。颖近等长，颖具一脉或第二颖具三脉，脊上均有腺体。外稃广卵形，先端钝，第一外稃侧脉明显，主脉有腺体，暗绿色而有光泽，内稃宿序，稍短于外稃，脊上具短纤毛。雄蕊三，花药长0.5 mm。颖果近圆形。花、果期7～10月。

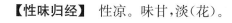

【性味归经】 性凉。味甘，淡（花）。

【功效】 利尿通淋，疏风清热。

【主治瘙痒相关疾病】 结膜炎，眼痒，黄水疮。

【止痒方选】 治疗黄水疮，大画眉草花炒黑香油调敷。（《中华本草》）

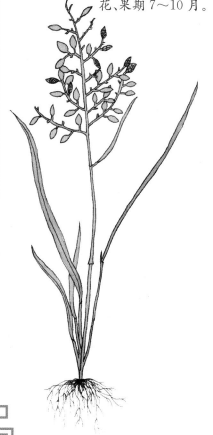

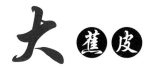

【中文名】 大蕉皮(dà jiāo pí)
（为芭蕉科植物大蕉的果皮）

【别　名】 香蕉皮。

【拉丁名】 *Musa × paradisiaca*

【植物形态】 大蕉，多年生丛生草本。具匍匐茎，假茎厚而粗重，多少被白粉。叶柄甚伸长，多白粉，叶翼闭合。叶直立或上举，长圆形，叶面深绿，叶背淡绿，被明显的白粉，基部近心形或耳形，近对称，先端锐尖或尖。穗状花序下垂，花序轴无毛，苞片卵形或卵状披针形，脱落，外面呈紫红色，内面深红色，每苞片有花二列，雄花脱落。花被片黄白色。合生花被片长 4～6.5 cm。离生花被片长约为合生花被片长之半，为透明蜡质，具光泽，长圆形或近圆形。先端具小突尖，锥尖或卷曲成囊。果序由 7～8 段至数十段的果束组成。果长圆形，按长宽比例较短粗，果身直或微弯曲，棱角明显。果柄通常伸长，果肉细腻、紧实，未成熟前味涩，成熟时味甜或略带酸味，但缺香气或微具香气。无种子或具少数种子。花、果期全年。

【性味归经】 性寒。味甘,涩。归大肠经。

【功效】 清热解毒,降血压。

【主治瘙痒相关疾病】 皮肤瘙痒。

【止痒方选】 治疗皮肤瘙痒,大蕉皮适量煎水洗。(《中药大辞典》)

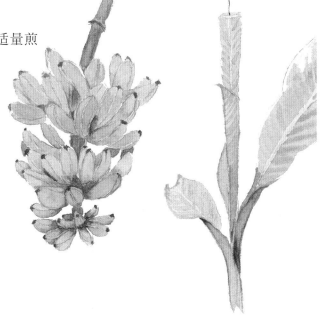

大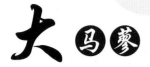

【中文名】 大马蓼(dà mǎ liǎo)

（为蓼科植物酸模叶蓼的全草）

【别　名】 蓼草,旱苗蓼,白辣蓼。

【拉丁名】 *Polygonum lapathifolium* L.

【植物形态】 一年生草本,茎直立或斜上,圆柱形,通常带粉红色,节部膨大,无毛或有疏柔毛。单叶互生,有伏刺毛。托叶鞘筒状,先端平,缘毛疏短或无,外部有多数脉纹,无毛或稍有柔毛。叶披针形或宽披针形,先端长渐尖,基部楔形,全缘,有缘毛,上面常有暗色斑,下面有腺点,侧脉明显,主脉及边缘均有斜生紧贴粗刺毛。总状花序呈穗状,顶生和腋生,花序紧密,呈圆柱状,稍下垂,花序梗被稀疏短刺毛。苞片漏斗状,绿色或粉红色,有疏短缘毛,外部有多数脉纹,无毛。每苞片密生数朵白色、粉红色或紫红色小花,花梗无毛。萼片4～5,卵形,有脉纹。雄蕊六,花柱二,基部分离,向外弯曲。瘦果卵圆形,扁平,黑褐色,有光泽,包在宿存的萼片内。花期7～8月,果期8～9月。

【性味归经】 性凉。味辛、苦。归大肠经。

【功效】 清热解毒,利湿止痒。

【主治瘙痒相关疾病】 湿疹。

【止痒方选】 治疗湿疹,大马蓼适量煎水熏洗或捣烂涂患处。(《全国中草药汇编》)

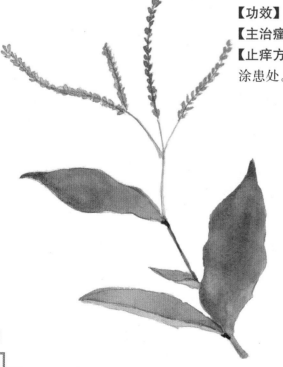

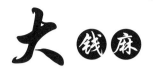

大钱麻

【**中文名**】 大钱麻(dà qián má)
(为荨麻科植物大蝎子草的全草)

【**别　名**】 梗麻,大蝎子草,红活麻,大荨麻,虎掌荨麻,掌叶蝎子草。

【**拉丁名**】 *Girardinia Diversifolia*(Link) Friis

【**植物形态**】 多年生高大草本,茎下部常木质化。茎具五棱,生刺毛和细糙毛或伸展的柔毛,多分枝。叶片轮廓宽卵形,扁圆形或五角形,茎干的叶较大,分枝上的叶较小,长和宽均8～25 cm,基部宽心形或近截形,具(3)5～7深裂片,稀,不裂,边缘有不规则的锯齿或重锯齿,上面疏生刺毛和糙伏毛,下面生糙伏毛或短硬毛和在脉上疏生刺毛,基生脉三条。叶柄毛被同茎上的。托叶大,长圆状卵形,外面疏生细糙伏毛。花雌雄异株或同株,雌花序生上部叶腋,雄花序生下部叶腋,多次二叉状分枝排成总状或近圆锥状。雌花序总状或近圆锥状,稀长穗状,序轴上具糙伏毛和伸展的粗毛,小团伞花枝上密生刺毛和细粗毛。雄花近无梗,花被片四,卵形,内凹,外面疏生细糙毛。退化雌蕊杯状。花被片大的一枚舟形,先端有三齿,背面疏生细糙毛,小的一枚条形,较短。子房狭长圆状卵形。瘦果近心形,稍扁,熟时变棕黑色,表面有粗疣点。花期9～10月,果期10～11月。

【**性味归经**】 性凉。味苦、辛。归肝、肾、大肠经。

【**功效**】 祛风除痰,利湿解毒。

【**主治瘙痒相关疾病**】 皮肤瘙痒。

【**止痒方选**】 治疗湿疹,大钱麻适量煎水熏洗或捣烂涂患处。(《全国中草药汇编》)

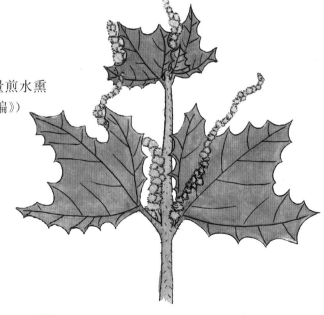

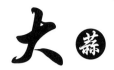

大蒜

【中文名】 大蒜(dà suàn)
（为百合科植物大蒜的鳞茎）

【别　名】 蒜头，大蒜头，胡蒜。

【拉丁名】 *Allium sativum* L.

【植物形态】 多年生草本，浅根性作物，无主根。发根部位为短缩茎周围，外侧最多，内侧较少。鳞茎球形，具6～10瓣，外包灰白色或淡紫色的膜质鳞被。叶基生，实心，扁平，线状披针形，基部呈鞘状。花茎直立。叶鞘管状，叶生未展出前呈折叠状，展出后扁平而狭长，为平行叶脉。叶互生，为1/2叶序，排列对称。叶鞘相互套合形成假茎。花佛焰苞有长喙，伞形花序，小而稠密，具苞片1～3枚，膜质，浅绿色花小型，花间多杂以淡红色珠芽或完全无珠芽。花柄细，长于花。花被六，粉红色，椭圆状披针形。雄蕊六，白色，花药突出。雌蕊一，花柱突出，白色，子房上位，长椭圆状卵形，先端四入，三室。蒴果，一室开裂。种子黑色。花期夏季。

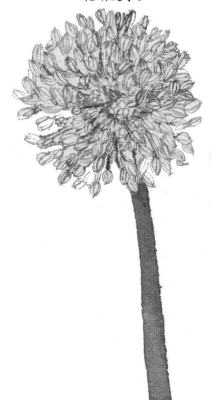

【性味归经】 性温。味辛、甘。归脾、胃、肺、大肠经。

【功效】 温中健胃，消食理气，解毒杀虫，消肿止痛。

【主治瘙痒相关疾病】 癣疮，阴痒，神经性皮炎，牛皮癣。

【止痒方选】 治疗牛皮癣，独头蒜1个、红胶泥1块，共捣如泥，外敷患处。每敷1天，隔日1次，3次可效。（《中药大辞典》）

大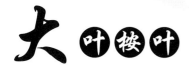叶桉叶

【中文名】 大叶桉叶(dà yè ān yè)
(为桃金娘科植物大叶桉的叶)
【别　名】 桉叶,大尤加利叶。
【拉丁名】 *Eucalyptus Robusta* Smith

【植物形态】 大乔木。树皮不剥落,深褐色,有不规则斜裂沟。嫩枝有棱。幼嫩叶对生,叶片厚革质,卵形,有柄。成熟叶互生,叶片厚革质,卵状披针形,两侧不等,两面均有腺点。伞形花序粗大,有花4~8朵,总梗压扁。花梗短,粗而扁平。萼管半球形或倒圆锥形。花瓣与萼片合生成一帽状体,帽状体约与萼管同长,先端收缩成喙。雄蕊多数,花药椭圆形,纵裂。子房与萼管合生。蒴果卵状壶形,上半部略收缩,蒴口稍扩大,果瓣3~4,深藏于萼管内。花期4~9月。

【性味归经】 性凉。味辛、苦。归心、肺、大肠经。

【功效】 疏风发表,祛痰止咳,清热解毒,杀虫止痒。

【主治瘙痒相关疾病】 风疹,湿疹,疥癣,荨麻疹,神经性皮炎,阴痒。

【止痒方选】 治疗阴痒,大叶桉叶、疏花荠苎各62.5 g,煎水1 000 ml,冲洗阴道。(《洗浴治病中草药》)

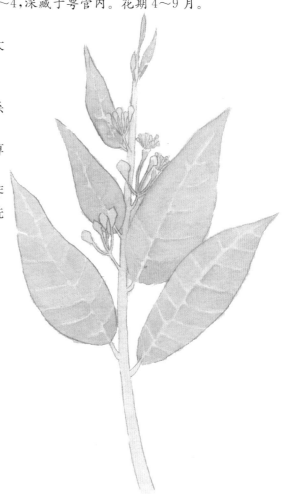

大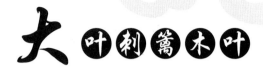叶刺篱木叶

【中药名】 大叶刺篱木叶（dà yè cì lí mù yè）
（为大风子科植物大叶刺篱的叶，枝）

【别　名】 山桩，牛牙果，罗庚梅，罗庚果。

【拉丁名】 *Flacourtia rukam* Zoll. et Mor.

【植物形态】 乔木。树皮灰褐色。小枝圆柱形，幼时被柔毛。叶近革质，卵状长圆形或椭圆状长圆形，先端渐尖至急尖，基部圆形至宽楔形，边缘有钝齿，上面深绿色，下面淡绿色，中脉在上面凹，在下面突起，侧脉5～7(10/12)对，斜出，细脉彼此平行。叶柄无毛或有锈色绒毛。花小，黄绿色。总状花序腋生，或为由总状花序组成的顶生圆锥花序，被短柔毛。萼片卵形，基部稍连合，两面疏被短毛。花瓣缺。雄花，雄蕊多数，花丝丝状，花药小，黄色。花盘肉质，橘红至淡黄色，八裂。雌花，花盘圆盘状，边缘微波状。子房瓶状，侧膜胎座4～6个，每个胎座有胚珠2颗，花柱4～6，柱头二裂。退化雄蕊缺，稀存在。浆果球形到扁球形或卵球形，后有4～6条沟槽或棱角。果梗亮绿色至桃红色或为紫绿色到深红色，果肉带白色，顶端有宿存花柱。种子约12粒。花期4～5月，果期6～10月。

【性味归经】 性平。味苦、涩。归胃、大肠经。

【功效】 清热解毒，杀虫止痒。

【主治瘙痒相关疾病】 疥疮，皮肤瘙痒。

【止痒方选】 治疗皮肤瘙痒，大叶刺篱木叶适量煎水熏洗。（《中华本草》）

大 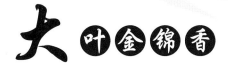 叶金锦香

【中文名】 大叶金锦香(dà yè jīn jǐng xiāng)
（为野牡丹科植物蚂蚁花的枝叶）

【别　名】 响玲果,窄腰泡,响铃果。

【拉丁名】 *Osbeckia nepalensis*

【植物形态】 直立亚灌木或灌木。茎四棱形,茎、叶柄及叶密被糙伏毛。叶对生。叶柄极短。叶片坚纸质,长圆状披针形或卵状披针形,先端渐尖,基部心形至钝,全缘,具缘毛,基出脉五。聚伞花序组成圆锥花序,顶生。苞片叶状。花梗短或几无。花萼长约 2 cm,萼管外面及裂片间具篦状刺毛突起,裂片五,长卵形,与萼管等长,两面无毛,具缘毛。花瓣五,红色至粉红色、稀紫红色,广倒卵形,偏斜,上半部具缘毛。雄蕊十,常偏向一侧,花丝较花药略长,花药具短喙,药隔基部微膨大呈盘状,有短距。子房半下位,五室,卵状球形,先端具一圈短刚毛,上半部密被糙伏毛。蒴果卵状球形,五纵裂,宿存萼坛形,先端平截,外面具密篦状刺毛突起。花期8～10月,果期9～12月。

【性味归经】 性凉。味苦,涩。

【功效】 燥湿杀虫。

【主治瘙痒相关疾病】 疥癣瘙痒。

【止痒方选】 治疗疥癣痒,大叶金锦香适量,煎水洗。(《中药大辞典》)

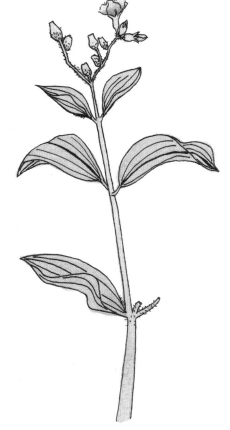

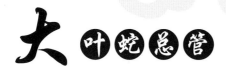

大叶蛇总管

【中文名】 大叶蛇总管(dà yè shé zǒng guǎn)
（为显脉香茶菜全草）

【别　名】 蓝花柴胡，脉叶香茶菜。

【拉丁名】 *Isodon nervosus*（Hemsley.）Kudo

【植物形态】 多年生草本，茎高达 1 m。密被倒向柔毛。叶对生。叶柄被微柔毛。叶片狭披针形，侧脉两面隆起，上面仅脉上有微柔毛，下面近无毛。聚伞花序具梗，5～11 花，于茎顶组成疏松的圆锥花序，花序轴及花梗均密被微柔毛。苞片狭披针形。小苞片条形，细小。花萼钟状，外密被微柔毛，齿五，披针形，锐尖，与筒等长，果时萼增大，呈宽钟状，上唇四等裂，下唇舟形。雄蕊及花柱略伸出。小坚果倒卵形，被微柔毛。花期 7～10 月，果期 8～11 月。

【性味归经】 性寒。味辛、苦。归肺、脾经。

【功效】 利湿和胃，解毒敛疮。

【主治瘙痒相关疾病】 脓疱疮，湿疹，皮肤瘙痒。

【止痒方选】 治疗皮肤湿疹，大叶蛇总管鲜品适量，煎水洗患处。（《壮药药材学》）

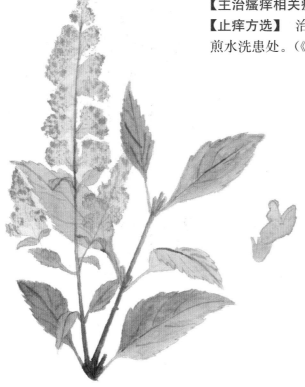

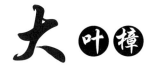

【中文名】 大叶樟(dà yè zhāng)
（为樟科植物锈叶新木姜子的叶）

【别　名】 锈叶新木姜子，白背樟，辣汁树，石楠。

【拉丁名】 *Neolitsea cambodiana* Lec.

【植物形态】 乔木。树皮红褐色，灰褐色或黑褐色。小枝轮生或近轮生，幼时密被锈色绒毛。顶芽卵形，鳞片外面被锈色短柔毛。叶3～5片近轮生，长圆状披针形，长圆状椭圆形或披针形，先端近尾状渐尖或突尖，基部楔形，革质，幼叶两面密被锈色绒毛，后毛渐脱落，老叶上面仅基部中脉有毛外，其余无毛，暗绿色，有光泽，下面沿脉有柔毛，其余无毛，带苍白色，羽状脉或近似远离基三出脉，侧脉每边4～5条，弯曲上升，中脉、侧脉两面突起，下面横脉明显。叶柄密被锈色绒毛。伞形花序多个簇生叶腋或枝侧，无总梗或近无总梗。苞片四，外面背脊有柔毛。每一花序有花4～5朵。花梗长约2 mm，密被锈色长柔毛。雄花花被卵形，外面和边缘密被锈色长柔毛，内面基部有长柔毛，能育雄蕊六，外露，花丝基部有长柔毛，第三轮基部的腺体小，具短柄，退化雌蕊无毛，花柱细长。雌花花被条形或卵状披针形，退化雄蕊基部有柔毛，子房卵圆形，无毛或有稀疏柔毛，花柱有柔毛，柱头二裂。果球形，果托扁平盘状，边缘常残留有花被片。果梗长约7 mm，有柔毛。花期10～12月，果期翌年7～8月。

【性味归经】 性凉。味辛。

【功效】 清热解毒，祛湿止痒。

【主治瘙痒相关疾病】 湿疮疥癣。

【止痒方选】 治疗疥癣，大叶樟鲜品适量捣烂敷患处。《中华本草》

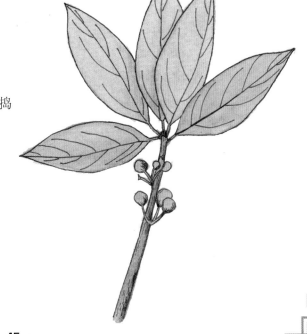

地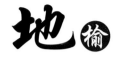

【中文名】 地榆(dì yú)
（为蔷薇科植物地榆的根）

【别　名】 白地榆，马连鞍，花椒地榆。

【拉丁名】 *Sanguisorba officinalis* L.

【植物形态】 多年生草本。茎直立，有细棱，无毛，上部分枝。奇数羽状复叶。小叶通常4～6对，小叶片卵圆形或长圆状卵形，先端尖或钝圆，基部近心形，边缘有具芒尖的粗锯齿。花小，密集成近球形或短圆柱形的穗状花序，数个疏生于茎顶，暗紫红色花萼。每小花有二膜质苞片，无花瓣。子房上位。瘦果暗棕色，包藏于宿存的萼筒内，有四棱，被细毛。花期及果期6～9月。

【性味归经】 性寒。味苦、酸。归大肠经。

【功效】 凉血止血，清热解毒，消肿敛疮。

【主治瘙痒相关疾病】 湿疹，阴痒。

【止痒方选】 治疗婴儿外阴部念珠菌病，地榆、大黄、黄柏、薄荷(后下)、苦参、黄精各20 g，加水1 000 ml，煎2次去渣，用消毒纱布轻洗患处，每日2次。(《中国民间百草良方》)

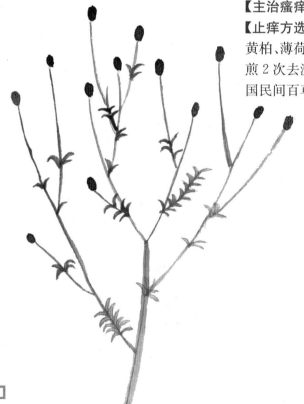

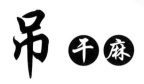

吊 干麻

【中药名】 吊干麻（diào gān má）
（为卫矛科植物苦皮藤的根或根皮）

【别　名】 马断肠，萝卜药，老虎麻，苦树皮，菜药，棱枝南蛇藤，大钓鱼竿，苦通皮，菜虫药，南蛇根。

【拉丁名】 *Celastrus angulata* Maxim.

【植物形态】 苦皮藤藤状灌木。小枝常有 4～6 锐棱，红褐色，发亮，密生细小皮孔。叶互生，宽卵形或近圆形，先端短尖，边缘具不规则圆锯齿。叶柄长达 3 cm，聚伞状圆锥花序顶生，雌雄异株，下部分枝较上部的长。花梗粗壮有棱。花小，多而密生，绿白色或黄绿色，五数。雄花萼片开放，花瓣长椭圆形。雌花子房近球形，柱头 3～4 裂。蒴果近球形，三瓣裂，种子每室两粒，有红色假种皮。花期 4～6 月，果期 8～10 月。

【性味归经】 性凉，小毒。味辛、苦。归肺、肝、肾经。

【功效】 祛风除湿，活血通经，解毒杀虫止痒。
【主治瘙痒相关疾病】 秃疮，头癣，阴痒。
【止痒方选】 治疗阴痒，吊干麻适量煎水洗。（《中华本草》）

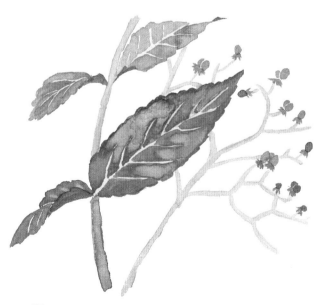

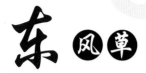

东风草

【中文名】东风草(dōng fēng cǎo)
　　　　　(为菊科植物东风草的全草)
【别　名】九里明,九里光,千里光。
【拉丁名】*Blumea megacephala*(Randeria) Chang et Tseng

【植物形态】攀缘状草质藤本或基部木质。茎圆柱形,多分枝,有明显沟纹,具疏毛或后脱落,下部和中部叶有柄。叶片卵形,卵状长圆形或长圆形,先端短尖,基部圆形,边缘有疏细齿或点状齿,上面被疏毛或后脱落,有光泽,干后常变淡黑色,下面无毛或多少被疏毛。中脉在上面明显,在下面突起,侧脉5~7对。小枝上部的叶较小,椭圆形或卵状长圆形,具短柄,边缘有细齿。头状花序疏散,通常1~7个在腋生小枝顶端排成总状或近伞房状花序,再排成大型具叶的圆锥花序,花序柄长1~3 cm。总苞半球形。总苞片5~6层,外层基部常弯曲,背面被密毛,中层先端稍尖,背面脊处被毛,有缘毛,内层长于最外层,是其三倍。花托平,密被白色长柔毛。花黄色,雌花多数,细管状,檐部2~4齿裂。两性花花冠管状,被白色多细胞节毛,檐部五齿裂。瘦果圆柱形,有10条棱,被疏毛,冠毛白色,糙毛状。花期8~12月。

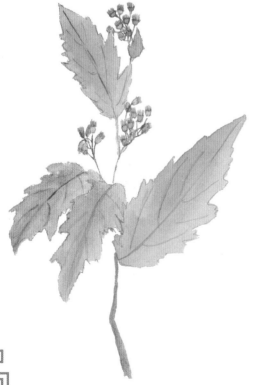

【性味归经】　性凉。味苦、辛。归肺、肝、大肠经。

【功效】　清热明目,祛风止痒,解毒消肿。
【主治瘙痒相关疾病】　风疹,疥疮,皮肤瘙痒。
【止痒方选】　治疗皮肤瘙痒,东风草、松针、苦楝皮、三匹风各适量,水煎洗患处。(《万县中草药》)

豆 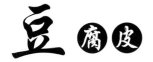腐皮

【中药名】 豆腐皮（dòu fu pí）
（为豆腐浆煮沸后，浆面所凝结之薄膜）

【别　名】 豆腐衣。

【拉丁名】 *Glycine max*（L.）Merr.

【植物形态】 大豆是一年生直立草本。茎粗壮，密生褐色长硬毛。托叶小，披
针形。三出复叶，顶生小叶菱状卵形。总状花序腋生。花冠小，白色或淡紫色，
稍较萼长。旗瓣先端微凹，翼瓣具一耳，龙骨瓣镰形。荚果带状长圆形。种子
2～5 颗，黄绿色或黑色，卵形至近球形。花期 6～7 月，果期 8～10 月。

【性味归经】 性平。味甘、淡。归肺、脾、
胃经。

【功效】 清热化痰，解毒止痒。

【主治瘙痒相关疾病】 脓疱疮，蜘蛛疮。

【止痒方选】 治疗小儿遍身起罗网蜘蛛疮，
瘙痒难忍，豆腐皮烧存性，香油调搽。（《体
仁汇编》）

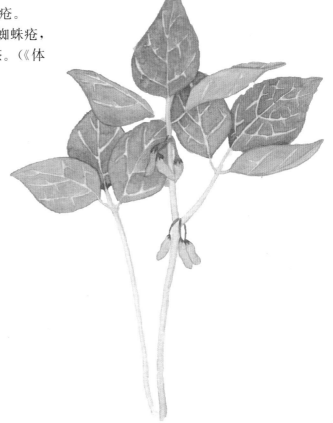

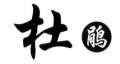

杜 鹃

【中文名】 杜鹃（dù juān）

（杜鹃的叶、花、根）

【别　名】 杜鹃花，红杜鹃，映山红，红踯躅，山踯躅，山石榴。

【拉丁名】 *Rhododendron simsii* Planch.

【植物形态】 落叶灌木。分枝多而纤细，密被亮棕褐色扁平糙伏毛。叶革质，常集生枝端，卵形、椭圆状卵形或倒卵形或倒卵形至倒披针形，先端短渐尖，基部楔形或宽楔形，边缘微反卷，具细齿，上面深绿色，疏被糙伏毛，下面淡白色，密被褐色糙伏毛，中脉在上面凹陷，下面凸出。叶柄密被亮棕褐色扁平糙伏毛。花芽卵球形，鳞片外面中部以上被糙伏毛，边缘具睫毛。花2～3(6)朵簇生枝顶。花梗密被亮棕褐色糙伏毛。花萼五深裂，裂片三角状长卵形，被糙伏毛，边缘具睫毛。花冠阔漏斗形，玫瑰色、鲜红色或暗红色，裂片五，倒卵形，上部裂片具深红色斑点。雄蕊十，长约与花冠相等，花丝线状，中部以下被微柔毛。子房卵球形，十室，密被亮棕褐色糙伏毛，花柱伸出花冠外，无毛。蒴果卵球形，密被糙伏毛。花萼宿存。花期4～5月，果期6～8月。

【性味归经】 性平。味甘、酸。归肝、脾、肾经。

【功效】 和血调经，止咳，祛风湿，解疮毒，止痒。

【主治瘙痒相关疾病】 荨麻疹。

【止痒方选】 治疗荨麻疹，杜鹃花叶捣烂敷患处。

（《中华本草》）

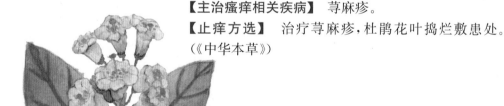

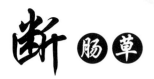

【中文名】 断肠草（duàn cháng cǎo）
（为马钱科植物葫蔓藤的全草）

【别　名】 钩吻，大茶药，大炮叶，黄花苦蔓，黄猛菜。

【拉丁名】 *Gelsemium elegans*（Gardn. et Champ.）Benth.

【植物形态】 常绿木质藤本。小枝圆柱形，幼时具纵棱。除苞片边缘和花梗幼时被毛外，全株均无毛。叶片膜质，卵形、卵状长圆形或卵状披针形，顶端渐尖，基部阔楔形至近圆形。侧脉每边 5～7 条，上面扁平，下面凸起。花密集，组成顶生和腋生的三歧聚伞花序，每分枝基部有苞片 2 枚。苞片三角形。小苞片三角形，生于花梗的基部和中部。花梗纤细。花萼裂片卵状披针形。花冠黄色，漏斗状，内面有淡红色斑点，花冠裂片卵形。雄蕊着生于花冠管中部，花丝细长，花药卵状长圆形，伸出花冠管喉部之外。子房卵状长圆形，花柱柱头上部二裂，裂片顶端再二裂。蒴果卵形或椭圆形，未开裂时明显地具有两条纵槽，成熟时通常黑色，干后室间开裂为两个二裂果瓣，基部有宿存的花萼，果皮薄革质，内有种子 20～40 颗。种子扁压状椭圆形或肾形，边缘具有不规则齿裂状膜质翅。花期 5～11 月，果期 7 月～翌年 3 月。

【性味归经】 性凉。味苦、辛。

【功效】 攻毒拔毒，散瘀止痛，杀虫止痒。

【主治瘙痒相关疾病】 皮肤湿疹，体癣，脚癣。

【止痒方选】 治疗疥癣，断肠草、白芷、青黛、五倍子、枯矾、马钱子、蛇蜕各 6 g，冰片 1.2 g，松香、雄黄 4.5 g，研末，蜡油融化调膏敷患处。（《岭南草药志》）

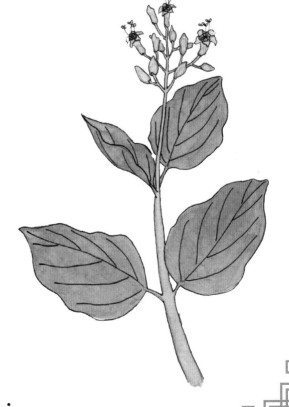

对 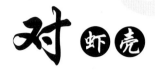虾壳

【中药名】 对虾壳（duì xiā ké）

（为对虾科动物中国对虾、长毛对虾、墨吉对虾、斑节对虾等多种对虾的甲壳）

【别　名】 海虾壳。

【拉丁名】 *Penaeus chinensis*（Osbeck）

【动物形态】 体长大而侧扁。甲壳较薄，光滑略透明，头胸甲较坚硬宽大，中央前端延伸成长而呈尖的额角，上缘具7～9齿，下缘具3～4齿，额角下两侧具眼1对，有柄。额角侧脊伸至胃上刺附近。额角后脊仅伸至头胸甲中部。颈沟、肝沟细而明显，肝刺清晰，眼眶触角沟较宽，眼胃脊甚明显。头部有附肢5对，第1、第2对成为2对鞭状触角，其第2对触角特别长，触角刺明显。其他3对附肢，成为1对大颚和2对小颚。胸部附肢8对，前3对成为颚足，均为口器的一部分。其余5对为步足，前3对步足的末端均为钳状，以第3对为最长大，后2对末端成为爪状。雌体交接器呈圆盘状，位于第4、第5对步足基部之间，中央有一纵行裂口，内为受精囊，前方有一圆形突起，表面着生密毛。腹部7节，能屈曲，第4～6节背面中央具有纵脊。腹部附肢6对，第一对雌者内肢极小，雄者内肢变形为呈钟形的交接器。第6对为尾肢，短粗，与腹部第7节末端甚尖的尾节合为尾扇。雌体性生殖腺成熟前呈淡青蓝色，体表散布有棕蓝色色素细胞。雄体略呈棕黄色，胸部和腹部附肢微呈红色，尾肢的后半为深蓝并夹有红色。

【性味归经】 性凉。味甘、咸。

【功效】 安神，止痒。

【主治瘙痒相关疾病】 疥癣，秃疮。

【止痒方选】 治疗疥癣，对虾壳适量研末，敷患处。（《中华本草》）

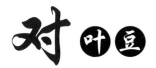

对叶豆

【中药名】 对叶豆（duì yè dòu）
（为豆科植物翅荚决明的叶）

【别　名】 翼柄旃那，非洲木通。

【拉丁名】 *Senna alata* （Linnaeus）Roxburgh

【植物形态】 翅荚决明枝粗壮，绿色。托叶三角形。偶数羽状复叶。小叶革质，6～12对，倒卵状长圆形或长椭圆形，向下渐小，先端钝圆而有小尖头，基部斜截形，下面叶脉明显凸起。小叶柄近无。花序顶生和腋生，具长梗，单生或分枝，花蝶形，黄色，有明显的紫色脉纹。位于上部的3枚雄蕊退化，7枚雄蕊发育，下面2枚的花药大，侧面的较小。荚果长带状，每果瓣的中央顶部有贯至基部的翅，翅纸质，具圆钝的齿。种子50～60颗，扁平，三角形。花期11月～翌年1月，果期12月～翌年2月。

【性味归经】 性寒。味苦。归心、脾经。

【功效】 祛风燥湿，止痒，缓泻。

【主治瘙痒相关疾病】 湿疹，皮肤瘙痒，牛皮癣，神经性皮炎，疱疹，疮疖肿疡。

【止痒方选】 治疗皮肤瘙痒，对叶豆鲜叶适量捣烂取汁擦。（《云南思茅中草药选》）

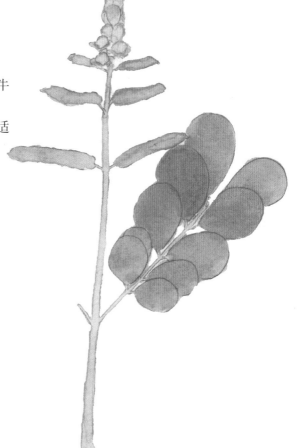

对 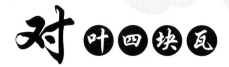 叶四块瓦

【中药名】　对叶四块瓦(duì yè sì kuài wǎ)
　　　　　(为金粟兰科植物及己的茎叶)

【别　名】　四叶对,四块瓦,四叶一枝花,四大天王,四大王,四对金,四叶箭,对
　　　　　对剪,四天王,四门天王,四叶箭。

【拉丁名】　*Chloranthus serratrs*（Thunb.）Roem. et Schult.

【植物形态】　多年生草本。根茎横生,粗短。茎直立,单生或数个丛生,具明显
的节。叶对生,叶椭圆形,倒卵形或卵状披针形,穗状花序顶生,偶有腋生,单一
或 2～3 分枝。苞片三角形或半圆形,先端常数齿裂。花白色。雄蕊三,药隔下
部合生,着生于子房上部外侧,中央药隔有 1 个二室的花药,两侧药隔各有 1 个
一室的花药。药隔长圆形,三药隔相抱,中央药隔向内弯,与侧药隔等长或略
长,药室在药隔中部或中部以上。子房卵形,无花柱,柱头粗短。核果近球形,
绿色。花期 4～5 月,果期 6～8 月。

【性味归经】　性平,有毒。味辛。归心、脾、肾经。

【功效】　舒筋活络,祛风止痛,解毒止痒。

【主治瘙痒相关疾病】　痈疽疮疖。

【止痒方选】　治疗疮疖,对叶四块瓦适量捣烂敷患
处。(《中华本草》)

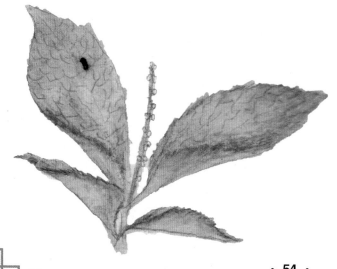

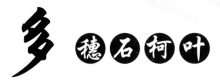

多穗石柯叶

【中药名】 多穗石柯叶(duō suì shí kē yè)
（为壳斗科植物多穗石栎的叶）
【别　名】 甜茶叶。
【拉丁名】 *Lithocarpus polystachyus* Reher.

【植物形态】 常绿乔木。小枝幼时淡褐色,老时干后暗褐黑色。叶互生。叶柄基部增粗,常呈暗褐色,有时被灰白色粉霜。叶片革质,长椭圆形或卵状长椭圆形,先端急尖或突然渐尖,基部楔形,全缘,无毛,下面稍带灰白色,侧脉7～10对,支脉纤细,疏离,稍明显,小脉通常不明显。雄花序极少复穗状。雌花3朵一簇,常一朵结实。果序长8～10 cm,轴纤细。壳斗浅盘形,包围坚果基部。鳞状苞片轮状排列,细小,除顶部外与壳斗愈合,被褐黑色绒毛。坚果扁球形,未成熟时顶部锥尖状,成熟时近平坦,中央有短尖头,基部截平,无毛。果脐深内陷。花期5～9月,果期翌年5～9月。

【性味归经】 性平。味甘,微苦。归肝经。

【功效】 清热解毒,祛风,化痰,降压。
【主治瘙痒相关疾病】 皮肤瘙痒。
【止痒方选】 治疗皮肤瘙痒,多穗石柯叶适量煎水洗。(《中华本草》)

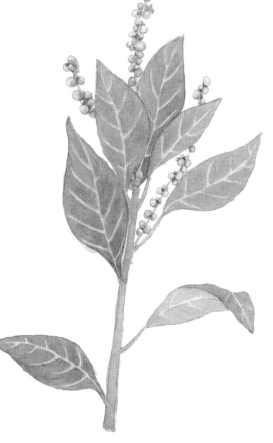

方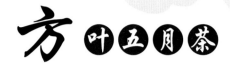叶五月茶

【中文名】 方叶五月茶（fāng yè wǔ yuè chá）
（为大戟科植物方叶五月茶的叶）
【别　名】 田边木。
【拉丁名】 *Antidesma ghaesembilla* Gaertn.

【植物形态】 灌木或小乔木。嫩枝被短柔毛。叶互生。叶柄被短柔毛。托叶线形，早落。叶长圆形或倒圆形，两端均近圆形，顶端有时有小尖头或微凹，全线，微卷，上面脉上多少被短柔毛，下面全部被短系毛或有时毛较稀疏，侧脉每边5～7条。雄花序为分枝的穗状花序。雌花序为分枝的总状花序，全部被白柔毛。雄花黄绿色，萼片五，稀6～7，卵形，密被短柔毛。雄蕊通常4～5，花丝插生于分离的腺体之间，腺体被长柔毛。雌花梗极短。花萼与雄花的相似。花盘环状，子房被短柔毛，柱头三枚。核果扁球状，被稀疏的短柔毛。花期4～5月。

【性味归经】 性温。味辛。归肝经。

【功效】 拔脓止痒。
【主治瘙痒相关疾病】 小儿头疮。
【止痒方选】 治疗小儿头疮，适量捣烂敷患处。（《中华本草》）

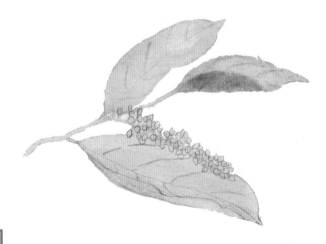

飞扬草

【中文名】　飞扬草(fēi yáng cǎo)
　　　　　　(为大戟科植物飞扬草的全草)
【别　名】　大飞扬,大乳汁草,节节花。
【拉丁名】　*Euphorbia hirta* L.

【植物形态】　一年生草本,全体有乳汁。茎基部膝曲状向上斜升。单叶对生。叶片披针状长圆形或长椭圆状卵形。夏季开单绿色或紫色小花,杯状聚伞花序,多数排成紧密的腋生头状花序。蒴果卵状三棱形。

【性味归经】　性凉。味苦、酸。归肺、肝经。

【功效】　清热解毒,利湿止痒。
【主治瘙痒相关疾病】　脚癣,皮肤瘙痒,湿疹,皮炎。
【止痒方选】　治疗湿疹,飞扬草、毛麝香、千里光、一点红、马缨丹各适量,水煎浓汤外洗患处或熬成膏外涂患处。(《皮肤病中草药原色图谱》)

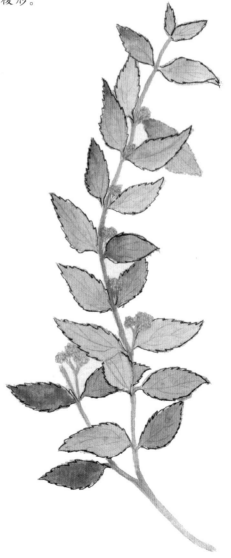

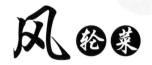

风轮菜

【中药名】 风轮菜(fēng lún cài)
（为唇形科植物风轮菜的全草）

【别　名】 蜂窝草,节节草,九层塔,苦地胆,熊胆草,九塔草,落地梅花,断血流,苦刀草。

【拉丁名】 *Clisnopodium chinense*(Benth.) O. Ktze.

【植物形态】 多年生草本。茎基部匍匐生根,上部上升,多分枝,四棱形,具细条纹,密被短柔毛及腺微柔毛。叶卵圆形,不偏斜,先端急尖或钝,基部圆形呈阔楔形,边缘具大小均匀的圆齿状锯齿,坚纸质,上面榄绿色,密被平伏短硬毛,下面灰白色,被疏柔毛,脉上尤密,侧脉5～7对,与中肋在上面微凹陷,下面隆起,网脉在下面清晰可见。叶柄腹凹背凸,密被疏柔毛。轮伞花序多花密集,半球状。苞叶叶状,向上渐小至苞片状,苞片针状,极细,无明显中肋,多数,被柔毛状缘毛及微柔毛。总梗分枝多数。花梗与总梗及序轴被柔毛状缘毛及微柔毛。花萼狭管状,常染紫红色,外面主要沿脉上被疏柔毛及腺微柔毛,内面在齿上被疏柔毛,果时基部稍一边膨胀,上唇三齿,齿近外反,长三角形,先端具硬尖,下唇二齿,齿稍长,直伸,先端芒尖。花冠紫红色,外面被微柔毛,内面在下唇下方喉部具二列毛茸,冠筒伸出,向上渐扩大,至喉部宽近2 mm,冠檐二唇

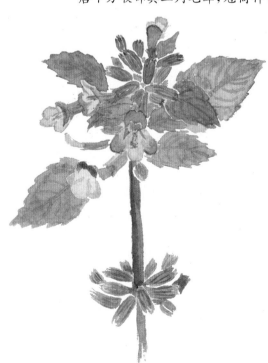

形,上唇直伸,先端微缺,下唇三裂,中裂片稍大。雄蕊四,前对稍长,均内藏或前对微露出,花药二室,室近水平叉开。花柱微露出,先端不相等二浅裂,裂片扁平。花盘平顶。子房无毛。小坚果倒卵形,黄褐色。花期5～8月,果期8～10月。

【性味归经】 性凉。味辛、苦。归肺、肝、大肠、小肠经。

【功效】 疏风清热,解毒消肿。

【主治瘙痒相关疾病】 过敏性皮炎,皮肤疮痒。

【止痒方选】 治疗过敏性皮炎,全草吉安汤外洗。(《浙江民间常用草药》)

枫杨

【中药名】 枫杨（fēng yáng）

（为胡桃科植物枫杨的枝、皮及叶）

【别　名】 麻柳树，水麻柳，小鸡树，枫柳，蜈蚣柳，平杨柳。

【拉丁名】 *Pterocarya stenoptera* C. DC.

【植物形态】 大乔木。幼树树皮平滑，浅灰色，老时则深纵裂。小枝灰色至暗褐色，具灰黄色皮孔。芽具柄，密被锈褐色盾状着生的腺体。叶多为偶数或稀奇数羽状复叶，叶轴具翅至翅不甚发达，与叶柄一样被有疏或密的短毛。小叶10～16枚（稀6～25枚），无小叶柄，对生或稀近对生，长椭圆形至长椭圆状披针形，顶端常钝圆或稀急尖，基部歪斜，上方一侧楔形至阔楔形，下方一侧圆形，边缘有向内弯的细锯齿，上面被有细小的浅色疣状凸起，沿中脉及侧脉被有极短的星芒状毛，下面幼时被有散生的短柔毛，成长后脱落而仅留有极稀疏的腺体及侧脉腋内留有一丛星芒状毛。雄性葇荑花序单独生于去年生枝条上叶痕腋内，花序轴常有稀疏的星芒状毛。雄花常具1（稀2或3）枚发育的花被片，雄蕊5～12枚。雌性葇荑花序顶生，花序轴密被星芒状毛及单毛，具2枚不孕性苞片。雌花几乎无梗，苞片及小苞片基部常有细小的星芒状毛，并密被腺体。果序轴常被有宿存的毛。果实长椭圆形，基部常有宿存的星芒状毛。果翅狭，条形或阔条形，具近于平行的脉。花期4～5月，果熟期8～9月。

【性味归经】 性温，有小毒。味辛、苦。归心、肝、肾经。

【功效】 杀虫止痒。

【主治瘙痒相关疾病】 疥癣，湿疹，过敏性皮炎，荨麻疹。

【止痒方选】 治疗疥癣，枫杨皮、羊蹄根、黎芦根各适量，酒精浸泡，涂搽患处。（《新编中草药图谱及经典配方》）

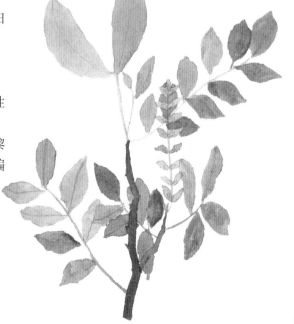

蜂 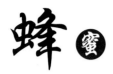 蜜

【中文名】 蜂蜜（fēng mì）
（中华蜜蜂所酿造的蜜）
【别　名】 蜜，石蜜。
【拉丁名】 *Apis cerana* Fabr.

【动物形态】 中华蜜蜂，工蜂腹部黄褐色，头三角，足三对，有毒腺和蜡腺，有采花粉构造。蜂王体大，翅小，腹部长，专门产卵。

【性味归经】 性平。味甘。归肺、脾、胃、大肠经。

【功效】 解毒，润肤生肌，止痒。
【主治瘙痒相关疾病】 风疹瘙痒。
【止痒方选】 治疗风疹痒，蜜一合，酒两合。混匀，空腹服用。（《圣惠方》）

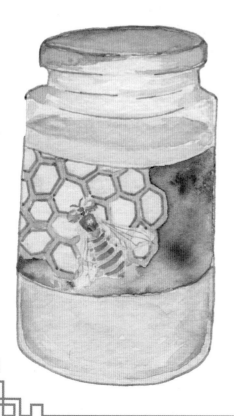

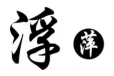

浮萍

【中文名】 浮萍(fú píng)
（为浮萍科植物紫萍的全草）

【别　名】 水萍，田萍。

【拉丁名】 *Spirodela polyrhiza*（Linnaeus）Schleiden.

【植物形态】 浮水小草本。叶状体对称，倒卵形、椭圆形或近圆形，上面平滑，绿色，下面浅黄色或紫色。花单性，雌雄同株。果实近陀螺状，无翅。花期4～6月，果期5～7月。

【性味归经】 性寒。味辛。归肺经。

【功效】 发汗解表，透疹止痒，利水消肿，清热解毒。

【主治瘙痒相关疾病】 风疹，皮肤瘙痒，瘾疹，疮癣。

【止痒方选】 治疗皮肤瘙痒，浮萍、薄荷适量，煎水熏洗。（《安徽中草药》）

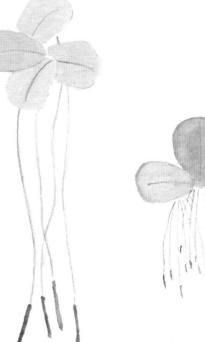
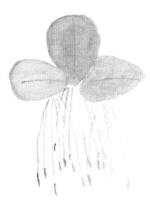

蝮 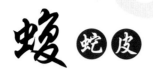 蛇皮

【中文名】 蝮蛇皮（fù shé pí）

（为蝮亚科动物蝮蛇的皮）

【拉丁名】 *Agkistrodon halys*（Pallas）

【动物形态】 蝮蛇,全长 60 cm 左右。头略呈三角形,与颈区分明显,背面浅褐色到红褐色,正脊有两行深棕色圆斑,彼此交错排列略并列,背鳞外侧及腹鳞间有一行黑褐色不规则粗点,略呈星状。腹面灰白,密布棕褐色或黑褐色细点。鼻间鳞宽短,排成"∧"形。眶前鳞2,眶后鳞2(3),眶下鳞新月形,颞鳞2+4(3)。上唇鳞2~1~4(2~1~3,3~1~4)式。背鳞21(23)~21~17(15)行,中段最外行平滑或均具棱。腹鳞137~173,肛鳞完整。尾下鳞29~54 对,少数为单行。

【性味归经】 性平(温)。味甘、咸。归肝经。

【功效】 祛风,攻毒,止痒。

【主治瘙痒相关疾病】 皮肤瘙痒,疥癣。

【止痒方选】 治疗疥癣、皮肤瘙痒,蝮蛇皮适量研末敷患处。（《中华本草》）

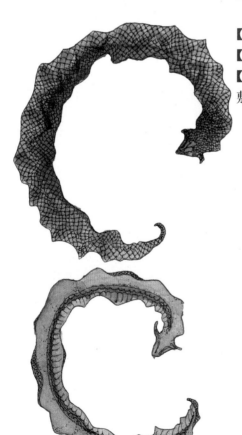

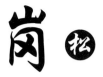

岗松

【中文名】 岗松（gǎng sōng）
（为桃金娘科植物岗松全株入药）

【别　名】 扫把枝，铁扫把。

【拉丁名】 *Baeckea frutescens* L.

【植物形态】 灌木，有时为小乔木。嫩枝纤细，多分枝。叶小，无柄，或有短柄，叶片狭线形或线形，先端尖，上面有沟，下面突起，有透明油腺点，干后褐色，中脉1条，无侧脉。花小，白色，单生于叶腋内。苞片早落。萼管钟状，萼齿五，细小三角形，先端急尖。花瓣圆形，分离，基部狭窄成短柄。雄蕊10枚或稍少，成对与萼齿对生。子房下位，三室，花柱短，宿存。蒴果小。种子扁平，有角。花期夏、秋。

【性味归经】 性凉。味苦、辛、涩。归心、肝、脾、肾、膀胱经。

【功效】 清热解毒，化瘀止痛，杀虫止痒。

【主治瘙痒相关疾病】 阴痒，脚癣，湿疹，皮肤瘙痒，皮炎。

【止痒方选】 治疗脚癣、皮肤瘙痒，岗松全草煎水熏洗。（《江西草药手册》）

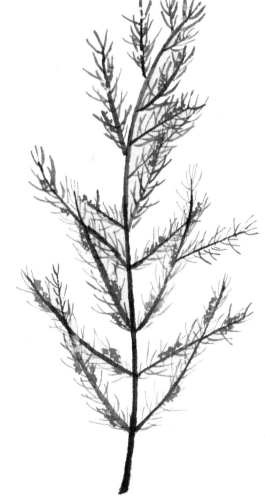

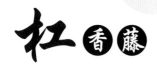

【中文名】 杠香藤(gàng xiāng téng)
（大戟科植物石岩枫的根、茎、叶）

【别　名】 倒挂金钩,木贼枫藤,万刺藤,犁头枫,倒金钩,干香藤,岩桐麻,黄豆树,青倒钩,犁头柴,舒力起,万子藤,倒钩柴,小金杠藤。

【拉丁名】 *Mallotus repandus*(Willd.)Muell. Arg.

【植物形态】 灌木或乔木,有时藤本状。枝柔弱,无毛,红褐色,小枝密被锈色星状绒毛。单叶互生。叶柄密被黄色星状绒毛。叶片膜质,卵形、长圆形或菱状卵形,先端渐尖或急尖,基部圆或截平或稍呈心形,全缘或作波状,幼时两面均被黄色星状毛,老时上面无毛而有微点及腺体,下面被毛及黄色透明小腺点。基出脉3条。花单性异株。雄花序为总状或圆锥状,单一或分枝,腋生或顶生,密被锈色星状毛。每一苞片内有花1～5朵。雄花萼片3～4裂,卵状长圆形,密被锈色绒毛,雄蕊40～75。雌花序总状,顶生或腋生,不分枝或稀有分枝,较雄花序略短。雌花萼片3～5裂,子房球形,被锈色短绒毛及腺点,通常2～3室,花柱三,分离,柱头羽状,三裂。蒴果球形,通常有3个分果爿,被锈色星状短绒毛。种子近球形,腹面稍平,黑色,微有光泽。花期4～6月,果期7～9月。

【性味归经】 性温。味苦、辛。归心、肝、脾经。

【功效】 祛风除湿,活血通络,解毒消肿,驱虫止痒。

【主治瘙痒相关疾病】 湿疹,顽癣。

【止痒方选】 治疗慢性湿疹,杠香藤叶适量,研粉,调茶油,涂患处。(《福建药物志》)

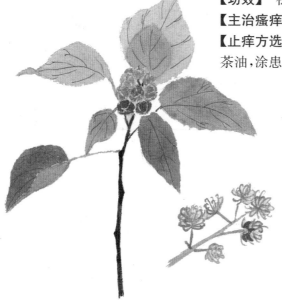

狗 尾草

【中药名】 狗尾草(gǒu wěi cǎo)
（为禾本科植物狗尾草的全草）

【别　名】 莠,光明草,金毛狗尾草,谷莠子,毛毛草,毛嘟嘟,狗毛尾。

【拉丁名】 *Setaria viridis*(L.)Beauv.

【植物形态】 一年生。根为须状,高大植株,具支持根。秆直立或基部膝曲。叶鞘松弛,无毛或疏具柔毛或疣毛,边缘具较长的密绵毛状纤毛。叶舌极短,缘有纤毛。叶片扁平,长三角状狭披针形或线状披针形,先端长渐尖或渐尖,基部钝圆形,几呈截状或渐窄,通常无毛或疏被疣毛,边缘粗糙。圆锥花序紧密呈圆柱状或基部稍疏离,直立或稍弯垂,主轴被较长柔毛,刚毛粗糙或微粗糙,直或稍扭曲,通常绿色或褐黄到紫红或紫色。小穗2～5个簇生于主轴上或更多的小穗着生在短小枝上,椭圆形,先端钝,铅绿色。第一颖卵形,宽卵形,长约为小穗的1/3,先端钝或稍尖,具三脉。第二颖几与小穗等长,椭圆形,具5～7脉。第一外稃与小穗等长,具5～7脉,先端钝,其内稃短小狭窄。第二外稃椭圆形,顶端钝,具细点状皱纹,边缘内卷,狭窄。鳞被楔形,顶端微凹。花柱基分离。颖果灰白色。花果期5～10月。

【性味归经】 性凉。味甘。归心、肝经。

【功效】 清热利湿,祛风解毒,杀虫止痒。

【主治瘙痒相关疾病】 疮癣。

【止痒方选】 治疗体癣,狗尾草、鲜黄精各20 g,酒醋各半浸泡外搽。(《精编中草药图谱4》)

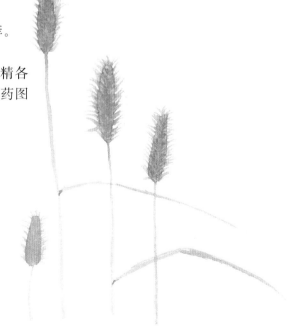

65

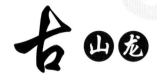

【中药名】　古山龙(gǔ shān lóng)
（为防己科植物古山龙的根或茎藤）

【别　名】　黄连藤,黄肚木通,黄胆榄,大黄藤,黄藤,钩影,黄丁课,问更梅。

【拉丁名】　*Arcangelisia gusanlung* H. S. Lo

【植物形态】　木质大藤本,茎和老枝灰色或暗灰色,有不规则的纵皱纹,木材鲜黄色。小枝圆柱状,有整齐的直线纹,无毛。叶片革质至近厚革质,阔卵形至阔卵状近圆形,先端常骤尖,基部近截平或微圆,很少近心形,干时上面灰褐色,下面茶褐色,两面无毛,稍有光泽。掌状脉 5 条,网状小脉在下面较清楚。叶柄着生在叶片的近基部,稍纤细,有直线纹,两端均肿胀,比叶片短。雄花序通常生于老枝叶痕之上,为圆锥花序,分枝较短,长 1～2 cm 或稍过之,近无毛。雄花花被 3 轮,每轮 3 片,外轮近卵形,边缘啮蚀状,中轮长圆状椭圆形,内轮舟状。聚药雄蕊有 9 个花药。雌花序和雌花均未见。果序生于老茎上,粗壮,果梗粗壮,果近球形,稍扁成熟时黄色,最后变黑色,中果皮肉质,果核近骨质,扁球形,被锈色长毛,无任何凸起。花期 6～8 月,果期 8～10 月。

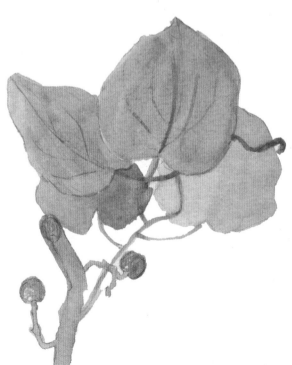

【性味归经】　性寒,小毒。味苦。归心、肺、大肠经。

【功效】　清热利湿,泻火解毒。

【主治瘙痒相关疾病】　湿疹,阴道炎,外阴瘙痒。

【止痒方选】　治疗外阴瘙痒,古山龙 30～90 g,百部 30～60 g,水煎,坐浴,每日 1 次。(《袖珍青草药彩色图谱》)

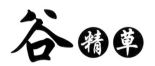

谷精草

【中文名】 谷精草（gǔ jīng cǎo）
（为谷精草科植物古精草带花茎的花序）

【别　名】 戴星草，文星草，流星草，移星草，珍珠草，鱼眼草，天星草，佛顶珠，
灌耳草。

【拉丁名】 *Eriocaulon buergerianum* Koern.

【植物形态】 一年生草本。叶线形，丛生，半透明，具横格，花葶多数，扭转，具
4～5棱。鞘状苞片口部斜裂。花序熟时近球形，禾秆色。总苞片倒卵形至近圆
形，禾秆色，下半部较硬，上半部纸质，不反折，无毛或边缘有少数毛，下部的毛
较长。总（花）托常有密柔毛。苞片倒卵形至长倒卵形，背面上部及顶端有白短
毛。雄花花萼佛焰苞状，外侧裂开，三浅裂，背面及顶端多少有毛。花冠裂片
三，近锥形，几等大，近顶处各有一黑色腺体，端部常有白短毛。雄蕊6枚，花药
黑色，雌花萼合生，外侧开裂，顶端三浅裂，背面及顶端有短毛，外侧裂口边缘有
毛，下长上短。花瓣3枚，离生，扁棒形，肉质，顶端各具一黑色腺体及若干白短
毛，果成熟时毛易落，内面常有长柔毛。子房三室，花柱分枝三，短于花柱。种
子长圆状，表面具横格及"T"字形突起。花、果期7～12月。

【性味归经】 性凉。味辛、甘。归肝、胃经。

【功效】 祛风散热，明目退翳。
【主治瘙痒相关疾病】 风疹瘙痒，疮疥癣。
【止痒方选】 治疗风疹瘙痒，谷精草煎水外
洗。（《国家药典中药实用手册》）

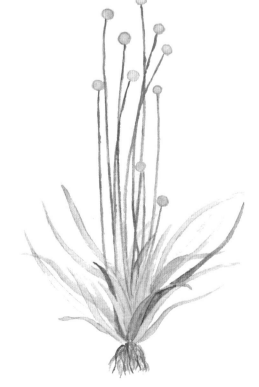

桂 花枝

【中文名】 桂花枝(guì huā zhī)
　　　　　（木犀科植物木犀的枝叶）
【别　名】 土桂枝。
【拉丁名】 *Osmanthus fragrans*(Thunb.) Lour.

【植物形态】 常绿乔木或灌木。树皮灰褐色。小枝黄褐色,无毛。叶对生。叶片革质,椭圆形、长椭圆形或椭圆状披针形,先端渐尖,基部渐狭呈楔形或宽楔形,全缘或通常上半部具细锯齿,腺点在两面连成小水泡状突起。聚伞花序簇生于叶腋,或近于帚状,每腋内有花多朵。苞片二,宽卵形,质厚,具小尖头,基部合生。花梗细弱。花极芳香。花萼钟状,四裂,裂片稍不整齐。花冠裂片四,黄白色、淡黄色、黄色或橘红色,花冠管仅长 0.5～1 mm。雄蕊二,着生于花冠管中部,花丝极短,药隔在花药先端稍延伸呈不明显的小尖头。雌蕊长约1.5 mm,花柱长约 0.5 mm。果歪斜,椭圆形,呈紫黑色。花期9～10月,果期翌年 3 月。

【性味归经】 性温。味辛,微甘。

【功效】 发表散寒,祛风止痒。
【主治瘙痒相关疾病】 皮肤瘙痒,漆疮。
【止痒方选】 治疗漆疮,每日用鲜桂花树叶 500～1 000 g,加水 2 000 ml,煎至黑色,用纱布蘸水,趁热烫洗患处(不要烫伤皮肤),原汤加热再洗,每日 3～4 次。(《中药大辞典》)

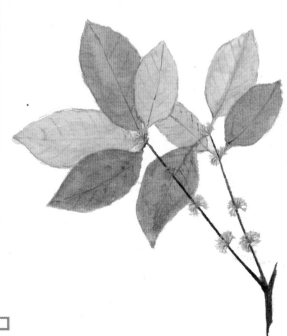

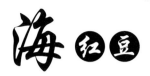

【中文名】 海红豆(hǎi hóng dòu)
（为豆科植物海红豆的种子）

【别　名】 红豆,相思子。

【拉丁名】 *Adenanthera microsperma* Teijsmann & Binnendijk

【植物形态】 木质藤本。枝纤细,无毛。二回羽状复叶,具短柄。叶柄和叶轴被微柔毛,无腺体。羽片3～5对,小叶4～7对,互生,长圆形或卵形,先端圆钝,两面均被微柔毛。总状花序单生于叶腋或在枝顶排成圆锥花序,被短柔毛。花小,白色或淡黄色,有香味,具短梗。花萼长不足1 mm,与花梗同被金黄色柔毛。花瓣五,披针形,无毛,基部稍合生。雄蕊10枚,与花冠等长或稍长。子房被柔毛,几无柄,花柱丝状,柱头小。荚果狭长圆形,盘旋,开裂后果瓣旋卷。种子近圆形至椭圆形,鲜红色,有光泽。花期4～7月,果期7～10月。

【性味归经】 性凉。味辛、苦。归肺、心、脾、肝经。

【功效】 疏风清热,燥湿止痒,润肤养颜。

【主治瘙痒相关疾病】 过敏性皮炎,疥癣。

【止痒方选】 治疗疥癣,海红豆皮或者叶适量,煎汤洗患处。《傣医外治法常用药与经验方》

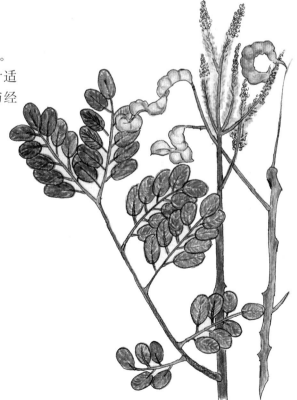

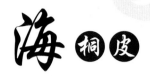

海 桐 皮

【中药名】　海桐皮（hǎi tóng pí）
　　　　　　（为豆科植物刺桐，乔木刺桐干皮或根皮）
【别　　名】　钉桐皮，鼓桐皮，刺桐皮，刺通，接骨药。
【拉丁名】　*Erythrina variegate* L.

【植物形态】　高大乔木。树皮灰棕色，枝淡黄色至土黄色，密被灰色绒毛，具黑色圆锥状刺，二三年后即脱落。三出复叶，互生，或簇生于枝顶。小叶片阔卵形至斜方状卵形，先端渐尖而钝，基部近截形，或阔菱形，全缘，上面深绿色，下面粉绿色，两面叶脉均有稀疏绒毛。侧生小叶柄短，长约5 mm。托叶二，线形，早落。总状花序，被绒毛。总花梗长 7～10 cm。萼佛焰状，萼口偏斜，由背开裂至基部。花冠蝶形，大红色，旗瓣长 5～6 cm，翼瓣与龙骨瓣近相等，短于萼。雄蕊十，两束，花丝淡紫色，药黄色。花柱一，浅绿色，柱头不分裂，密被紫色软毛。荚果串珠状，微弯曲。种子 1～8 颗，球形，暗红色。花期 3 月。

【性味归经】　性温、平。味苦、辛。归肝、脾、胃经。

【功效】　祛风除湿，舒筋通络，杀虫止痒。
【主治瘙痒相关疾病】　疥癣，湿疹。
【止痒方选】　治疗风癣有虫，海桐皮、蛇床子等份，研为末，以腊猪脂调搽之。（《如宜方》）

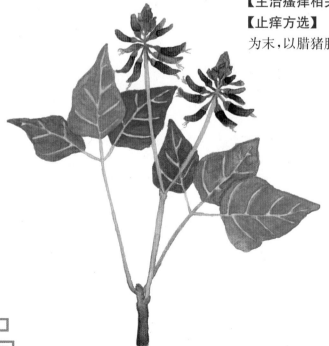

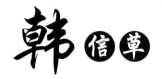

韩信草

【中药名】 韩信草(hán xìn cǎo)
（为唇形科植物韩信草的全草）

【别　名】 大力草,耳挖草,金茶匙,大韩信草,顺经草,调羹草,红叶犁头尖,印度黄芩,大叶半枝莲,笑药草,虎咬癀,向天盏,半枝莲,合耳花,龙游香草,钩头线。

【拉丁名】 *Scutellaria indica* L.

【植物形态】 多年生草本,全体被毛。叶对生。叶柄长 5～15 mm。叶片草质至坚纸质,心状卵圆形至椭圆形,先端钝或圆,两面密生细毛。花轮有花 2 朵,集成偏侧的顶生总状花序。苞片卵圆形,两面都有短柔毛。小梗基部有一对刚毛状小苞片。花萼钟状,外面被黏柔毛,具二唇,全缘,萼筒背生一囊状盾鳞。花冠蓝紫色,二唇形,外面被腺体和短柔毛,上唇先端微凹,下唇有三裂片,中裂片圆状卵圆形。雄蕊二对,不伸出。花柱细长,子房光滑,四裂。小坚果横生,卵形,有小瘤状突起。花期 4～5 月,果期 6～9 月。

【性味归经】 性寒。味辛、苦。归心、肝、肺经。

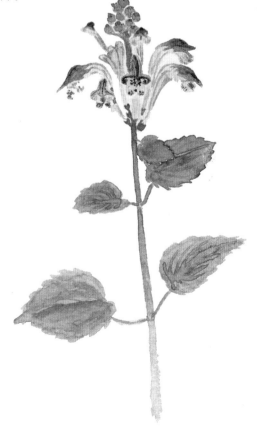

【功效】 清热解毒,活血止痛,止血消肿。
【主治瘙痒相关疾病】 皮肤瘙痒。
【止痒方选】 治疗全身瘙痒,韩信草适量,水煎外洗。(《中草药彩色图谱与验方》)

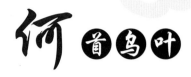

【中文名】 何首乌叶(hé shǒu wū yè)

（为蓼科植物何首乌的叶）

【拉丁名】 *Fallopia multiflora*（Thunb.）Harald

【植物形态】 多年生缠绕藤本。根细长,末端成肥大的块根,外表红褐色至暗褐色。茎基部略呈木质,中空。叶互生。具长柄。托叶鞘膜质,褐色。叶片狭卵形或心形,先端渐尖,基部心形或箭形,全缘或微带波状,上面深绿色,下面浅绿色,两面均光滑无毛。圆锥花序。小花梗具节,基都具膜质苞片。花小,花被绿白色,五裂,大小不等,外面三片的背部有翅。雄蕊八,不等长,短于花被。雌蕊一,柱头三裂,头状。瘦果椭圆形,有三棱,黑色,光亮,外包宿存花被,花被具明显的三翅。花期8~10月,果期9~11月。

【性味归经】 性平、温。味苦。归肝、肾经。

【功效】 解毒散结,杀虫止痒。

【主治瘙痒相关疾病】 疥癣。

【止痒方选】 治疗风疮疥癣痒,何首乌叶煎汤洗。（《本草纲目》）

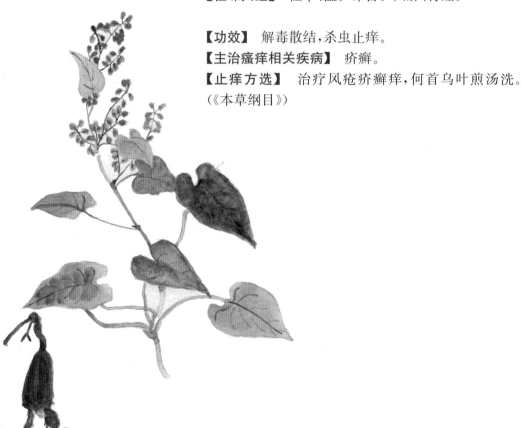

河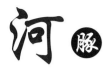

【中药名】 河豚(hé tún)

（为鲀科动物弓斑东方鲀、虫蚊东方鲀、暗纹东方鲀及同属多种动物的肉）

【别　名】 赤鲑，鯸鲐鱼，鲦鲐，鲑鱼，鹕夷鱼，嗔鱼，吹肚鱼，鯡鲐，河鲀鱼，气泡鱼，胡夷鱼。

【拉丁名】 *Fugu ocellatus*（Osbeck）

【动物形态】 弓斑东方鲀，体长一般为 10～15 cm，头部，体背及腹面均有细弱小刺，背刺区与腹刺区分离。吻部，头体两侧及尾部光滑。头体背侧面灰褐色，微绿。体侧在胸鳍后上方，各有一黑绿色而带橙色边的大斑，并有一弓形横过背部的黑绿色鞍状斑，鞍状斑具橙色边缘。背鳍基部两侧具一圆形大黑斑。腹面白色，各鳍灰黄色。

【性味归经】 性温，有毒。味甘。归肝、肾经。

【功效】 滋补肝肾，祛湿止痛。

【主治瘙痒相关疾病】 皮肤瘙痒，疥癣。

【止痒方选】 治疗疮疖，河豚肝炼油外涂（不可内服）。（《实用中草药原色图谱—三—动物药》）

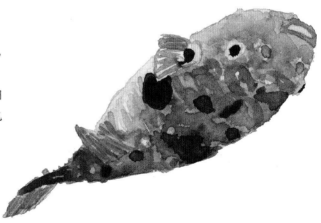

黑 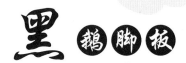 鹅脚板

【中药名】 黑鹅脚板(hēi é jiǎo bǎn)
（为伞形科植物直刺变豆菜的根或全草）

【别　名】 干小黑药。

【拉丁名】 *Sanicula orthacantha* S. Moore

【植物形态】 多年生草本,无毛。根茎短,黑色。茎直立,1～6条,上部分枝。基生叶圆心形或心状五角形,掌状三全裂,中裂片楔状倒卵形或菱状楔形,侧裂片斜楔状倒卵形,所有裂片先端2～3浅裂,边缘有不规则锯齿或短刺芒状齿。茎生叶与基生叶相似,唯叶柄较短。花序下的叶仅作三深裂。伞形花序,具2～3分枝,顶生。总苞片3～5枚,狭长椭圆形或狭披针形。伞幅3～8。小总苞片约5枚,线状披针形。花梗6～7。花白色,淡蓝色或淡紫红色。雌花朵居中央,无花梗,萼片五,花时椭圆状披针形,果时芒刺状,花瓣五,子房下位,二室,花柱二。雄花数朵,在雌花周围,有花梗。双悬果,椭圆形,棱明显。皮刺短而直,先端无钩,有时基部连成薄膜。花、果期4～9月。

【性味归经】 性凉。味苦、辛。归肺、肝经。

【功效】 清热解毒,祛风除湿,活血通络,止痒。

【主治瘙痒相关疾病】 耳热瘙痒,疮肿。

【止痒方选】 治疗耳热瘙痒,黑鹅脚板适量,捣敷。
（《中华本草》）

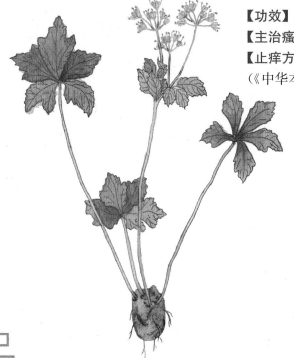

黑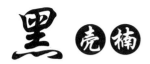

【中文名】 黑壳楠(hēi ké nán)
    (黑壳楠的根、树皮或枝)

【别　名】 岩柴,楠木,八角香,花兰,猪屎楠,鸡屎楠,大楠木,枇杷楠。

【拉丁名】 *Lindera megaphylla* Hemsl.

【植物形态】 黑壳楠常绿乔木。树皮光滑,黑灰色。叶互生。叶柄长 1.5～
3 cm,叶片倒披针状长圆形至卵状长圆形。花雌雄异株,伞形花序腋生。果实
椭圆形至卵状球形。花期 2～4 月,果期 9～12 月。

【性味归经】 性温、辛。味微苦。归肝、
胃经。

【功效】 祛风除湿,温中行气,消肿止痛。

【主治瘙痒相关疾病】 癣疮瘙痒,湿疹。

【止痒方选】 治疗湿疹瘙痒,黑壳楠树皮适
量,研末敷患处。(《四川中药志》)

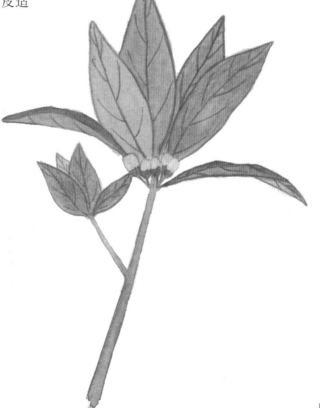

黑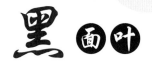

【中文名】 黑面叶(hēi miàn yè)
（为大戟科植物黑面神的叶）

【别　名】 黑面神,鬼画符,暗鬼木,青凡木,铁甲将军,夜兰茶,锅盖仔,四眼草,乌漆臼,青漆,山树兰。

【拉丁名】 *Breynia fruticosa*（L.）Hook. f.

【植物形态】 直立灌木。树皮灰棕色,枝圆柱状,多叉状弯曲,表面有白色细小皮孔。单叶互生。有短柄。卵形或卵状披针形,先端钝形或短尖,基部楔形,全缘,叶脉细小,下面隆起,叶革质,上面暗绿色,下面灰绿色,干后变黑色。花极小,2～4朵腋生,单性,同株。无花瓣和花盘。雄花花萼呈陀螺形或半圆形,截头状,边缘甚厚,有时分裂。雄蕊三,花丝合生成一柱。退化子房缺。雌花花萼稍大,基部呈陀螺形,上部扩张,结果时扩大成盘状或杯状。退化雄蕊缺。子房球形,花柱三枚,二裂。核果球形,径约 6 mm,位于宿存萼上。花期4～9月。果期5～12月。

【性味归经】 性凉,小毒。味苦。归心、肝、肺经。

【功效】 清热祛湿,活血解毒,止痒。

【主治瘙痒相关疾病】 湿疹,过敏性皮炎,皮肤瘙痒,阴道炎,漆疮,外阴瘙痒。

【止痒方选】 治疗阴道炎、外阴瘙痒,黑面叶适量煮水坐盆,或阴道冲洗,每日一次。(《全国中草药汇编》)

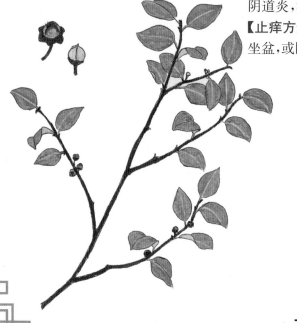

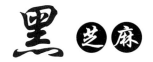

黑芝麻

【中文名】　黑芝麻(hēi zhī má)
　　　　　　(为胡麻科植物芝麻的黑色种子)

【别　名】　胡麻,巨胜,狗虱,乌麻,乌麻子,油麻,油麻子,黑油麻,脂麻,巨胜子,黑脂麻,乌芝麻,小胡麻。

【拉丁名】　*Sesamum indicum* L.

【植物形态】　一年生草本植物。茎直立,四棱形,棱角突出,基部稍木质化,不分枝,具短柔毛。叶对生,或上部者互生。叶柄长 1～7 cm。叶片卵形,长圆形或披针形,先端急尖或渐尖,基部楔形,全缘,有锯齿或下部叶三浅裂,表面绿色,背面淡绿色,两面无毛或稍被白柔毛。花单生,或 2～3 朵生于叶腋。花萼稍合生,绿色,五裂,裂片披针形,具柔毛。花冠筒状,唇形,白色,有紫色或黄色彩晕,裂片圆形,外侧被柔毛。雄蕊四,着生于花冠筒基部,花药黄色。雌蕊一,心皮二,子房圆锥形,初期呈假四室,成熟后为二室,花柱线形,柱头二裂。蒴果椭圆形,多四棱或六棱、八棱,纵裂,初期绿色,成熟后黑褐色,具短柔毛。种子多数,卵形,两侧扁平,黑色、白色或淡黄色。花期 5～9 月,果期 7～9 月。

【性味归经】　性平。味甘。归肝、脾、肾经。

【功效】　补益肝肾,养血益精,杀虫止痒,润泽肌肤,解热毒。

【主治瘙痒相关疾病】　肌肤干燥,痈疮湿疹,阴痒生疮。

【止痒方选】　治疗阴痒、生疮,嚼芝麻敷之。
(《肘后方》)

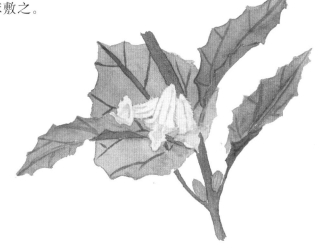

红背叶

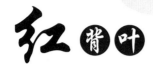

【中文名】 红背叶(hóng bèi yè)
（为大戟科植物红背山麻杆的根、叶）

【别　名】 红背娘，红帽顶，红罗裙。

【拉丁名】 *Alchornea trewioises*（Benth.）Muell. Arg.

【植物形态】 灌木。小枝被灰色微柔毛，后变无毛。叶薄纸质，阔卵形，顶端急尖或渐尖，基部浅心形或近截平，边缘疏生具腺小齿，上面无毛，下面浅红色，仅沿脉被微柔毛，基部具斑状腺体 4 个。基出脉三条。小托叶披针形。托叶钻状，具毛，凋落。雌雄异株，雄花序穗状，腋生或生于一年生小枝已落叶腋部，具微柔毛，苞片三角形，雄花 3～15 朵簇生于苞腋。花梗无毛，中部具关节。雌花序总状，顶生，具花 5～12 朵，各部均被微柔毛，苞片狭三角形，基部具腺体 2 个，小苞片披针形。雄花花萼花蕾时球形，无毛，萼片 4 枚，长圆形。雄蕊 7 或 8 枚。雌花萼片 5 或 6 枚，披针形，被短柔毛，其中一枚的基部具一个腺体。子房球形，被短绒毛，花柱三枚，线状。蒴果球形，具三圆棱，果皮平坦，被微柔毛。种子扁卵状，种皮浅褐色，具瘤体。花期 3～5 月，果期 6～8 月。

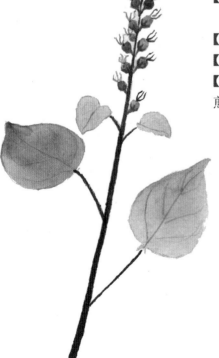

【性味归经】 性凉。味甘。归肺、肝、肾经。

【功效】 清热利湿，凉血解毒，杀虫止痒。

【主治瘙痒相关疾病】 湿疹，疥癣，皮炎，疮疥。

【止痒方选】 治疗湿疹、皮炎、风疹，红背叶适量，水煎外洗。（《广西本草选编》）

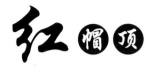

红帽顶

【中药名】 红帽顶（hóng mào dǐng）
（为大戟科植物毛桐的叶）

【别　　名】 毛叶子，黄花叶，红妇娘木。

【拉丁名】 *Mallotus barbatus*（Wall.）Muell. Arg.

【植物形态】 落叶灌木或小乔木。幼枝密被棕黄色星状绵毛。叶互生。叶柄密被灰棕色星状绵毛。幼叶红色，质厚，绒状。叶片纸质，卵形或卵圆形，先端渐尖，基部圆形，盾状着生，边缘具疏细齿，不分裂或三浅裂，有时呈不规则波浪形，上面幼时密被星状绒毛，后渐变无毛，绿色，下面密被灰棕色星状绒毛及棕黄色腺点，叶脉放射状，7～11条。总状花序腋生或顶生，花序柄被毛。花单性异株，偶有同株。无花瓣。雄花序通常分枝，雄花5～8朵簇生，萼片4～5，稀三裂，披针形，外面密被绒毛，内面有腺点。雄蕊多数。雌花单生于苞腋内，萼四裂，稀三或五，外面被绒毛，子房圆形，有乳头状突起，被毛，四室，稀三或五，花柱3～5，基部合生。蒴果扁球形，被有1层厚达5 mm的软刺和星状绒毛，基部具苞片三，合生。种子卵形，黑色，光亮。花期4～6月，果期7～10月。

【性味归经】 性寒。味苦。归肝经。

【功效】 清热解毒，燥湿止痒。

【主治瘙痒相关疾病】 湿疹，背癣，漆疮，风疹。

【止痒方选】 ①治疗湿疹，适量红帽顶，捣敷或煎水洗或研末撒。（《中华本草》）

②治疗风疹，红帽顶叶、丹竹叶、勒鲁叶、金樱根适量，水煎外洗。（《梧州地区中草药》）

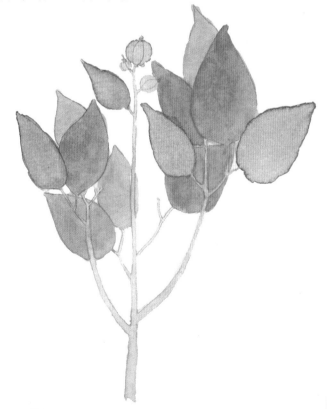

红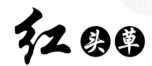头草

【中药名】 红头草(hóng tóu cǎo)
（为菊科植物见霜黄的全草）

【别　名】 白毛倒提壶，红根，土蒿枝，红根草，甲冬仗。

【拉丁名】 *Blumea lacera*（Burm. F.）DC.

【植物形态】 一年生直立草本。根粗壮分枝。茎不分枝或上部多分枝，具条棱，被白色绢毛状绒毛或密被短绒毛。下部叶倒卵形或倒卵状长圆形，上部叶无柄或有短柄，倒卵状长圆形或长椭圆形。头状花序多数，顶生和腋生，排成大圆锥花序。总苞圆柱形。花黄色。雌花多数，花冠檐部三齿裂。瘦果圆柱状纺锤形。花期 2～6 月。

【性味归经】 性寒。味苦。

【功效】 清热泻火，解毒消肿，止痒。

【主治瘙痒相关疾病】 皮肤瘙痒。

【止痒方选】 治疗皮肤瘙痒，红头草 6～15 g，煎服，或者捣烂外敷。（《临床常用中草药》）

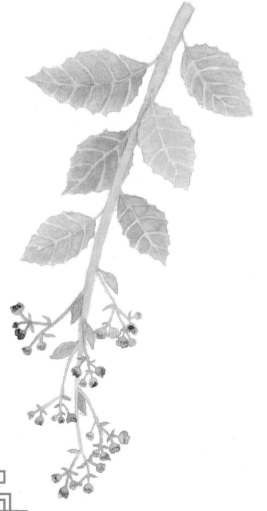

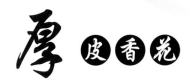

厚 皮香花

【中文名】 厚皮香花(hòu pí xiāng huā)
　　　　　　(为山茶科植物厚皮香的花)

【拉丁名】 *Ternstroemia gymnanthera*（Wight et Arn.）Beddome

【植物形态】 灌木或小乔木全体无毛。树皮灰褐色。小枝粗壮,圆柱形,带棕褐色,近轮生或多次分叉。单叶互生,常数枚簇生枝端。叶柄长 5~15 mm。叶片革质,长圆状倒卵形或椭圆形,先端急尖,渐尖或钝,基部楔形或渐狭而下延,全缘,中脉在上面下陷,侧脉不明显。花两性,单生叶腋或簇生小枝顶端。花淡黄色。花梗通常下弯。小苞片二,卵状三角形。萼片五,几圆形,基部稍连合,宿存。花瓣五,倒卵状篦形,基部合生。雄蕊多数,排成两轮。子房上位,2~3室,花柱一,粗短,柱头三裂。蒴果为干燥的浆果状,近球形或椭圆状卵形,黄色。种子红色。花期7~8月,果期8~10月。

【性味归经】 性凉。味苦。归肝经。

【功效】 杀虫止痒。
【主治瘙痒相关疾病】 疥癣瘙痒。
【止痒方选】 治疗疥癣瘙痒,厚皮香花捣烂敷患处。(《中药大辞典》)

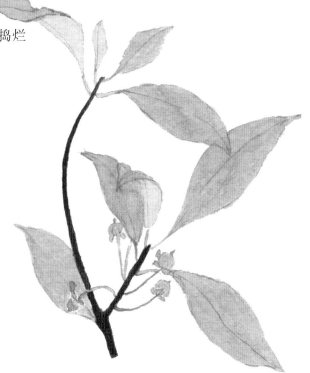

胡荽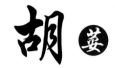

【中药名】 胡荽(hú suī)
（为伞形科植物芫荽的带根全草）

【别　名】 香菜,香荽,胡菜,原荽,园荽,芫荽,胡荽,芫荽,莛荽菜,莛葛草,满天星。

【拉丁名】 *Coriandrum sativum* L.

【植物形态】 一年生或二年生,有强烈气味的草本。根纺锤形,细长,有多数纤细的支根。茎圆柱形,直立,多分枝,有条纹,通常光滑。根生叶有柄,柄长2～8 cm。叶片一或二回羽状全裂,羽片广卵形或扇形半裂,边缘有钝锯齿,缺刻或深裂,上部的茎生叶三回以至多回羽状分裂,末回裂片狭线形,顶端钝,全缘。伞形花序顶生或与叶对生,花序梗长2～8 cm。伞辐3～7。小总苞片2～5,线形,全缘。小伞形花序有孕花3～9,花白色或带淡紫色。萼齿通常大小不等,小的卵状三角形,大的长卵形。花瓣倒卵形,顶端有内凹的小舌片,辐射瓣通常全缘,有3～5脉。花丝长1～2 mm,花药卵形。花柱幼时直立,果熟时向外反曲。果实圆球形,背面主棱及相邻的次棱明显。胚乳腹面内凹。油管不明显,或有1个位于次棱的下方。花果期4～11月。

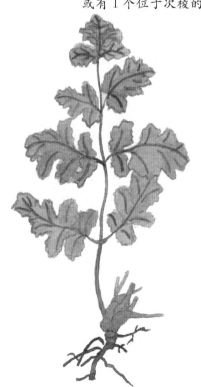

【性味归经】 性温。味辛。归肺、脾、肝经。

【功效】 发表透疹,止痛解毒,止痒。

【主治瘙痒相关疾病】 麻疹,痘疹透发不畅,风疹瘙痒。

【止痒方选】 治疗风疹瘙痒,胡荽单用鲜品适量,水煎内服或者熏洗;或者胡荽、蝉蜕、薄荷、紫草各6 g,水煎服。(《新编中草药图谱及经典配方》)

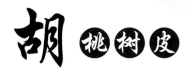

胡桃树皮

【中文名】 胡桃树皮(hú táo shù pí)
（为胡桃科植物胡桃的树皮）

【拉丁名】 *Juglans regia* L.

【植物形态】 落叶乔木。树皮灰白色,幼时平滑,老时浅纵裂。小枝被短腺毛,
冬芽被芽鳞。髓部白色,薄片状。奇数羽状复叶,互生,小叶 5～9 枚,有时
13 枚,先端 1 片常较大,椭圆状卵形至长椭圆形,先端钝圆或锐尖,基部偏斜,近
于圆形,全缘,表面深绿色,有光泽,背面淡绿色,有侧脉 9～11 对,脉腋内有一
簇短柔毛。花单性,雌雄同株,与叶同时开放,雄葇荑花序腋生,下垂,花小而密
集,雄花有苞片一,长圆形,小苞片二,长卵形,花被片 1～4 个,均被腺毛,雄蕊
6～30 个。雌花序穗状,直立,生于幼枝顶端,通常有雌花 1～3 朵,总苞片 3 枚,
长卵形,贴生于子房,花后随子房增大。花被四裂,裂片线形,高出总苞片。子
房下位,2 枚心皮组成,花柱短,柱头二裂,呈羽毛状,鲜红色。果实近球形,核果
状,外果皮绿色,由总苞片及花被发育而成,表面有斑点,中果皮肉质,不规则开
裂,内果皮骨质,表面凹凸不平,有 2 条纵棱,先端具短尖头,内果皮壁内具空隙
而有皱褶,隔膜较薄,内里无空隙。花期 5～6 月,果期 9～10 月。

【性味归经】 性凉。味苦、涩。归肝、脾、膀
胱经。

【功效】 涩肠止泻,解毒,止痒。
【主治瘙痒相关疾病】 肾囊风,皮肤瘙痒。
【止痒方选】 治疗全身发痒,胡桃树皮,煎
水洗。(《湖南药物志》)

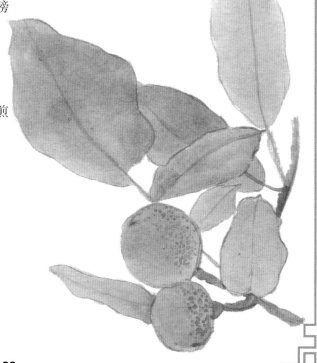

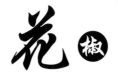

【中药名】 花椒(huā jiāo)
　　　　　　(为芸香科植物花椒、青椒的果皮)
【别　名】 大椒,秦椒,南椒,巴椒,川椒,蜀椒,红椒,山椒。
【拉丁名】 *Zanthoxylum bungeanum* Maxim.

【植物形态】 落叶灌木,茎干通常有增大皮刺。枝灰色或褐灰色,有细小的皮孔及略斜向上生的皮刺。当年生小枝被短柔毛。奇数羽状复叶,叶轴边缘有狭翅。小叶5～11个,纸质,卵形或卵状长圆形,无柄或近无柄,先端尖或微凹,基部近圆形,边缘有细锯齿,表面中脉基部两侧常被一簇褐色长柔毛,无针刺。聚伞圆锥花序顶生,花被片4～8个。雄花雄蕊5～7个,雌花心皮3～4个,稀6～7个,子房无柄。果球形,通常2～3个,红色或紫红色,密生疣状凸起的油点。花期3～5月,果期7～9月。

【性味归经】 性温,小毒。味辛。归脾、胃、肾经。

【功效】 温中止痛,除湿止泻,杀虫止痒。
【主治瘙痒相关疾病】 阴痒带下,湿疹,皮肤瘙痒。
【止痒方选】 治疗妇女阴痒不可忍,花椒、吴茱、蛇床各一两,藜芦五钱,陈茶一撮,盐二两,水煎熏洗。(《医级宝鉴》)

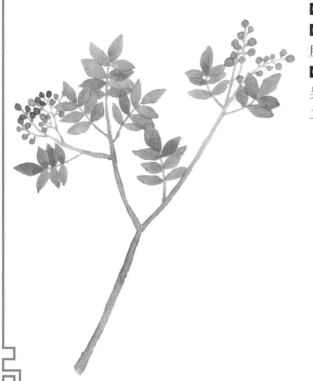

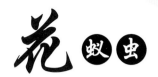

花 蚁虫

【中药名】 花蚁虫（huā yǐ chóng）
（为隐翅虫科动物多毛隐翅虫的全虫）

【别　名】 黄蚂蚁，花腰虫，大花虫，红腰虫。

【拉丁名】 *Paederus densipennis* Bernhauer

【动物形态】 多毛隐翅虫，形如蚂蚁，全身散生褐色毛，鞘翅甚短，长方形，颜色深蓝或暗绿。触角丝状，末端为暗褐色。小腮须由3节、4节组成，第4节甚短，末端成疣状，亦呈暗褐色。后头呈颈状，头及尾端的两节为黑色。前胸背板稍呈卵形，其腹面及足皆为赤褐色。

【性味归经】 性寒，有毒。味苦。归肺、心经。

【功效】 解毒散结，杀虫止痒。

【主治瘙痒相关疾病】 神经性皮炎，癣疮。

【止痒方选】 治疗神经性皮炎、癣疮，花蚁虫适量，用75％乙醇浸泡3天后，取液外擦患处，每7天擦1次。（《云南中草药》）

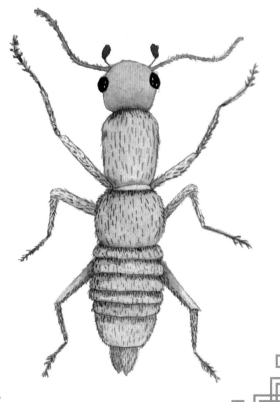

华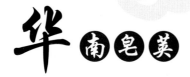南皂荚

【中文名】 华南皂荚(huá nán zào jiá)
（为豆科植物华南皂荚的果实）
【拉丁名】 *Gleditsia fera*（Lour.）Merr.

【植物形态】 小乔木至乔木。枝灰褐色。刺粗壮,具分枝,基部圆柱形。叶为一回羽状复叶。叶轴具槽,槽及两边无毛或被疏柔毛。小叶 5～9 对,纸质至薄革质,斜椭圆形至菱状长圆形,先端圆钝而微凹,有时急尖,基部斜楔形或圆钝而偏斜,边缘具圆齿,有时为浅钝齿,上面深棕褐色,有光泽,无毛,有时中脉上被柔毛,下面无毛。网脉细密,清晰,凸起,中脉在小叶基部偏斜。花杂性,绿白色,数朵组成小聚伞花序,再由多个聚伞花序组成腋生或顶生总状花序。花萼片五,三角状披针形,外面密被短柔毛。花瓣五,长圆形,两面均被短柔毛。雄蕊十。退化雌蕊线状柱形,被长柔毛。两性花,萼、花瓣与雄花的相似,唯萼里面基部被一圈长柔毛。雄蕊 5～6 个,花药顶尖,不呈椭圆形。子房密被棕黄色绢毛。胚珠多数。荚果扁平,劲直或稍弯,偶有扭转,果瓣革质,嫩果密被棕黄色短柔毛,老时毛渐脱落呈深棕色至黑褐色,先端具喙。种子多数,卵形至长圆形,扁平或凸透镜状,光滑,棕色至黑棕色。花期 4～5 月,果期 6～12 月。

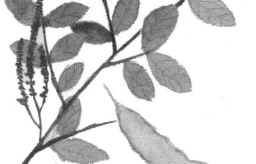

【性味归经】 性温,有小毒。味苦、辛。归肝经。

【功效】 杀虫止痒。
【主治瘙痒相关疾病】 疥疮,顽癣。
【止痒方选】 治疗疥疮,华南皂荚适量,水煎洗患处。
（《中华本草》）

化香树

【中文名】 化香树(huà xiāng shù)

（为胡桃科植物化香树的果实与叶子）

【别　名】 花木香,还香树,皮杆条,山麻柳,栲蒲,换香树,花龙树。

【拉丁名】 *Platycarya strobilacea* Sieb. et Zucc.

【植物形态】 落叶灌木或小乔木。幼枝通常被棕色绒毛。奇数羽状复叶互生。小叶 7～23 枚,对生,无柄。叶片薄革质,卵状披针形至长椭圆状披针形。先端渐成细尖,基部宽楔形,稍偏斜,边缘有重锯齿,上面暗绿色,下面黄绿色,幼时有密毛,或老时光滑,仅脉腋有簇毛。夏、秋季开花,花单性,雌雄同株。花序穗状,直立,伞房状排列在小枝顶端,中央顶端的一条常为两性花序,雌花序在下,雄花序在上,开花后脱落,仅留下雌花序部分。雄花苞片披针形,浅黄绿色,无小苞片及花被片。雄蕊八。雌花具一卵状披针形苞片,无小苞片,具二花被片,贴生于子房上,雌蕊一,无花柱,柱头二裂。果穗卵状椭圆形至长椭圆柱形,苞片宿存,膜质,褐色。小坚果扁平,圆形,具三窄翅。种子卵形,种皮膜质。花期 5～6 月,果期 7～10 月。

【性味归经】 性寒,有毒。味苦。归肺、脾、大肠经。

【功效】 解毒,杀虫止痒,活血行气。

【主治瘙痒相关疾病】 疮疖肿毒,阴囊湿疹,顽癣。

【止痒方选】 治疗小儿头疮,化香树果、枫树球、硫黄共研末,调茶油搽。(《湖南药物志》)

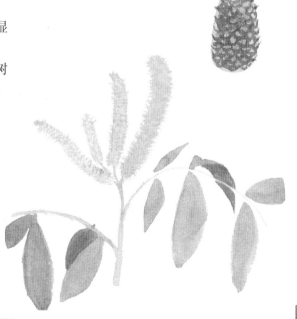

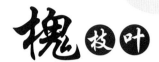

槐 枝叶

【中药名】 槐枝叶(huái zhī yè)
　　　　　（为豆科植物槐的嫩枝、叶）
【别　名】 槐嫩蘖。
【拉丁名】 *Sophra japonica* L.

【植物形态】 落叶乔木,树皮灰棕色,具不规则纵裂,内皮鲜黄色,具臭味。嫩枝暗绿褐色,近光滑或有短细毛,皮孔明显。奇数羽状复叶,互生,叶轴有毛,基部膨大。小叶7～15,密生白色短柔毛。托叶镰刀状,早落。小叶片卵状长圆形,先端渐尖具细突尖,基部宽楔形,全缘,上面绿色,微亮,背面伏生白色短毛。圆锥花序顶生。萼钟状,五浅裂。花冠蝶形,乳白色,旗瓣阔心形,有短爪,脉微紫,翼瓣和龙骨瓣均为长方形。雄蕊十,分离,不等长。子房筒状,有细长毛,花柱弯曲。荚果肉质,串珠状,黄绿色,无毛,不开裂,种子间极细缩。种子1～6颗,肾形,深棕色。花期7～8月,果期10～11月。

【性味归经】 （槐枝）性平。味苦。归心、肝经。
　　　　　　（槐叶）性平。味苦。归胃、肝经。

【功效】 祛风止痒,清肝泻火,凉血解毒,燥湿杀虫。
【主治瘙痒相关疾病】 阴囊湿痒,疥癣,皮肤瘙痒。
【止痒方选】 治疗皮肤瘙痒、疥癣,嫩槐枝煎水洗。
（《安徽中草药》）

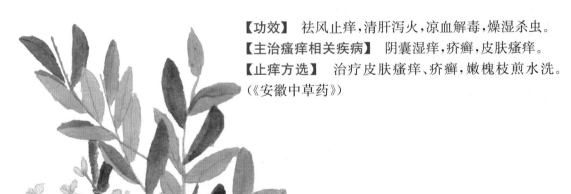

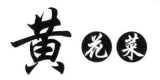

黄花菜

【中药名】 黄花菜(huáng huā cài)
　　　　　(为白花菜科植物黄花菜的全草)
【别　名】 臭矢菜,羊角草,向天癀,黄花蝴蝶草,蚝猪钻床。
【拉丁名】 *Arivela viscosa*(Linnaeus)Rafinesque

【植物形态】 一年生直立草本。全株密被黏质腺毛与淡黄色柔毛,有恶臭气味。叶为具3～5(～7)小叶的掌状复叶。小叶倒披针状椭圆形,侧生小叶依次减小,边缘有腺纤毛。花单生于叶腋,于茎上部逐渐变小,但近顶部则成总状或伞房状花序,花梗纤细,萼片狭椭圆形至倒披针状椭圆形,有细条纹,背面及边缘有黏质腺毛。花瓣淡黄色或橘黄色,倒卵形或匙形,基部楔形至有爪。雄蕊10～20个,花丝比花瓣短,花期时不露出花冠外。子房无柄,圆柱形,除花柱与柱头外密被腺毛,花期时亦不外露,子房顶部变狭而伸长,柱头头状。果直立,圆柱形,密被腺毛。成熟后果瓣自先端向下开裂,表面有多条呈同心弯曲纵向平行凸起的棱,宿存的花柱长约5 mm。种子黑褐色,表面约有30条横向平行皱纹。无明显花果期,通常3月出苗,7月果熟。

【性味归经】 性温,有毒。味甘、辛。归肝、膀胱经。

【功效】 散瘀消肿,祛风止痛,生肌疗疮。
【主治瘙痒相关疾病】 疮疡溃烂,眼红痒痛。
【止痒方选】 治疗疮疡溃烂,用黄花菜全草水煎外洗,并用全草研粉撒布患处。(《广西本草选编》)

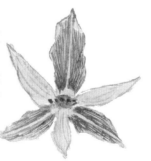

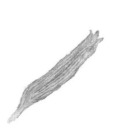

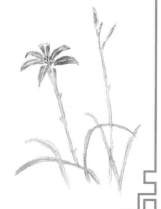

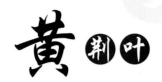

黄 荆叶

【中药名】 黄荆叶(huáng jīng yè)
（为马鞭草科植物黄荆的叶）

【别　名】 蚊枝叶,白背叶,姜荆叶,埔姜叶,姜子叶。

【拉丁名】 *Vitex negundo* L.

【植物形态】 直立灌木,植株高 1～3 m。小枝四棱形,小枝与叶及花序通常被灰白色短柔毛。掌状复叶,小叶五,稀为三,小叶片长圆状披针形至披针形,基部楔形,全缘或有少数粗锯齿,先端渐尖,表面绿色,背面密生灰白色绒毛,两侧小叶渐小,若为五小叶时,中间三片小叶有柄,最外侧 2 枚无柄或近无柄,侧脉9～20 对。聚伞花序排列成圆锥花序式,顶生。花萼钟状,先端五齿裂,外面被灰白色绒毛。花冠淡紫色,外有微柔毛,先端五裂,二唇形。雄蕊伸于花冠管外。子房近无毛。核果褐色,近球形,等于或稍短于宿萼。花期 4～6 月,果期7～10 月。

【性味归经】 性凉。味辛、苦。归肺、肝、小肠经。

【功效】 解表散热,化湿和中,杀虫止痒。

【主治瘙痒相关疾病】 湿疹,疥癣。

【止痒方选】 治疗脚趾湿痒,鲜黄荆叶适量,捣汁捈抹,煎水洗。(《安徽中草药》)

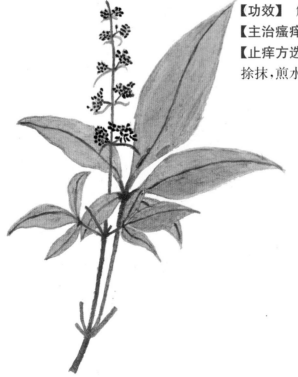

黄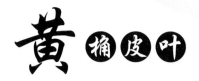

【中药名】 黄桷皮叶(huáng jué pí yè)
(为桑科植物黄葛树的叶)

【别　名】 大榕叶。

【拉丁名】 *Ficus virens* Aitor

【植物形态】 落叶大乔木。板根延伸达数十米外,支柱根形成树干。叶互生。叶柄长 2.5～5 cm。托叶广卵形,急尖。叶片纸质,长椭圆形或近披针形,先端短渐尖,基部钝或圆形,全缘,基出脉 3 条,侧脉 7～10 对,网脉稍明显。隐头花序(榕果),花序单生或成对腋生,或 3～4 个簇生于已落叶的老枝上,近球形,成熟时黄色或红色。基部苞片 3 枚,卵圆形,细小,无总花梗。雄花、瘿花、雌花同生于一花序托内。雄花无梗,少数,着生于花序托内壁近口部,花被片 4～5 个,线形。雄蕊一,花丝短。瘿花具花被片 3～4 个,花柱侧生。雌花无梗,花被片 4 个。瘦果微有皱纹。花、果期全年。

【性味归经】 性温。味苦、酸。

【功效】 祛风除湿,通经活络,杀虫止痒。

【主治瘙痒相关疾病】 疥癣,皮肤瘙痒。

【止痒方选】 治疗皮肤瘙痒,黄桷树皮适量煎水洗。(《中华本草》)

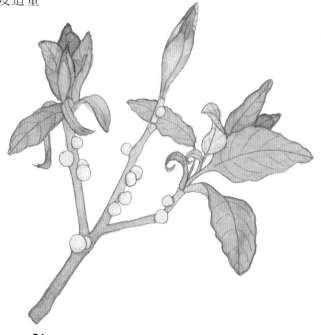

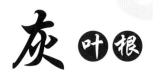

灰叶根

【中药名】 灰叶根(huī yè gēn)
（为豆科植物灰叶的根）

【别　名】 灰毛豆根。

【拉丁名】 *Tephrosia purpurea* （Linn.）Pers.

【植物形态】 灰叶半灌木。幼枝被白色疏柔毛。茎圆柱形,近直立,多分枝。奇数羽状复叶,互生。小叶片椭圆披针形。总状花序顶生或与叶对生。花序轴,花萼及旗瓣外面均有白色柔毛。花冠淡紫色。荚果扁条状,先端外弯略似镰刀状,种子4～10颗,肾形,黑褐色。花期7月,果期9～10月。

【性味归经】 性凉,有毒。味微苦。归脾、胃经。

【功效】 清热化滞,行气止痛,收湿止痒。

【主治瘙痒相关疾病】 湿疹,皮炎。

【止痒方选】 治疗湿疹、皮炎,灰叶根9 g,煎水熏洗。（《全国中草药汇编》）

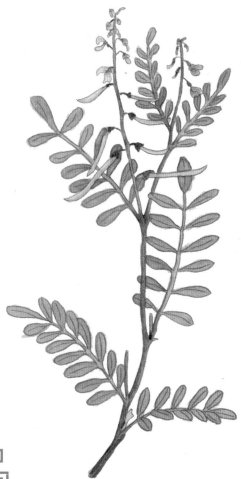

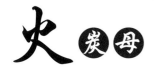

【中药名】 火炭母（huǒ tàn mǔ）
（为蓼科植物火炭母草的地上部分）

【别　名】 火炭毛,乌炭子,运药,山荞麦草,地肤蝶,黄鳝藤,晕药,火炭星,鹊糖梅,乌白饭草,红梅子叶,白饭草,大叶沙滩子,乌饭藤,水沙柑子,鸪鹚饭,水退瘀,胖根藤,老鼠蔗,小晕药,花脸晕药,蓼草,白乌饭藤,信饭藤,酸管杖,大沙柑草,火炭藤,水洋流,酸广台,接骨丹,大红袍,野辣蓼。

【拉丁名】 *Polygonum chinense* L.

【植物形态】 一年生草本。茎攀缘,多分枝,具纵棱,沿棱具稀疏的倒生皮刺。叶三角形,顶端钝或微尖,基部截形或微心形,薄纸质,上面无毛,下面沿叶脉疏生皮刺。叶柄与叶片近等长,具倒生皮刺,盾状着生于叶片的近基部。托叶鞘叶状,草质,绿色,圆形或近圆形,穿叶。总状花序呈短穗状,不分枝顶生或腋生,长 1～3 cm。苞片卵圆形,每苞片内具花 2～4 朵。花被五深裂,白色或淡红色,花被片椭圆形,长约 3 mm,果时增大,呈肉质,深蓝色。雄蕊八,略短于花被。花柱三,中上部合生。柱头头状。瘦果球形,黑色,有光泽,包于宿存花被内。花期 6～8 月,果期 7～10 月。

【性味归经】 性凉,有毒。味辛、苦。归脾、胃经。

【功效】 清热利湿,凉血解毒,平肝明目,活血舒筋。

【主治瘙痒相关疾病】 湿疹,阴道炎。

【止痒方选】 治疗湿疹,火炭母鲜叶适量,捣烂加洗米水调匀取汁涂患处,每天涂数次。(《壮族民间用药选编》)

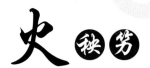

火 秧 竻

【中文名】 火秧竻(huǒ yāng fēng)
（为大戟科植物金刚纂的茎、叶）

【别　名】 纯阳草,阿黎树,羊不揸,龙骨刺,杨丫,火虹,火巷,美泽大戟,金刚
树,千年剑,火焰,臭松,苔哥刺,小青龙,紫木通,百步回阳,圆金刚,
龙骨树,羊不挨,霸王鞭。

【拉丁名】 *Euphorbia antiquorum* L.

【植物形态】 灌木。含白色乳汁。分枝圆柱状或具不明显的3～6棱,小枝肉
质,绿色,扁平或有3～5个肥厚的翅,翅的凹陷处有一对利刺。单叶互生。具
短柄。托叶皮刺状,坚硬。叶片肉质,倒卵形、卵状长圆形至匙形,先端钝圆有
小尖头,基部渐狭,两面光滑无毛。杯状聚伞花序,每三枚簇生或单生,总花梗
短而粗壮。总苞半球形,黄色,五浅裂,裂片边缘撕裂。雌雄花同生于总苞内。
雄花多数,有一具柄雄蕊,鳞片倒披针形,边缘撕裂,中部以下合生。腺体四枚,
二唇形,下唇大,宽倒卵形,无花瓣状附属物。雌花无柄,生于总苞中央,仅有一
个3室的上位子房,花柱分离,基部多少合生,先端二裂。蒴果球形,光滑无毛,
分果爿稍压扁。花期4～5月。

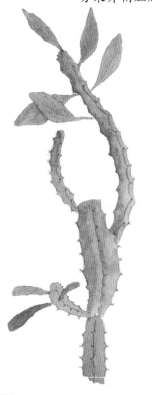

【性味归经】 性寒,有毒。味苦。归胃、大肠、肝经。

【功效】 拔毒去腐,杀虫止痒。

【主治瘙痒相关疾病】 疔疮,痈疽,疥癣。

【止痒方选】 治疗癣,火秧竻鲜枝茎去皮,捣烂绞汁
涂抹。(《福建中草药》)

鸡 肝散

【中文名】 鸡肝散（jī gān sǎn）
（四方蒿的全草）

【别　名】 白香薷,沙虫药,黑头草,四棱蒿,滇香薷,细野菝子,铁扫把,野苏,
蔓坝,野薄荷。

【拉丁名】 *Elsholtzia blanda*（Benth.）Benth.

【植物形态】 亚灌木,高1～1.7 m。茎直立,基部木质,直径可达2 cm,上部多
分枝,四棱形,密被短柔毛。叶对生。叶柄长3～15 mm,密被柔毛。叶片椭圆
形或椭圆状披针形,长3～16 cm,宽8～45 mm,边缘具锯齿,上面被微柔毛及腺
点,下面叶脉被平伏毛。轮伞花序7～10花,密集排列近偏向一侧,长4～8 cm,
最长可达20 cm的顶生或腋生假穗状花序。苞片钻形或披针状钻形,长1.5～
3 mm,外被短柔毛。花萼近筒状,长2～2.5 mm,外被平伏毛,萼齿五,后齿较
前齿稍长,果时花萼基部略膨大呈卵球形。花冠白色,长3～4 mm,外面被平伏
毛,上唇直立,先端微缺,下唇三裂,中裂片近圆形,稍内凹,侧裂片半圆形,全
缘。雄蕊四,前对较长,伸出,花丝近无毛,花药二室。子房四裂,花柱长于雄
蕊,柱头二浅裂,小坚果长圆形,长约0.8 mm,黄褐色。花期6～10月,果期7～
12月。

【性味归经】 性平。味苦、辛。归肺、肝、
脾、胃、肾、大肠经。

【功效】 清热解毒,除湿杀虫。
【主治瘙痒相关疾病】 脚丫溃烂痒,疮疥。
【止痒方选】 治疗白壳癞及疮疥,鸡肝散适
量,研末,调砂糖、水,搽患处。(《贵州草
药》)

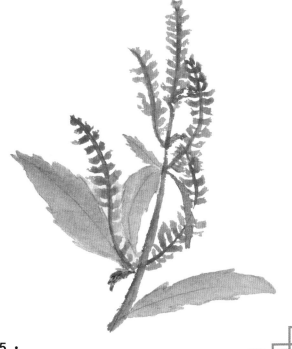

鸡 骨柴叶

【中文名】 鸡骨柴叶(jī gǔ chái yè)
　　　　　(为唇形科植物鸡骨柴的叶)
【别　名】 双翅草,扫把茶,酒药花。
【拉丁名】 *Elsholzia fruticosa*(D. Don) Rehd.

【植物形态】 灌木。多分枝。茎、枝四棱形,幼时被白色卷曲柔毛,老时皮层剥落,变无毛。叶对生。叶柄极短或近于无柄,叶片披针形或椭圆状披针形,先端渐尖,基部狭楔形,边缘在基部以上具粗锯齿,近基部全缘,上面被糙伏毛,下面被弯曲的短柔毛,两面具黄色腺点,侧脉6～8对。轮伞花序多花密集成假穗状花序,顶生和腋生。苞片披针形或钻形。花萼种形,外面被短柔毛,萼齿五,果时花萼圆筒状。花冠白色或淡黄色,外面被卷曲柔毛和黄色腺点,上唇直立,先端微缺,边缘具长柔毛,下唇三裂,中裂片圆形,侧裂片半圆形。雄蕊四,前对较长,伸出,花丝无毛,花药二室。子房四裂,花柱伸出花冠,柱头二深裂。小坚果长圆形,腹面具棱,褐色。花期7～9月,果期9～11月。

【性味归经】 性温。味辛、苦。归肝经。

【功效】 祛风除湿,杀虫止痒。
【主治瘙痒相关疾病】 脚癣,疥疮。
【止痒方选】 治疗疥癣,适量鸡骨柴叶研末调茶涂患处。(《中华本草》)

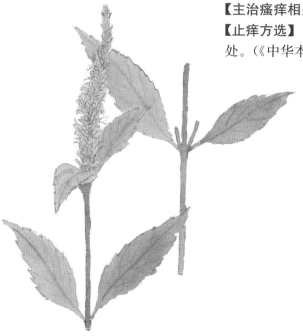

鸡 尾木

【中药名】 鸡尾木(jī wěi mù)
（大戟科植物鸡尾木的全株）
【别　名】 红背桂，叶背红。
【拉丁名】 *Excoecaria venenata* S. K. Lee et F. N. Wei

【植物形态】 灌木。小枝有纵棱，绿色或有时带紫红色，无毛。叶对生或兼有互生，薄革质，狭披针形或狭椭圆形，顶端渐尖，尖头呈镰刀状，基部渐狭或楔形，边缘有疏细齿，齿间距 2～5 mm，嫩时带红色或仅于背面的脉呈红紫色，老时两面均绿色，无毛。中脉两面均凸起，侧脉 10～13 对，与中脉成 60°～80° 角向叶缘延伸而离缘弯拱连接，网脉细弱，通常明显。叶柄无腺体。托叶卵形，顶端略尖，花单性，雌雄同株，通常异序或间有同序。而雌花 1～3 朵生于花序轴的下部，聚集成腋生总状花序。雄花苞片阔三角形，长和宽近相等约 1.2 mm，顶端凸尖，基部于腹面两侧各具一腺体，每一苞片内通常有花一朵。小苞片二，线形，顶端略尖，基部具二腺体。萼片三，线状披针形，开展，边缘具疏细齿。雄蕊三枚，稀二枚，伸出于萼片之上，花药近球形，略短于花丝。雌花仅见幼者，蒴果球形，具三棱，顶端有宿存的花柱。种子近球形，表面有雅致的斑纹。果花期 8～10 月。

【性味归经】 性温，有大毒。味辛。归肝经。

【功效】 祛风活血，杀虫止痒。
【主治瘙痒相关疾病】 治牛皮癣，慢性湿疹，神经性皮炎。
【止痒方选】 治疗牛皮癣、顽癣、一般皮肤癣，鸡尾木 500 g，95％酒精 1 000 ml 浸泡，一天后可涂搽患处。（《中草药新医疗法处方集》）

鸡子黄油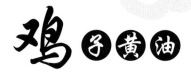

【中药名】 鸡子黄油(jī zǐ huáng yóu)
（为雉科动物家鸡的卵煎出的油）

【别　名】 蛋黄油,鸡蛋黄油。

【动物形态】 家鸡,家禽。嘴短而坚,略呈圆锥状,上嘴稍弯曲。鼻孔裂状,被有鳞状瓣。眼有瞬膜。头上有肉冠,喉部两侧有肉垂,通常呈褐红色。肉冠以雄者为高大,雌者低小。肉垂亦以雄者为大。翼短。足健壮,跗、跖及趾均被有鳞板。

【性味归经】 性平。味甘。归肺、脾、胃经。

【功效】 滋阴润燥,养血发胎。

【主治瘙痒相关疾病】 皮炎,阴癣,慢性湿疹。

【止痒方选】 治疗慢性湿疹,鸡子黄油每天涂擦。
（《一味妙方治百病》）

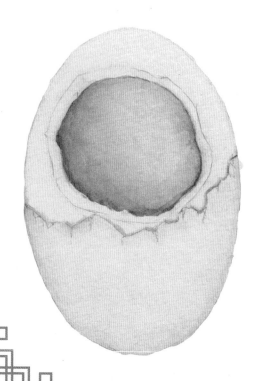

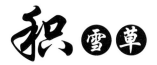积雪草

【中药名】积雪草(jī xuě cǎo)
　　　　　(为伞形科植物积雪草的干燥全草)
【别　名】连钱草,地钱草,马蹄草,老公根,葵蓬菜,崩口碗,落得打,地棠草,
　　　　　大马蹄草,土细辛,崩大碗,雷公根,刚果龙,缺碗草,芋子草,马脚
　　　　　迹,芽黄草,草如意,蚶壳草。
【拉丁名】*Centella asiatica*(L.)Urban

【植物形态】　草本,茎如铁线状,匍匐地面,常呈紫红色,全株具有微毛,节间
长,在节上长根生叶及花序,并有2枚鳞片状退化叶,叶常呈丛生此鳞片腋下。
单叶互生,丛生节上,具叶柄,被细毛。叶圆肾形,叶基深心形,叶尖圆钝形,叶
缘为钝锯齿缘或浅裂,上下表面无毛或疏被毛。花序密集排列成头状伞形花
序,花细小,腋生,具3～6朵花,淡红色。小花梗短或缺如。花序又有2枚卵形
膜质苞片包围,花萼截头形。花瓣5枚,红紫色,卵形。雄蕊5枚,短小,与花瓣
互生。子房下位,花柱2枚,花柱不明显。果实为离果,红褐色,扁圆形,常3个
并排合生。花期3～9月。

【性味归经】　性凉。味甘、辛。归肺、脾、
肾、膀胱经。

【功效】　清热利湿,解毒消肿。
【主治瘙痒相关疾病】　疥癣,风疹。
【止痒方选】　治疗皮肤湿毒作痒,积雪草适
量蘸硫黄末擦患处。(《彩图中国百草良
方》)

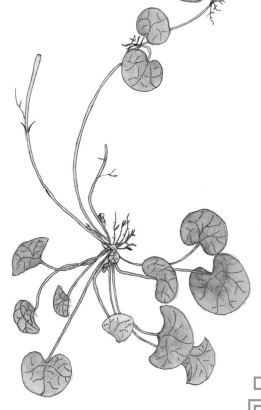

及己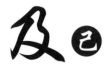

【中药名】 及己(jí jǐ)
（为金粟兰科植物及己的根）
【别　名】 四叶细辛，四大金刚，牛细辛，老君须，毛叶细辛。
【拉丁名】 *Chloranthus serratus*(Thunb.)Roem. et Schult.

【植物形态】 多年生草本，根茎横生，粗短，有多数土黄色须根。茎直立，圆形，无毛。叶对生，4～6片，生于茎上部，卵形或卵状披针形，顶端渐尖，基部楔形或阔楔形，边缘有圆锯齿，齿尖有一腺体。穗状花序顶生，偶有腋生，单一或2～3分枝。苞片近半圆形，顶端有波状小齿。雄蕊三，下部合生，白色，中间一个雄蕊较长，花药二室，侧生的2个较短，花药一室。子房卵形，无花柱，柱头粗短。核果梨形。花期4～5月，果期6～8月。

【性味归经】 性平。味苦。归肝经。

【功效】 活血散瘀，祛风止痛，解毒杀虫。
【主治瘙痒相关疾病】 疥癣，皮肤瘙痒。
【止痒方选】 治疗皮肤瘙痒，及己、鲜青蒿各适量，水煎洗。（《新编中草药图谱及经典配方》）

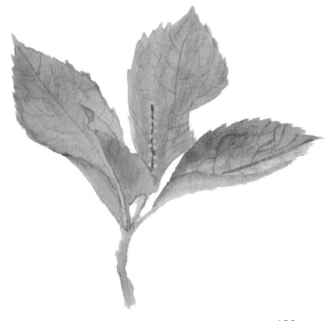

吉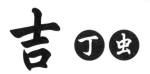

【**中文名**】 吉丁虫（jídīng chóng）
（为日本吉丁虫的全虫）

【**拉丁名**】 *Chalcophora japonica*（Gory）.

【**动物形态**】 日本吉丁虫，全体黑色，有铜色条纹，体长约 36 mm。头呈三角形。复眼褐色，卵圆形。触角黑褐色，栉齿状，11 节。前胸背几成方形，但前方略狭。胸背上有许多金黄色刻点或由金黄色刻点组成的不规则纵线。鞘翅黑色，鞘翅上有 5 条光滑之纵行隆起线，鞘翅外缘后端呈锯齿状。腹部第一节和第二节愈合不能动。虫体腹面黄褐色，有光泽。前胸腹面中央有一宽的纵沟。前缘有淡黄色短毛。腹面及足均密布金黄色刻点。

【**性味归经**】 性温。味苦。归肺经。

【**功效**】 杀虫止痒。
【**主治疥癣**】 风疹瘙痒。
【**止痒方选**】 治疗疥癣、风疹湿斑、皮肤瘙痒，吉丁虫 15 只，75％乙醇 100 ml，浸半月后外涂。（《中国药用动物志》）

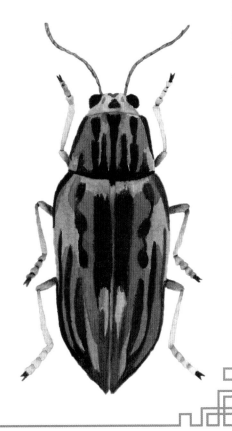

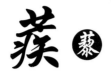

【中文名】 蒺藜(jí lí)
（为蒺藜科植物蒺藜的果实）

【别　名】 刺蒺藜,白蒺藜。

【拉丁名】 *Tribulus terrestris* Linnaeus

【植物形态】 一年生草本。茎平卧,无毛,被长柔毛或长硬毛,偶数羽状复叶。小叶对生,3～8 对,矩圆形或斜短圆形,先端锐尖或钝,基部稍偏科,被柔毛,全缘。花腋生,花梗短于叶,花黄色。萼片五,宿存。花瓣五。雄蕊十,生于花盘基部,基部有鳞片状腺体,子房五棱,柱头五裂,每室 3～4 胚珠。果有分果瓣五,硬,无毛或被毛,中部边缘有锐刺二枚,下部常有小锐刺二枚,其余部位常有小瘤体。花期 5～8 月,果期 6～9 月。

【性味归经】 性温,有小毒。味辛、苦。归肝、肺经。

【功效】 平肝解郁,活血法风,止痒。

【主治疥癣】 风疹瘙痒。

【止痒方选】 治疗身体风痒,刺蒺藜四两、胡麻仁二两、葳蕤三两、金银花一两,四味炼蜜为丸,早晚各服三钱,白汤下。(《方龙潭家秘》)

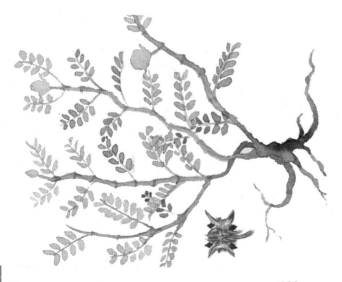

假 菠菜

【中药名】 假菠菜(jiǎ bō cài)
（为蓼科植物假菠菜的全草）

【别　名】 假大黄,长刺酸模。

【拉丁名】 *Rumex trisetifer* Stokes

【植物形态】 一年生草本。根粗壮,红褐色。茎直立,褐色或红褐色,具沟槽,分枝开展。茎下部叶长圆形或披针状长圆形,顶端急尖,基部楔形,边缘波状,茎上部的叶较小,狭披针形。托叶鞘膜质,早落。花序总状,顶生和腋生,具叶,再组成大型圆锥状花序。花两性,多花轮生,上部较紧密,下部稀疏,间断。花梗细长,近基部具关节。花被片六,二轮,黄绿色,外花被片披针形,较小内花被片果时增大,狭三角状卵形,顶端狭窄,急尖,基部截形,全部具小瘤,边缘每侧具一针刺,直伸或微弯。瘦果椭圆形,具三锐棱,两端尖,黄褐色,有光泽。花期5～6月,果期6～7月。

【性味归经】 性寒。味酸、微苦。

【功效】 清热凉血,解毒杀虫,止痒。

【主治瘙痒相关疾病】 皮肤瘙痒,痒疹,疥癣。

【止痒方选】 治疗皮肤瘙痒,假菠菜60 g,扛板归、紫背浮萍、广狼毒各50 g,水煎汤洗浴,每日两次。(《中国民间生草药原色图谱》)

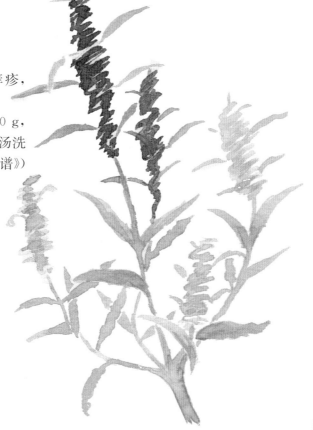

假鹰爪根

【中文名】 假鹰爪根(jiǎ yīng zhuǎ gēn)
　　　　　(为番荔枝科植物假鹰爪的根)
【别　名】 爪芋根。
【拉丁名】 *Desmos chinensis* Lour.

【植物形态】 直立或攀缘灌木,有时上枝蔓延,除花外,全株无毛。枝皮粗糙,有纵条纹,有灰白色凸起的皮孔。叶薄纸质或膜质,长圆形或椭圆形,少数为阔卵形,顶端钝或急尖,基部圆形或稍偏斜,上面有光泽,下面粉绿色。花黄白色,单朵与叶对生或互生。花梗无毛。萼片卵圆形,外面被微柔毛。外轮花瓣比内轮花瓣大,长圆形或长圆状披针形,顶端钝,两面被微柔毛,内轮花瓣长圆状披针形,两面被微毛。花托凸起,顶端平坦或略凹陷。雄蕊长圆形,药隔顶端截形。心皮长圆形,被长柔毛,柱头近头状,向外弯,顶端二裂。果有柄,念珠状,内有种子1~7颗。种子球状,直径约5 mm。花期夏至冬季,果期6月至翌年春季。

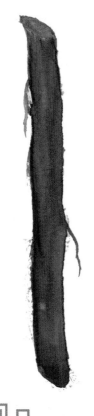

【性味归经】 性温,有小毒。味辛。归肝、脾经。

【功效】 祛风止痛,行气化瘀,杀虫止痒。
【主治瘙痒相关疾病】 疥癣。
【止痒方选】 治疗疥癣,假鹰爪根皮捣烂,调醋外涂。
(《广西本草选编》)

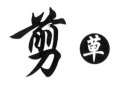

【中药名】 剪草(jiǎn cǎo)
（为金粟兰科植物丝穗金粟兰的全草或根）

【别　名】 翦草，四块瓦，土细辛，四叶对，银线草，四对草。

【拉丁名】 *Chloranthus fortunei*(A. Gray) Solms-Laub.

【植物形态】 多年生草本。根茎粗短，密生多数细长须根。茎直立，单生或数个丛生，下部节上对生 2 片鳞状叶。叶对生，一般 4 片生于茎上部。鳞状叶三角形。托叶钻形。叶片纸质，宽椭圆形、长椭圆形或倒卵形，先端短尖，基部宽楔形，边缘有锯齿，齿尖有一腺体，近基部全缘。穗状花序单一，顶生，连总花梗长 4～6 cm。苞片倒卵形，通常 2～3 齿裂。花白色。雄蕊三，药隔基部合生，着生于子房上部外侧，中央药隔具 1 个二室的花药，两侧药隔各具 1 个一室的花药，药隔伸长成丝状，药室在药隔的基部。子房倒卵形，无花柱。核果球形，有纵条纹。花期 4～5 月，果期 5～6 月。

【性味归经】 性平，有毒。味辛、苦。归肺、肝经。

【功效】 祛风活血，解毒消肿。

【主治瘙痒相关疾病】 疮疖癣疥，风瘙痒，荨麻疹。

【止痒方选】 治疗皮肤瘙痒，鲜剪草适量，水煎，熏洗患处。（《福建药物志》）

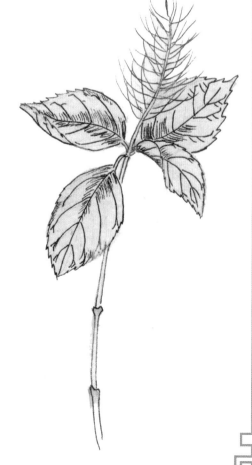

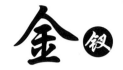

【中文名】 金钗(jīn chāi)
（为杜鹃花科植物硬毛白珠的全株）

【别　名】 硬毛滇白珠。

【拉丁名】 *Gaultheria leucocarpa* var. crenulata(Kurz) T. Z. Hsu

【植物形态】 常绿灌木。树皮灰黑色。枝条细长，左右曲折，具纵纹，幼枝被硬毛。单叶互生。具短柄。叶片革质，卵状长圆形。有香味，先端尾状渐尖，基部钝圆形或心形，边缘具缘毛。总状花序腋生，序轴纤细。被柔毛，基部有鳞片状苞片。花梗被均匀分布的硬毛。花10余朵，疏生。苞片卵形，凸尖，被白色缘毛，小苞片二，对生或近对生，着生于花梗上部近萼处，披针状三角形。花萼裂片五。卵状三角形，钝头，具缘毛。花冠白绿色，钟形，口部五裂。雄蕊十，着生花冠基部，花丝短而粗，花药二室，每室先端具二芒。子房球形，花柱短于花冠。浆果状蒴果，球形，黑色，五裂。种子多数。花期5～6月，果期9～11月。

【性味归经】 性温。味辛。

【功效】 祛风活血，行气止痛。

【主治瘙痒相关疾病】 皮肤瘙痒。

【止痒方选】 治疗皮肤瘙痒，金钗10～15 g煎汤服。（《中华本草》）

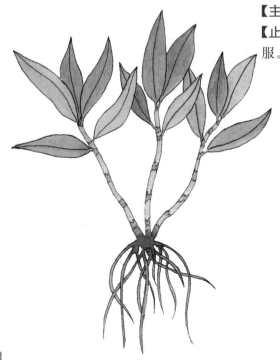

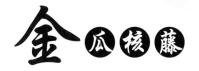

金瓜核藤

【中药名】 金瓜核藤(jīn guā hé téng)
（为萝藦科植物金瓜核的全株）

【别　名】 瓜子金，瓜子核，个兴丁，瓜子藤。

【拉丁名】 *Dischidia tonkinensis* Costantin

【植物形态】 藤本。常攀附树上或石上，具乳汁，全株无毛。茎肉质，节间长
6～9 cm，节上生根。叶对生，肉质，卵圆状椭圆形，先端钝，基部楔形或圆形。
侧脉明显。聚伞花序腋生，总花梗短。花长约 3.5 mm。花萼裂片五，卵形，内
面基部有 5 个小腺体。花冠白色，坛状，喉部无毛。裂片五，卵状三角形，中部
加厚，镊合状排列。副花冠五裂，锚状，先端二裂而展开向下弯，唯中间无乳头
状突起。花粉块每室 1 个，直立，花粉块柄顶端膨大，在外缘的上部似爪状。子
房无毛，柱头具小尖头，基部五角形。蓇葖果线状圆筒形。种子长圆形，先端具
白色绢质种毛。花期 3～5 月，果期 7～12 月。

【性味归经】 性凉。味甘，微苦。

【功效】 清热解毒，杀虫止痒。

【主治瘙痒相关疾病】 疔疮疖肿，疥癣。

【止痒方选】 治疗疮疥，金瓜核藤适量煎水
外洗。（《全国中草药汇编》）

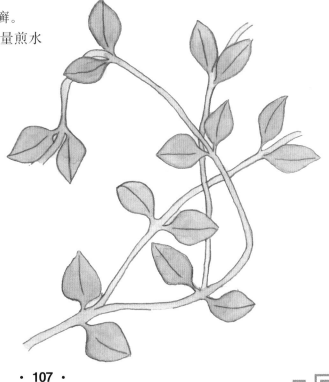

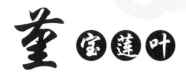

堇宝莲叶

【中文名】 堇宝莲叶（jǐn bǎo lián yè）
（为桃金娘科植物乌墨的叶）

【拉丁名】 *Syzygium cumini*（L.）Skeels

【植物形态】 乔木。嫩枝圆形，干后灰白色。叶对生。叶片革质，阔椭圆形至狭椭圆形，先端圆或钝，有一个短的尖头，基部阔楔形，全缘，上面干后褐绿色或黑褐色，略发亮，下面稍浅色，两面多细小腺点。羽状脉较密。圆锥花序腋生或生于花枝上，偶有顶生。有短花梗，花白色，3～5 朵簇生。萼管倒圆锥形，萼齿很不明显。花瓣四，卵形略圆。雄蕊多数，花药"丁"字着生，纵裂。子房下位，花柱与雄蕊等长。浆果卵圆形或壶形种子 1 颗。花期 2～3 月。

【性味归经】 性凉。味苦、辛。归大肠经。

【功效】 解毒，杀虫，止痒。

【主治瘙痒相关疾病】 疮肿，湿疹瘙痒。

【止痒方选】 治疗湿疹，适量研末敷患处。（《中华本草》）

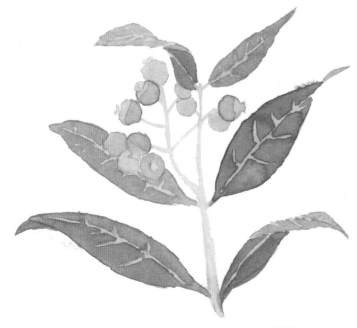

蒟 酱叶

【中药名】 蒟酱叶（què jiàng yè）

（为胡椒科植物蒟酱的叶）

【别　名】 蒌叶，蒟叶，槽叶，青蒟叶。

【拉丁名】 *Piper betle* L.

【植物形态】 藤本。枝梢近木质，常绿，攀缘，节上常生根。叶互生，大而厚，纸质至革质，叶片阔形至卵状长圆形。花单性，雌雄异株，聚集成与叶对生的穗状花序。雄花序开花时几与叶片等长。总花梗与叶柄等长，花序轴被短柔毛。苞片圆形或近圆形。浆果，先端稍凸，有绒毛，下部与花轴合生成为一柱状，肉质，带红色果穗。花期5～7月。

【性味归经】 性温。味辛。归肺、胃经。

【功效】 疏风散寒，行气化痰，解毒消肿，杀虫止痒。

【主治瘙痒相关疾病】 湿疹，脚癣。

【止痒方选】 治疗湿疹，蒟酱叶适量捣烂敷患处，或者煎水洗。（《中华本草》）

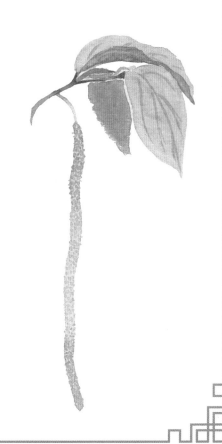

苦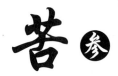

【中文名】 苦参(kǔ shēn)
（为豆科植物苦参的干燥根）

【别　名】 野槐根，好汉枝，苦骨，地骨，地槐根，山槐子，川参，牛参。

【拉丁名】 *Sophora flavescens* Ait.

【植物形态】 亚灌木。根圆柱状，外皮黄色。茎枝草本状，绿色，具不规则的纵沟，幼时被黄色细毛。单数羽状复叶，互生。下具线形托叶。叶片长 20～25 cm，叶轴上被细毛。小叶5～21枚，有短柄，卵状椭圆形至长椭圆状披针形，先端圆形或钝尖，基部圆形或广楔形，全缘。总状花序顶生，被短毛。苞片线形。花淡黄白色。萼钟状，稍偏斜，先端五裂。花冠蝶形，旗瓣较其他的花瓣稍长，先端近圆形。雄蕊十，花丝离生，仅基部愈合。雌蕊一，子房上位，子房柄被细毛，花柱纤细，柱头圆形。荚果线形，先端具长喙，成熟时不开裂。种子通常3～7枚，种子间有缢缩，黑色，近球形。花期5～7月，果期7～9月。

【性味归经】 性寒。味苦。归心、肺、肾、大肠经。

【功效】 清热燥湿，祛风杀虫。

【主治瘙痒相关疾病】 阴肿阴痒，湿疹，湿疮，皮肤瘙痒，疥癣麻风，湿毒疮疡。

【止痒方选】 治疗疥疮，苦参、蛇床子、白矾、荆芥穗各等分，上四味煎汤，放温洗。（《济生方》）

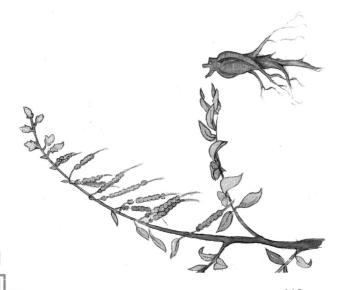

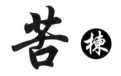苦 棟

【中药名】 苦楝(kǔ liàn)
　　　　　（为楝科植物苦楝的叶、花、皮）
【别　名】 苦楝，楝树果，楝枣子，苦楝树，森树，翠树，紫花树。
【拉丁名】 *Melia azedarach* L.

【植物形态】 落叶乔木。树皮暗褐色，幼枝有星状毛，旋即脱落，老枝紫色，有细点状皮孔。二回羽状复叶，互生。小叶卵形至椭圆形，基部阔楔形或圆形，先端长尖，边缘有齿缺，上面深绿，下面浅绿，幼时有星状毛，稍后除叶脉上有白毛外，余均无毛。圆锥花序腋生。花淡紫色。花萼五裂，裂片披针形，两面均有毛。花瓣五，平展或反曲，倒披针形。雄蕊管通常暗紫色。核果圆卵形或近球形，淡黄色，4～5室，每室具种子1枚。花期4～5月，果期10～11月。

【性味归经】 性寒。味苦。归肝、脾、胃经。

【功效】 清热，燥湿，杀虫止痒。
【主治瘙痒相关疾病】 风疹，皮肤湿疹，疮癣疥癞，滴虫性阴道炎。
【止痒方选】 治疗湿疹，先用苦楝根皮适量煎水，加桐油2～3 ml，熏洗患部。再用苦楝子炒炭存性研末30 g，轻粉0.6～15 g，冰片3 g，麻油、菜油各适量调搽，每日2次。对阴囊湿疹、接触性皮炎亦有效。（《常用中草药彩色图谱与验方》）

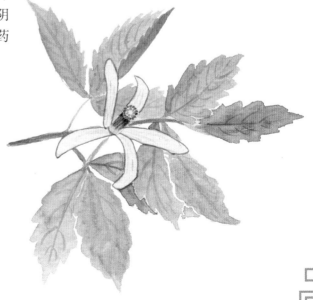

辣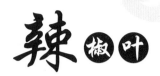

【中文名】 辣椒叶(là jiāo yè)
（茄科植物辣椒的叶）
【拉丁名】 *Capsicum annuum* L.

【植物形态】 一年生或有根多年生草本。单叶互生,枝顶端节不伸长而成双生或簇生状。叶片长圆状卵形、卵形或卵状披针形,全缘,先端尖,基部渐狭。花单生,俯垂。花萼杯状,不显著五齿。花冠白色,裂片卵形。雄蕊五。雌蕊一,子房上位,二室,少数三室,花柱线状。浆果长指状,先端渐尖且常弯曲,未成熟时绿色,成熟后呈红色、橙色或紫红色,味辣。种子多数,扁肾形,淡黄色。花、果期5～11月。

【性味归经】 性温。味苦。

【功效】 消肿涤络,杀虫止痒。
【主治瘙痒相关疾病】 顽癣,疥疮。
【止痒方选】 治疗顽癣,辣椒叶鲜品适量捣烂敷患处。(《中华本草》)

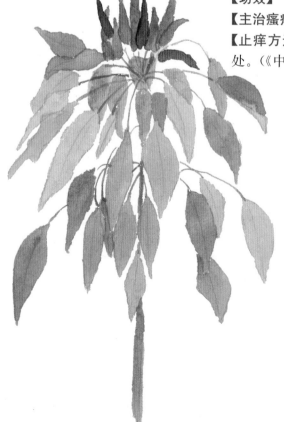

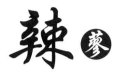

【中药名】 辣蓼(là liǎo)
（为蓼科植物红辣蓼全草或根、叶）

【别　名】 辣柳草,蓼子草,斑蕉草,青蓼,蝙蝠草,辣马蓼,辣椒草,软水蓼,旱辣蓼。

【拉丁名】 *Polygonum hydropiper* L.

【植物形态】 一年生草本,全株散布腺点及毛茸。茎直立,或下部伏地,通常紫红色,节膨大。叶互生,有短柄。叶片广披针形。先端渐尖,基部楔形,两面被粗毛,上面深绿色,有八字形的黑斑。托叶鞘膜质,口缘生长刺毛。穗状花序生于枝端,花梗细长,下垂,疏花。花被五深裂,白色,散布绿色点腺,上部呈红色。雄蕊7～8,子房一室,花柱三枚。瘦果有三棱,外包宿存花被。花果期6～10月。

【性味归经】 性温。味辛。归脾、大肠经。

【功效】 祛风利湿,散瘀止痛,杀虫止痒。

【主治瘙痒相关疾病】 皮肤瘙痒,湿疹,癣。

【止痒方选】 治疗皮肤湿疹,用鲜全草适量,水煎外洗,或用干叶研粉调麻油外涂。（《民间医药秘诀》）

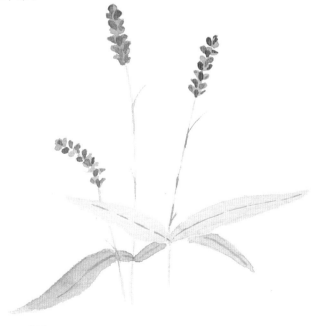

榄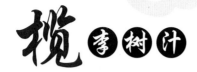李树汁

【中药名】 榄李树汁(lǎn lǐ shù zhī)
（为使君子科植物榄李的树汁）
【拉丁名】 *Lumnitzera racemosa* Willd.

【植物形态】 常绿灌木或小乔木。树皮褐色或灰黑色,粗糙,枝红色或灰黑色,具明显的叶痕,初时被短柔毛,后变无毛。叶常聚生枝顶,或具极短的柄。叶片厚,肉质,绿色,干后黄褐色,匙形或狭倒卵形,先端钝圆或微凹,基部渐尖。总状花序腋生。花序梗压扁,有花6～12朵。小苞片2枚,鳞片状三角形,着生于萼管的基部,宿存。萼管延伸于子房之上,基部狭,渐上则阔而成钟状或为长圆筒状,裂齿五,短,三角形。花瓣5枚,白色,细小而芳香,长椭圆形,与萼齿互生。雄蕊10或5,插生于萼管上,约与花瓣等长,花丝长4～5 mm。果成熟时褐黑色,木质,坚硬,卵形至纺锤形,每侧各有宿存的小苞片1枚,上部具线纹,下部平滑,一侧稍压扁,具二或三棱,顶端冠以萼肢。种子1颗,圆柱状,种皮棕色。花果期12月至翌年3月。

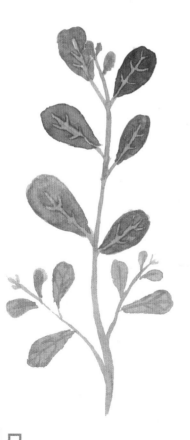

【性味归经】 性平。味辛、苦。

【功效】 解毒,燥湿,止痒。
【主治瘙痒相关疾病】 湿疹,皮肤瘙痒。
【止痒方选】 治疗皮肤瘙痒,榄李树汁适量涂敷。
（《中华本草》）

狼萁草

【中药名】 狼萁草（láng qí cǎo）

（为里白科植物铁芒萁的全草）

【别　名】 芒萁,穿路萁,路萁子柴,筲萁子柴,鸡毛蕨,反蕨叶,蜈蚣草,冷猪窝,硬蕨萁,蕨叶草,铁郎鸡,篦子草,狼机柴,芦萁,芒,狼萁,蕨萁草,山芒。

【拉丁名】 *Dicranopteris pedata*（Houttvyn）Nakaike.

【植物形态】 大型陆生蕨类植物,蔓生。根茎横走,深棕色,幼时基部被棕色毛,后变光滑。叶轴5～8回,两叉分枝,一回叶轴长13～16 cm,二回以上的羽轴较短,末回叶轴长3.5～6 cm。各回腋芽卵形,密被锈色毛。具苞片,卵形,边缘具三角形裂片。除第一回分叉外,其余各回分叉处两侧均有1对托叶状羽片,斜向上,上部的变小,披针形或宽披针形。末回羽片与托叶状羽片相似,篦齿状羽裂几达羽轴。裂片15～40对,披针形或线状披针形,基部上侧的数对极小,三角形。中脉下面凸起,侧脉斜展,每组有小脉3条,孢子囊群圆形,细小,1列,着生于基部上侧小脉的弯弓处,由5～7个孢子囊组成。

【性味归经】 性平。味甘、苦。

【功效】 止血,清热利湿,解毒消肿。

【主治瘙痒相关疾病】 风疹瘙痒,阴部湿痒。

【止痒方选】 治疗风疹瘙痒,狼萁根6～9 g烧灰,调入九里光膏内外搽。（《湖南药物志》）

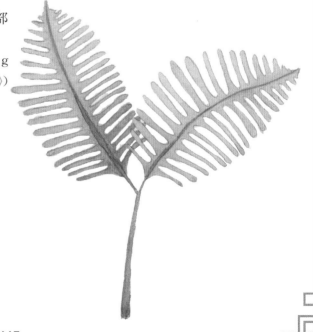

廊茵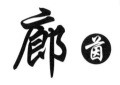

【中文名】 廊茵(láng yīn)

（为蓼科植物刺蓼的全草）

【别　名】 红大老鸦酸草,石宗草,蛇不钻,猫儿刺,南蛇草,急解索,猫舌草,蛇倒退,红花蛇不过。

【拉丁名】 *Polygonum senticoisum*(Meissn.) Franch. et Sav.

【植物形态】 多年生草本。茎蔓延或上升,四棱形,有倒生钩刺。叶互生,叶有长柄。叶片三角形或长三角形,先端渐尖或狭尖,基部心形,通常两面无毛或生稀疏细毛,下面沿叶脉有倒生钩刺。托叶鞘短筒状,膜质,上部草质,绿色。头状花序顶生或腋生。总花梗生腺毛和短柔毛,疏生钩刺。花淡红色。花被五深裂,裂片矩圆形。雄蕊八。花柱三,下部合生,柱头头状。瘦果近球形,黑色,光亮。花期7～8月,果期8～9月。

【性味归经】 性平。味苦、酸、辛。归肺、脾、肠经。

【功效】 清热解毒,和湿止痒。

【主治瘙痒相关疾病】 湿疹。

【止痒方选】 治疗湿疹痒痛,廊茵鲜全草捣烂冲热汤洗患处。(《草药手册》)

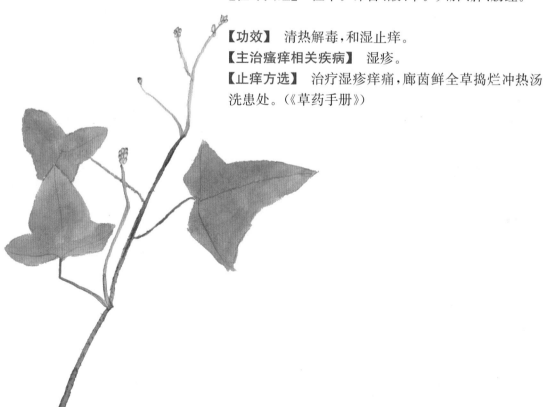

老 虎刺

【中药名】 老虎刺（lǎo hǔ cì）
（为豆科植物老虎刺的根、叶）

【别　名】 牛羊子，牛尾勒，老鹰刺，倒钩藤，黄牛筋。

【拉丁名】 *Pterolobium punctatum* Hemsl.

【植物形态】 木质藤本或攀缘性灌木。小枝具棱，幼嫩时银白色，被短柔毛及浅黄色毛，老后脱落，具散生的或于叶柄基部具成对的黑色下弯的短钩刺。叶柄有成对黑色托叶刺。羽片 9～14 对，狭长。羽轴上面具槽，小叶片 19～30 对，对生，狭长圆形，顶端圆钝具凸尖或微凹，基部微偏斜，两面被黄色毛，下面毛更密，具明显或不明显的黑点。脉不明显。小叶柄短，具关节。总状花序被短柔毛，腋上生或于枝顶排列成圆锥状。苞片刺毛状，极早落。花梗纤细。花蕾倒卵形，被茸毛。萼片 5，最下面一片较长，舟形，具睫毛，其余的长椭圆形。花瓣相等，稍长于萼，倒卵形，顶端稍呈啮蚀状。雄蕊 10 枚，等长，伸出，花丝中部以下被柔毛，花药宽卵形。子房扁平，一侧具纤毛，花柱光滑，柱头漏斗形，无纤毛，胚珠 2 颗。荚果发育部分菱形，翅一边直，另一边弯曲，光亮，颈部具宿存的花柱。种子单一，椭圆形，扁。花期 6～8 月，果期 9 月至次年 1 月。

【性味归经】 性凉。味苦、涩。

【功效】 清热解毒，祛风除湿，消肿止痛。

【主治瘙痒相关疾病】 风疹瘙痒，荨麻疹，皮肤痒疹。

【止痒方选】 治疗皮肤痒疹、荨麻疹，老虎刺叶适量，煎水外洗。（《新编中草药图谱及经典配方 1》）

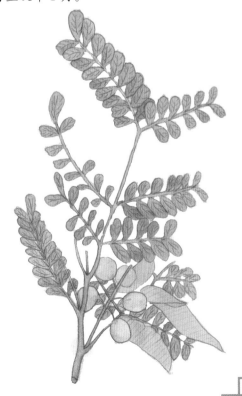

老荆藤

【中文名】 老荆藤(lǎo jīng téng)
（为豆科植物锈毛鱼藤的全草）

【别　名】 荔枝藤,山茶藤。

【拉丁名】 *Derris ferruginea* (Roxb.) Benth.

【植物形态】 攀缘状灌木,高达数米。小枝密被锈色柔毛。羽状复叶。小叶2～4对,革质,椭圆形或倒卵状椭圆形,先端渐尖,钝头,基部圆形,上面无毛,有光泽,下面略被锈色微柔毛或无毛。圆锥花序腋生,具分枝,密被锈色短柔毛。花梗纤细,簇生于短轴上,轴常延伸成一短枝。花萼长约3 mm,萼齿极小。花冠淡红色或白色。雄蕊单体。子房被毛。荚果革质,长椭圆形或舌状椭圆形,幼时密被锈色绢毛,成熟时近无毛,腹缝的翅宽3～5 mm,背缝的翅宽2～4 mm,有种子1～2粒。花期4～7月,果期9～12月。

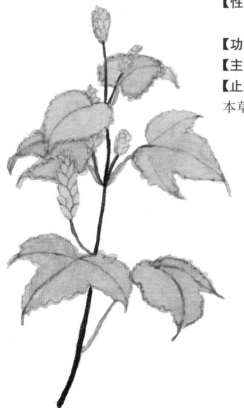

【性味归经】 性平。味苦。

【功效】 杀虫止痒。

【主治瘙痒相关疾病】 疥癣。

【止痒方选】 治疗疥癣,老荆藤适量煎水洗。(《中华本草》)

老 龙皮

【中药名】 老龙皮（lǎo lóng pí）
（为牛皮叶科植物裂芽肺衣等的地衣体）
【别　名】 老龙七，石龙皮，石龙衣。
【拉丁名】 *Lobaria isidiosa*（Muell.Arg.）Wain.

【植物形态】 裂芽肺衣叶状体呈不规则瓣裂，直径6～11 cm。背面呈赭褐色，瓣缘微显淡红色，微有网肋突起，表面微有光泽。生有扁平的鳞叶状裂芽。共生藻为蓝藻。

【性味归经】 性平。味淡，微苦。归脾、肾经。

【功效】 消食健脾，利水消肿，祛风止痒。
【主治瘙痒相关疾病】 皮肤瘙痒。
【止痒方选】 治疗皮肤瘙痒，老龙皮、雄黄、明矾各3 g，冰片1.5 g，共研末，菜油调敷。（《华山药物志》）

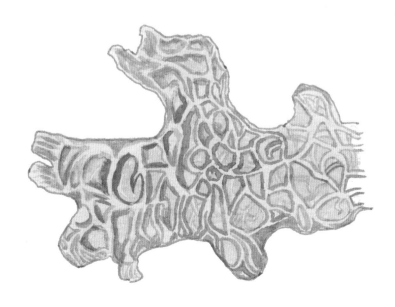

雷 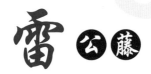 公藤

【中文名】 雷公藤(léi gōng téng)
(为卫矛科植物雷公藤的木质部)

【别　名】 震龙根,蒸龙草,莽草,水莽子,水莽兜,黄藤,大茶叶,水莽,黄藤草,
红柴根,菜虫药,断肠草,黄藤根,黄药,水脑子根,南蛇根,三棱花,
早禾花,红紫根,黄腊藤,水莽草,红药,山砒霜,黄藤木。

【拉丁名】 *Tripterygium wil for dii* Hook. f.

【植物形态】 攀缘藤本。小枝红褐色,有棱角,具长圆形的小瘤状突起和锈褐
色绒毛。单叶互生,亚革质,卵形,椭圆形或广卵圆形,先端渐尖,基部圆或阔楔
形,边缘有细锯齿,上面光滑,下面淡绿色,主脉和侧脉在叶的两面均稍隆起,脉
上疏生锈褐色短柔毛,叶柄长约 5 mm,表面密被锈褐色短绒毛。花小,白色,为
顶生或腋生的大型圆锥花序,萼为五浅裂。花瓣五,椭圆形。雄蕊五,花丝近基
部较宽,着生在杯状花盘边缘。子房上位,三棱状,花柱短,柱头头状。翅果,膜
质,先端圆或稍成截形,基部圆形,黄褐色,三棱,中央通常有种子一粒。种子细
长,线形。花期 5～6 月,果熟期 8～9 月。

【性味归经】 性凉。味苦、辛。归心、肝经。

【功效】 祛风除湿,活血通络,消肿止痛,杀虫解毒。
【主治瘙痒相关疾病】 湿疹,银屑病,疥疮,顽癣。
【止痒方选】 治疗头癣,取鲜根剥皮,将根皮晒干磨
成细粉,调适量凡士林或醋,涂患处(预先将患处洗净
去拧痂皮),每日 1～2 次。(《中华本草》)

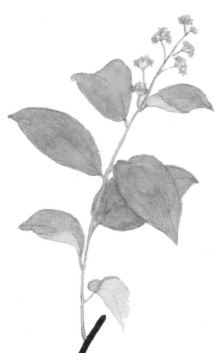

藜

【中药名】 藜(lí)

（为藜科植物藜的全草）

【别　名】 莱,厘,蔓华,蒙华,鹤顶草,红落藜,舜芒谷,落藜,胭脂菜,飞扬草,
灰苋菜。

【拉丁名】 *Chenopodium album* L.

【植物形态】 一年生草本。茎直立,粗壮,具条棱及绿色或紫红色色条,多分
枝。枝条斜升或开展。叶片菱状卵形至宽披针形,先端急尖或微钝,基部楔形
至宽楔形,上面通常无粉,有时嫩叶的上面有紫红色粉,下面多少有粉,边缘具
不整齐锯齿。叶柄与叶片近等长,或为叶片长度的1/2。花两性,花簇于枝上部
排列成或大或小的穗状圆锥状或圆锥状花序。花被裂片五,宽卵形至椭圆形,
背面具纵隆脊,有粉,先端或微凹,边缘膜质。雄蕊五,花药伸出花被,柱头二。
果皮与种子贴生。种子横生,双凸镜状,直径 1.2～1.5 mm,边缘钝,黑色,有光
泽,表面具浅沟纹。胚环形。花、果期5～10月。

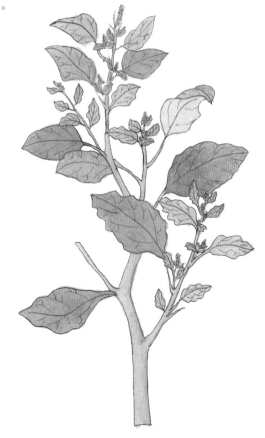

【性味归经】 性平。味甘,有小毒。归肺、
脾、大肠经。

【功效】 清热祛湿,解毒消肿,杀虫止痒。

【主治瘙痒相关疾病】 疥癣湿疮,皮肤
瘙痒。

【止痒方选】 治疗皮肤瘙痒,鲜藜适量,捣
烂外洗并敷患处。(《常用中草药汇编　原
植物彩色图鉴:上》)

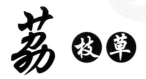

荔枝草

【中文名】 荔枝草(lì zhī cǎo)
（为唇形科植物荔枝草的全草）

【别　名】 水羊耳,过冬青,天明精,凤眼草,赖师草,隔冬青,雪里青,皱皮葱,癞子草,野芝麻,癞客蚂草,野卜荷,癞蛤蟆草,膨胀草,沟香薷,麻麻草,青蛙草,野猪菜,雪见草。

【拉丁名】 *Saluia plebeia* R. Br.

【植物形态】 二年生直立草本,多分枝。茎方形,被有短柔毛。叶长圆形或披针形,先端钝或急尖,基部圆形域楔形,边缘有圆锯齿,下面有金黄色腺点,脉上有短柔毛。轮伞花序具2~6花,腋生或顶生,集成多轮的穗形总状花序。苞片披针形。花萼钟状,外面有金黄色腺点,脉上有短柔毛,分二唇,上唇有五条脉纹,下唇有二齿和六条脉纹,齿成正三角形,顶端急尖。花冠紫色。冠筒内面基部有毛环,上唇长圆形,端有凹口,外面被有短柔毛,下唇有三裂片,中裂片倒心脏形,侧裂片近于半圆形,发育雄蕊二枚,着生于下唇基部,伸出冠筒外,花药一室。花盘在前边延长。小坚果倒卵圆形,褐色,有腺点。花期5月,果期6~7月。

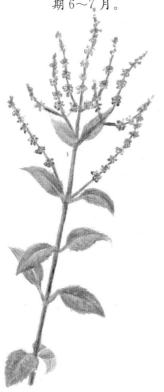

【性味归经】 性凉。味苦、辛。归肺、胃经。

【功效】 清热解毒,凉血利尿。

【主治瘙痒相关疾病】 湿疹瘙痒。

【止痒方选】 治疗湿疹、皮炎,鲜荔枝草适量,以65％乙醇浸泡2天,取酒涂患处。(《青岛中草药手册》)

莲花

【中文名】 莲花(lián huā)
（为睡莲科植物莲的花蕾）

【别　名】 菡萏,荷花,水花,芙蓉。

【拉丁名】 *Nelumbo nucifera* Gaertn.

【植物形态】 多年生水生草本。根茎横生,肥厚,节间膨大,内有多数纵行通气
孔洞,外生须状不定根。节上生叶,露出水面。叶柄着生于叶背中央,粗壮,圆
柱形,多刺。叶片圆形,全缘或稍呈波状,上面粉绿色,下面叶脉从中央射出,有
1～2次叉状分枝。花单生于花梗顶端,花梗与叶柄等长或稍长,也散生小刺。
花芳香,红色、粉红色或白色。花瓣椭圆形或倒卵形。雄蕊多数,花药条形,花
丝细长,着生于托之上。心皮多数埋藏于膨大的花托内,子房椭圆形,花柱极
短。花后结"莲蓬",倒锥形,有小孔20～30个,每孔内含果实1枚。坚果椭圆
形或卵形,果皮革质,坚硬,熟时黑褐色。种子卵形或椭圆形,种皮红色或白色。
花期6～8月,果期8～10月。

【性味归经】 性平。味苦、甘。归心、肝经。

【功效】 散瘀止血,去湿消风。

【主治瘙痒相关疾病】 疥疮瘙痒。

【止痒方选】 治疗湿疮,莲花瓣贴患处。
(《简便单方》)

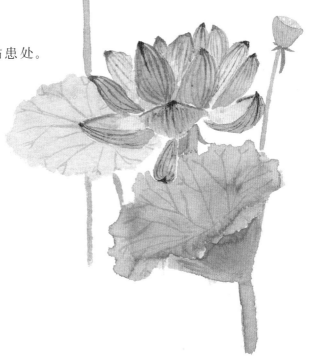

莲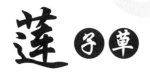子草

【中药名】　莲子草(lián zǐ cǎo)
　　　　　　(为苋科植物莲子草的全草)

【别　名】　虾钳菜,节节花,水牛膝,鲎脚菜,丝丝线。

【拉丁名】　*Alternanthera sessilis*(L.) DC.

【植物形态】　多年生草本。圆锥根粗。茎上升或匍匐,绿色或稍带紫色,有条纹及纵沟,沟内有柔毛,在节处有一行横生柔毛。叶片形状及大小有变化,条状披针形、矩圆形、倒卵形、卵状矩圆形。头状花序,腋生,无总花梗,初为球形,后渐成圆柱形。花密生,花轴密生白色柔毛。苞片及小苞片白色,顶端短渐尖,无毛。苞片卵状披针形,小苞片钻形。花被片卵形,白色,顶端渐尖或急,花药矩圆形。退化雄蕊三角状钻形,比雄蕊短,顶端渐尖,全缘。胞果倒心形,侧扁,翅状,深棕色,包在宿存花被片内。种子卵球形。花期5～7月,果期7～9月。

【性味归经】　性凉。味微甘、淡。

【功效】　清热凉血,利湿消肿,拔毒止痒。

【主治瘙痒相关疾病】　湿疹,皮炎,癣。

【止痒方选】　治疗皮炎,鲜全草捣烂敷或水煎浓汁洗患处。(《全国中草药汇编》)

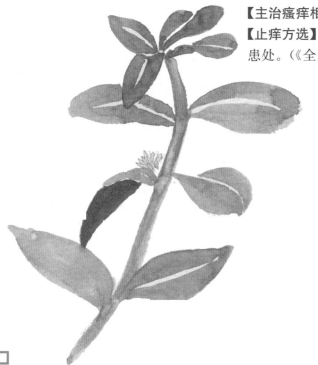

镰 叶 瘤 足 蕨

【中文名】 镰叶瘤足蕨(lián yè liú zú jué)
（为瘤足蕨科植物镰叶瘤足蕨的全草或根茎）

【别　名】 高山瘤足蕨，小贯众，斗鸡草。

【拉丁名】 *Plagiogyria adnata* (Bl.) Bedd.

【植物形态】 直立或斜升的根茎。叶簇生，二型。营养叶柄长 14～18 cm，基部三棱形，有 1～2 对气囊体，向上略呈三棱形或半圆形。叶片狭长，三角形或卵状披针形，一回羽状分裂。羽片纸质，15～20 对，互生，上下面均为绿色，渐尖头，向上微弯呈镰状披针形，基部不对称，上侧沿叶轴上延，下侧圆形，边缘近全缘或有齿。叶脉羽状，侧脉单一或二叉状。孢子叶叶柄长 30～40 cm。叶片一回羽状。羽片 15～25 对，极度收缩呈线形。侧脉通常二叉，伸至叶边 1/2 处。孢子囊生于小脉顶部，成熟时布满羽片下面。

【性味归经】 性凉。味辛。归膀胱、肺、肝经。

【功效】 发表清热，祛风止痒，透疹。

【主治瘙痒相关疾病】 麻疹，皮肤瘙痒。

【止痒方选】 治疗皮肤瘙痒，镰叶瘤足蕨适量，鲜品捣敷，或烧灰研末调敷。（《中华本草》）

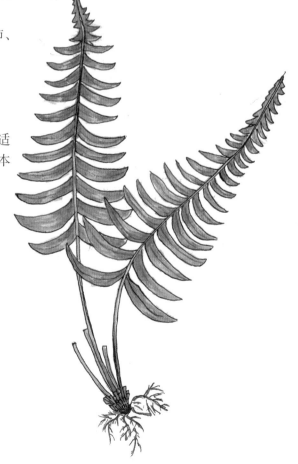

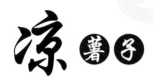

凉薯子

【中文名】 凉薯子(liáng shǔ zi)
（为豆科植物凉薯的种子）

【别　名】 地瓜子，地萝卜子。

【拉丁名】 *Pachyrhizus erosus*(L.) Urb.

【植物形态】 一年生或多年生缠绕性草质藤本，块根肥大，茎缠绕。叶三出复叶，互生。总状花序生于枝端，蝶形花冠蓝紫色或淡紫红色，旗瓣近圆形。荚果扁平。花期7～9月，果期10～11月。

【性味归经】 性凉。味辛、涩。

【功效】 杀虫止痒。

【主治瘙痒相关疾病】 疥癣，皮肤瘙痒。

【止痒方选】 治疗疥疮、皮肤瘙痒，凉薯子焙干研粉，取药粉30 g，用60 g好醋浸泡10小时后，取药液外涂。（《广西本草选编》）

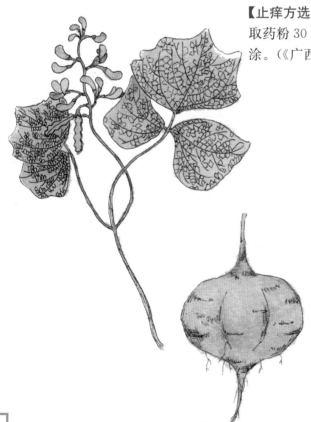

流苏子根

【中药名】流苏子根（liú sū zi gēn）

（为茜草科植物流苏子的根）

【别　名】癞蜗藤,小青藤,牛老药藤。

【拉丁名】*Coptosapelta diffusa*（Champ. ex Benth.）Van Steenis

【植物形态】　藤本或攀缘灌木。枝多数,圆柱形,节明显,被柔毛或无毛,幼嫩时密被黄褐色倒伏的硬毛。叶坚,纸质至革质,卵形、卵状长圆形至披针形,顶端短尖,渐尖至尾状渐尖,基部圆形,干时黄绿色,上面稍光亮,两面无毛或稀被长硬毛,中脉在两面均有疏长硬毛,边缘无毛或有疏睫毛。侧脉 3～4 对,纤细,在下面明显或稍明显。叶柄长 2～5 mm,有硬毛,稀无毛。托叶披针形,脱落。花单生于叶腋,常对生。花梗纤细,无毛或有柔毛,常在上部有 1 对长约 1 mm 的小苞片。花萼无毛或有柔毛,萼管卵形,檐部五裂,裂片卵状三角形。花冠白色或黄色,高脚碟状,外面被绢毛,冠管圆筒形,内面上部有柔毛,裂片五,长圆形,内面中部有柔毛,开放时反折。雄蕊五枚,花丝短,花药线状披针形,伸出。花柱无毛,柱头纺锤形,伸出。蒴果稍扁球形,中间有一浅沟,淡黄色,果皮硬,木质,顶有宿存萼裂片,果柄纤细,长可达 2 cm。种子多数,近圆形,薄而扁,棕黑色,边缘流苏状。花期 5～7 月,果期 5～12 月。

【性味归经】　性凉。味辛、苦。

【功效】　祛风除湿,止痒。

【主治瘙痒相关疾病】　疥疮,湿疹,皮肤瘙痒,荨麻疹,皮炎。

【止痒方选】　治疗疥疮湿疹,流苏子根适量,捣烂外敷。（《岭南中草药图谱》）

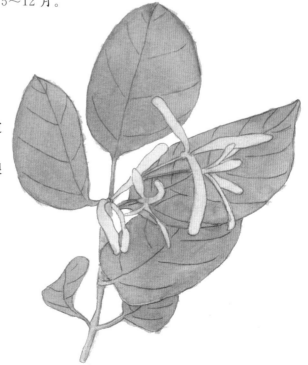

硫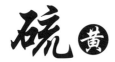

【中药名】 硫黄(liú huáng)
（为自然元素类硫黄族矿物自然硫，主要用含硫物质或含硫矿物经
炼制升华的结晶体）

【别　名】 石硫黄，石流黄，流黄，石留黄，昆仑黄，黄牙，黄英，烦硫，石亭脂，九
灵黄童。

【拉丁名】 *Sulfur*

【矿物形态】 本品呈不规则块状。黄色或略呈绿黄色。表面不平坦，呈脂肪光
泽，常有多数小孔。用手握紧置于耳旁，可闻轻微的爆裂声。体轻，质松，易碎，
断面常呈针状结晶形。有特异的臭气，味淡。

【性味归经】 性温。味酸。归肾、脾、肝、大肠经。

【功效】 补火壮阳，温脾通便，杀虫止痒。

【主治瘙痒相关疾病】 疥疮，湿疹。

【止痒方选】 治疗湿疹，硫黄、枯矾、青黛等量，研末，
醋调敷。（《皮肤病中草药与验方》）

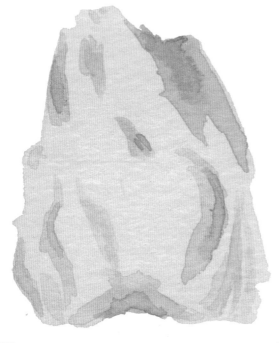

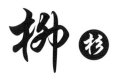
柳杉

【中文名】 柳杉(liǔ shān)
（为杉科植物柳杉的根皮或树皮）

【别　名】 长叶孔雀松。

【拉丁名】 *Cryptomeria japonica* var. sinensis Miquel

【植物形态】 乔木,胸径可达 2 m 多。树皮红棕色,纤维状,裂成长条片脱落。大枝近轮生,平展或斜展。小枝细长,常下垂,绿色,枝条中部的叶较长,常向两端逐渐变短。叶钻形略向内弯曲,先端内曲,四边有气孔线。果枝的叶通常较短。雄球花单生叶腋,长椭圆形,集生于小枝上部,成短穗状花序状。雌球花顶生于短枝上。球果圆球形或扁球形。种鳞 20 左右,上部有 4～5 个(很少 6～7 个)短三角形裂齿,鳞背中部或中下部有一个三角状分离的苞鳞尖头,能育的种鳞有 2 粒种子。种子褐色,近椭圆形,扁平,边缘有窄翅。花期 4 月,球果 10 月成熟。

【性味归经】 性寒。味苦、辛。归心经。

【功效】 解毒,杀虫,止痒。

【主治瘙痒相关疾病】 癣疮,鹅掌风。

【止痒方选】 ①治癣疮,柳杉鲜根皮(去栓皮)250 g,捣细,加食盐 30 g,开水冲泡,洗患处。(《天目山药用植物志》)
②治顽癣,鲜柳杉皮 120 g,土槿皮 120 g,加食盐 30 g,水煎洗患处。(《青岛中草药手册》)

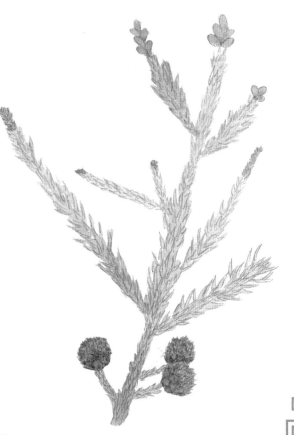

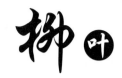

柳叶

【中文名】 柳叶(liǔ yè)
（为杨柳科植物垂柳的叶）
【拉丁名】 *Salix babylonica* L.

【植物形态】 乔木,高可达 18 m,树冠开展疏散。树皮灰黑色,不规则开裂。枝细,下垂,无毛。芽线形,先端急尖。叶狭披针形,先端长渐尖,基部楔形,边缘具锯齿。叶柄有短柔毛。托叶仅生在萌发枝上。花序先叶或与叶同时开放。雄花序有短梗,轴有毛。雄蕊二,花药红黄色。苞片披针形,外面有毛。腺体二。雌花序有梗,基部有 3～4 小叶,轴有毛。子房椭圆形,无柄或近无柄,花柱短,柱头 2～4 深裂。苞片披针形,外面有毛。腺体有一。蒴果长 3～4 mm,花期 3～4 月,果期 4～5 月。

【性味归经】 性寒。味苦。归肺、肾、心经。

【功效】 清热解毒,利尿平肝,止痛透疹。
【主治瘙痒相关疾病】 皮肤瘙痒。
【止痒方选】 治疗眉毛痒落,垂柳叶阴干,捣为末。每以生姜汁,于生铁器中调。夜间涂之,渐以手摩冷热为妙。(《圣惠方》)

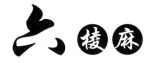

【中药名】 六棱麻(liù léng má)

（为唇形科植物细锥香茶菜的全草）

【别　名】 野苏麻,地甘,癞克巴草,边芥,一抹光。

【拉丁名】 *Isodon coetsa* (Buchanan-Hamilton ex D. Don) Kudo

【植物形态】　多年生草本或半灌木,根茎木质化。茎直立,四棱形,被微柔毛或近无毛。叶对生,被微柔毛。叶片宽卵形或宽三角状卵形,先端渐尖,基部宽楔形渐狭,边缘在基部以上具圆齿,上面疏被糙伏毛及腺点,下面沿脉有短硬毛。聚伞花序,组成顶生或腋生狭圆锥花序。小苞片钻形,花萼钟形,外面被微柔毛及腺点,花冠紫或紫蓝色,外面被微柔毛,上唇反折,先端四圆裂,下唇长于冠筒,内凹呈舟形。小坚果倒卵球形,褐色。花期10月～翌年2月,果期11月～翌年3月。

【性味归经】　性微温。味辛、苦。归肝经。

【功效】　解毒散寒,祛风除湿,发表散风,和中化湿。

【主治瘙痒相关疾病】　湿疹,皮肤瘙痒,风湿性皮疹。

【止痒方选】　①治疗湿疹、皮肤瘙痒,六棱麻全草捣烂,泡茶油调敷。(《风湿病苗药本草荟萃》)

②治疗风湿性皮疹,六棱麻30 g,野花椒20 g,鸟不宿20 g,鬼箭羽20 g,煎水洗。(《风湿病苗药本草荟萃》)

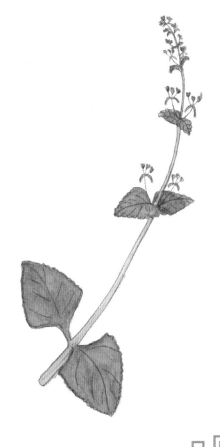

龙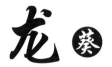

【中文名】 龙葵（lóng kuí）
（为茄科植物龙葵的全草）

【别　名】 苦菜,苦葵,老鸦眼睛草,天茄子,天茄苗儿,天天茄,救儿草,后红子,水茄,天泡草,老鸦酸浆草,天泡果,七粒扣,乌疗草,野茄子,黑姑娘,乌归菜,野海椒,黑茄,地泡子,地戎草,山辣椒,山海椒,野茄菜,耳坠菜,野辣角,天茄菜,狗钮子,野辣椒,野葡萄,酸浆草,水苦菜,野伞子,飞天龙。

【拉丁名】 *Solanum nigrum* L.

【植物形态】 一年生草本。茎直立或下部偃卧,有棱角,沿棱角稀被细毛。叶互生。卵形,基部宽楔形或近截形,渐狭小至叶柄,先端尖或长尖。叶大小相差很大。叶缘具波状疏锯齿,每边约 3～4 齿。伞状聚伞花序侧生,花柄下垂,每花序有 4～10 花,花白色。萼圆筒形,外疏被细毛,裂片五,卵状三角形。花冠无毛,裂片轮状伸展,5 片,呈长方卵形。雄蕊五,着生花冠筒口,花丝分离,内面有细柔毛。雌蕊一,子房二室,球形,花柱下半部密生长柔毛,柱头圆形。浆果球状,有光泽,成熟时红色或黑色。种子扁圆形。花期 6～7 月,果期 9～10 月。

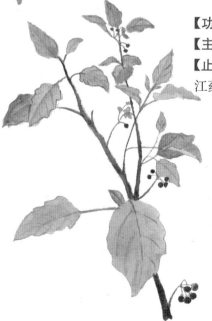

【性味归经】 性寒。味苦。

【功效】 清热解毒,活血消肿,止痒。

【主治瘙痒相关疾病】 疮,疥癣,风痒。

【止痒方选】 治疗皮肤瘙痒,龙葵适量水煎洗。（《浙江药用植物志》）

龙 爪豆叶

【中药名】 龙爪豆叶(lóng zhuǎ dòu yè)

（为豆科植物龙爪黎豆的嫩叶）

【拉丁名】 *Stizolobium cochinchinensis*（Lour.）Tang et Wang

【植物形态】 一年生缠绕草本。茎具纵棱线,疏被白色长柔毛。三出复叶,互生,顶生小叶广卵形,长椭圆形或菱状卵形,侧生小叶基部极偏,先端钝或微凹,具短尖,基部宽楔形,两面被白色长柔毛。小托叶刚毛状。总状花序,下垂,苞片线状披针形。花萼宽钟状,五齿,上面二齿合生,密被白色柔毛,花冠蝶形,白色或紫色。旗瓣长约2 cm,翼瓣稍短,龙骨瓣长约4 cm。雄蕊十,二体,花药二型。子房无柄,花柱细长。荚果长椭圆形,先端略弯,密被棕色绒毛,成熟时黑色,具纵棱。种子灰白色。花期8~9月,果期9~10月。

【性味归经】 性凉。味微苦。

【功效】 凉血止痒。

【主治瘙痒相关疾病】 血热皮肤瘙痒。

【止痒方选】 治疗血热皮肤瘙痒,龙爪豆叶适量擦身。《中华本草》

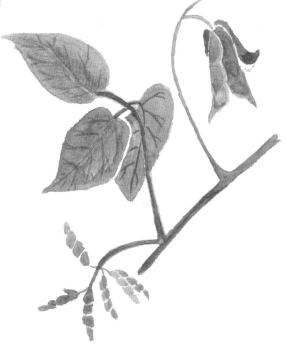

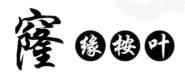

窿缘桉叶

【中药名】 窿缘桉叶(lóng yuán ān yè)
(为桃金娘科植物窿缘桉的叶)

【别　名】 小叶桉,细叶桉,风吹柳。

【拉丁名】 *Eucalyptus exserta* F. V. Muell

【植物形态】 乔木,树皮宿存,稍坚硬,粗糙,有纵沟,灰褐色。嫩枝有印棱,纤细,常下垂。幼态叶对生,叶片窄披针形,有短柄。成熟叶片狭披针形,稍弯曲,两面多秃小黑腺点,叶柄长纤细。伞形花序腋生,总梗圆形。花蕾长卵形,萼管半球形,帽状体长,长锥形,先端渐尖。雄蕊多数,花丝着生于药隔上半部,药室平行,纵裂。子房与萼管合生。蒴果近球形,果缘突出萼管。花期5～9月。

【性味归经】 性温。味辛、苦。

【功效】 祛风止痒,燥湿杀虫。

【主治瘙痒相关疾病】 湿疹,风湿疹痒,脚气湿痒。

【止痒方选】 治疗风寒湿疹,窿缘桉叶60 g,五色梅根、蛇床子、树蚁窝各30 g,煎水洗。(《中国民间生草药原色图谱》)

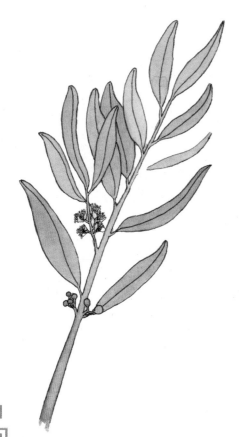

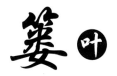

蒌叶

【中药名】 蒌叶（lóu yè）

（为胡椒科植物蒌叶全株或茎、叶）

【别　名】 蒟酱，青蒟，芦子，大芦子，槟榔蒟，槟榔蒌。

【拉丁名】 *Piper betle* L.

【植物形态】 攀缘藤本。枝梢带木质，节上生根。叶纸质至近革质，背面及嫩叶脉上有密细腺点，阔卵形至卵状长圆形，上部的有时为椭圆形，顶端渐尖，基部心形、浅心形或上部有时钝圆，两侧相等至稍不等，腹面无毛，背面沿脉上被极细的粉状短柔毛。花单性，雌雄异株，聚集成与叶对生的穗状花序。浆果顶端稍凸，有绒毛，下部与花序轴合生成一柱状、肉质、带红色的果穗。花期5～7月。

【性味归经】 性温。味辛，微甘。归肺、大肠经。

【功效】 祛风散寒，行气化痰，消肿止痒。

【主治瘙痒相关疾病】 湿疹，脚癣。

【止痒方选】 治疗湿疹、脚癣，蒌叶煎汤洗。（《食物中药与便方》）

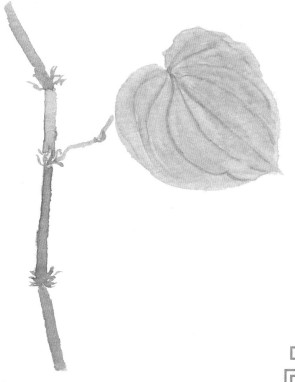

炉 甘石

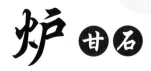

【中药名】 炉甘石(lú gān shí)
　　　　　(为碳酸盐类矿物菱锌矿的矿石炮制后)
【别　名】 甘石,卢甘石,芦甘石,羊肝石,浮水甘石,炉眼石,干石。
【拉丁名】 *calamina*

【矿物形态】 菱锌矿晶体结构属三方晶系。单个晶体呈菱面体或复三方偏三角面体,但极少见。常呈钟乳状、块状、土状,皮壳状集合体。纯者白色,常被染成灰白、淡黄、浅绿或浅褐色。透明至半透明,玻璃光泽或暗淡土状光泽,晶面上有时呈珍珠光泽。硬度4.5～5,性脆,断口参差状。相对密度4～4.5。

【性味归经】 性温。味甘,无毒。归肝、脾、肺经。

【功效】 明目去翳,收湿止痒,敛疮生肌。
【主治瘙痒相关疾病】 湿疹,阴汗湿痒。
【止痒方选】 治疗婴儿湿疹,炉甘石30 g,轻粉3 g,用煮鸡蛋炼油,调敷患处。(《疮疡外用本草》)

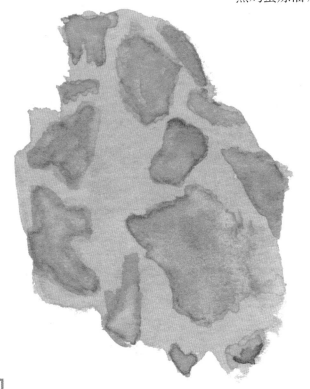

陆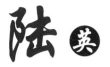

【中文名】　陆英(lù yīng)
　　　　　　(为忍冬科植物陆英的茎叶)
【别　名】　蒴藋,接骨草,排风藤,铁篱笆,臭草。
【拉丁名】　*Sambucus chinensis* Lindl.

【植物形态】　陆英高大草本或半灌木。茎有棱条,髓部白色。奇数羽状叶对生。托叶小、线形或呈腺状突起。小叶5～9,最上1对小叶片基部相互全生,有时还和顶生小叶相连,小叶片披针形,先端长而渐尖,基部钝圆,两侧常不对称,边缘具细锯齿,近基部或中部以下边缘常有一或数枚遥齿。小叶柄短。大型复伞房花序顶生。各级总梗和花梗无毛至多少有毛,具由不孕花变成的黄色杯状腺体。苞片和小苞片线形至线状披针形。花小,萼筒杯状,萼齿三角形。花冠辐状,花冠裂片卵形,反曲。花药黄色或紫色。子房三室,花柱极短,柱头三裂。浆果红果,近球形。核2～3粒,卵形,表面小疣状突起。花期4～5月,果期8～9月。

【性味归经】　性平。味甘、苦。归肝经。

【功效】　祛风利湿。
【主治瘙痒相关疾病】　风疹瘙痒。
【止痒方选】　治疗疥癞、牛皮癣疮,用陆英叶阴干为末,小油调涂。(《卫生易简方》)

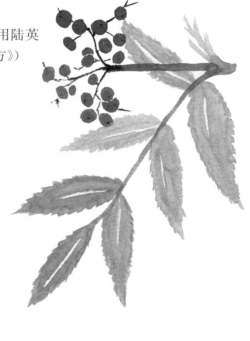

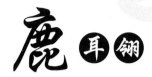

鹿耳翎

【中文名】 鹿耳翎(lù ěr líng)
　　　　　（为菊科植物六棱菊的全草）
【别　名】 四方根,陆续消,六耳消,百草王,六耳铃。
【拉丁名】 *Laggera alata*(D. Don) Sch. -Bip. ex Oliv.

【植物形态】 多年生粗壮直立草本。多分枝,密被淡黄色短腺毛,茎枝有翅。叶互生,长椭圆形,不分裂,先端渐尖,边缘有小齿,基部下延至茎上而成翅。头状花序顶生或腋生,排列成一矩圆形或尖塔形具叶的圆锥花序。花紫色,具短柄。总苞钟形,总苞片多层。花托扁平,秃裸。全部为管状花。外围多列为雌花,发育,线状。中央为两性花,多列,发育,先端五裂。瘦果,有毛。冠毛白色。花期秋末～翌年春初。

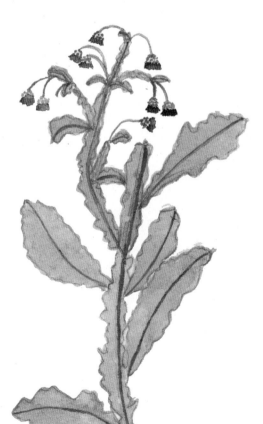

【性味归经】 性温。味辛。归肺、脾、膀胱经。

【功效】 祛风利湿,解毒。
【主治瘙痒相关疾病】 湿疹,瘙痒。
【止痒方选】 治疗皮肤湿疹,鹿耳翎、路边菊、大力王、银花藤各 30 g。水煎,日分 2 次服,其渣可加水煎洗患处。(《广西民间常用中草药手册》)

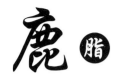

鹿 脂

【中药名】 鹿脂(lù zhī)
（为鹿科动物梅花鹿或马鹿的脂肪油）

【拉丁名】 *Cervus nippon* Temminck

【动物形态】 梅花鹿,体长 1.5 m 左右,体重 100 kg 左右。眶下腺明显,耳大直立,颈细长。四肢细长,后肢外侧踝关节下有褐色足迹腺,主蹄狭小,侧蹄小。臀部有明显的白色臀斑,尾短。雄鹿有分叉的角,眉叉斜向前伸,第二枝与眉叉较远,主干末端再分两小枝。梅花鹿冬毛棕色,白色斑点不显。鼻面及颊部毛短,毛尖沙黄色。从头顶起沿脊椎到尾部有一深棕色的背线。白色臀斑有深棕色边缘。腹毛淡棕,鼠蹊部白色。四肢上侧同体色,内侧色稍淡。夏毛薄,无绒毛,红棕色,白斑显著,在脊背两旁及体侧下缘排列成纵行,有黑色的背中线。腹面白色,尾背面黑色,四肢色较体色为浅。

【性味归经】 性温。味甘。归肺、脾、肝经。

【功效】 头风风痹,皮肤痒痛,痈肿疮毒。

【主治瘙痒相关疾病】 疮癣。

【止痒方选】 治疗疮癣,鹿脂适量涂敷患处。(《中华本草》)

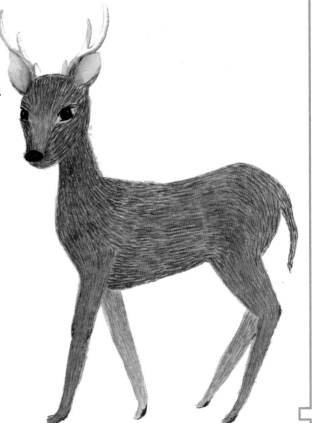

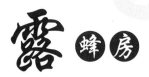

【中文名】 露蜂房(lù fēng fáng)
（为黄星长脚黄蜂的巢）

【别　名】 蜂房，大黄蜂窠，紫金沙，马蜂包，马蜂窝。

【拉丁名】 *Polistes mandarinus* Saussure

【药品形态】 呈盘状，莲蓬状或重叠形似宝塔状，表面灰白色或灰褐色。腹面有多数整齐的六角形房孔，孔径3～4 mm或6～8 mm。背面有1个或数个黑色突出的柄。体轻，质韧，略有弹性。

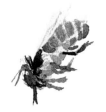

【性味归经】 性凉。味甘。归肝、胃、肾经。

【功效】 祛风止痛，杀虫止痒。

【主治瘙痒相关疾病】 风疹瘙痒，皮肤顽癣。

【止痒方选】 治疗皮肤瘙痒症，露蜂房(炙)、蝉蜕各15 g，烘干，共同研末，水酒调服，每次3 g。(《中国民间百草良方》)

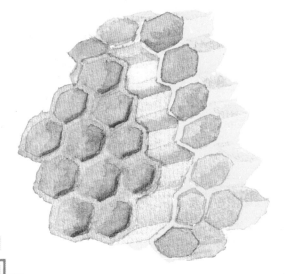

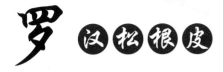# 罗汉松根皮

【中药名】 罗汉松根皮（luó hàn sōng gēn pí）
（为罗汉松科植物罗汉松或短叶罗汉松的根皮）

【拉丁名】 *Podocarpus macrophyllus*（Thunb.）Sweet

【植物形态】 罗汉松树皮灰白或灰褐色，浅纵裂，成薄鳞片状脱落。枝开展或斜展，枝叶稠密。叶螺旋状排列，条状披针形，微弯，先端渐尖或钝尖，基部楔形，有短柄，上面深绿色，有光泽，中脉显著突起，下面带白色，淡绿色中脉微突起。雌雄异株。雄球花穗状，簇生于极短的总梗上，雌球花单生叶腋，有梗。种子卵圆球形，熟时肉质假皮紫色或紫红色，有白粉，着生于肥厚肉质的种托上，种托红色或紫红色。花期4～5月，种子8～9月成熟。

【性味归经】 性微温。味甘，微苦。归肝、心经。

【功效】 活血祛瘀。祛风除湿。杀虫止痒。
【主治瘙痒相关疾病】 疥癣，皮肤瘙痒。
【止痒方选】 治疗疥癣、皮肤瘙痒，罗汉松根皮、川槿皮各适量，切碎醋浸泡半月，取浸泡液涂擦患处。（《新编中草药图谱及经典配方3》）

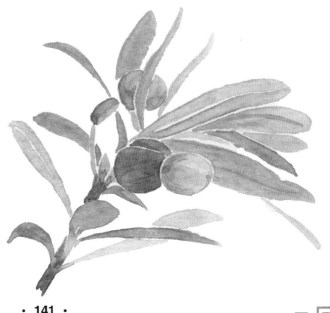

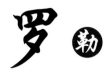

罗勒

【中文名】 罗勒(luó lè)
（为唇形科植物罗勒的全草）

【别　名】 薰草,燕草,蕙草,西王母菜,兰香,零陵香,香草,香菜,铃铃香,铃子香,翳子草,矮糠,千层塔,九层塔,香花子,家佩兰,苏薄荷,紫苏薄荷,鱼香,薄荷树,省头草,香佩兰。

【拉丁名】 *Ocimmum basilicum* L.

【药品形态】 一年生草本。全株芳香。茎直立,四棱形,上部被倒向微柔毛,常带红或紫色。叶对生。叶柄被微柔毛。叶片卵形或卵状披针形,全缘或具疏锯齿,两面近无毛,下面具腺点。轮伞花序有六,组苞片细小,倒披针形,边缘有缘毛,早落。花萼钟形,外面被短柔毛,萼齿五,上唇三齿,中齿最大,近圆形,具短尖头,侧齿卵圆形,先端锐尖,下唇二齿,三角形具刺尖,萼齿边缘具缘毛,果时花萼增大、宿存。花冠淡紫色或白色,伸出花萼,唇片外面被微柔毛,上唇宽外,四裂,裂片近圆形,下唇长圆形,下倾。雄蕊四,均伸出花冠外,后对雄蕊花丝基部具齿状附属物并具被微柔毛。子房四裂,花柱与雄蕊近等长,柱头二裂。花盘具四浅齿。小坚果长圆状卵形,褐色。花期6~9月,果期7~10月。

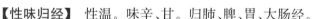

【性味归经】 性温。味辛、甘。归肺、脾、胃、大肠经。

【功效】 疏风解表,化湿和中,行气活血,解毒消肿。
【主治瘙痒相关疾病】 瘾疹瘙痒,湿疮,皮炎。
【止痒方选】 治疗皮肤瘙痒,罗勒叶适量,煎水洗。
（《桂本草》）

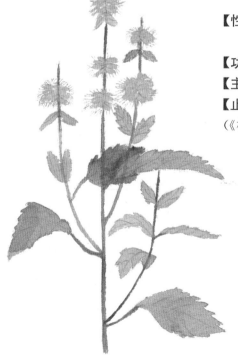

螺 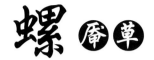 厣草

【中药名】 螺厣草（luó yǎn cǎo）
（为水龙骨科植物伏石蕨的全草）

【别　名】 镜面草,蟢儿草,地连钱,石龙,石茶,抱树莲,抱石莲,血草,石耳坠,痞子药,石瓜子,瓜子草,瓜子莲,金指甲,风不动,金茶匙,铁指甲,飞龙鳞,猫龙草,铺地阴桃,石南瓜,靠背金钱。

【拉丁名】 *Lemmaphyllum microphullum* C. Presl

【植物形态】 附生小型植株。根茎纤细,长而横生,淡绿色,疏被淡褐色,钻形鳞片,基部近圆形,粗筛孔状,全缘。叶远生,二型。营养叶的叶柄极短,叶片卵圆形或近圆形,先端圆,基部圆形或阔楔形,全缘。孢子叶叶片缩狭呈舌状或狭披针形,干后边缘反卷。叶脉不明显,小脉连结成网状,内藏小脉单一而呈棒状。叶肉质,光滑或疏被褐沟,卵形鳞片。孢子囊群线形,位于中脉与叶边之间,幼时有盾状隔丝覆盖。

【性味归经】 性凉。味辛,微苦。归肺、肝、胃经。

【功效】 清肺止咳,凉血止血,清热解毒。
【主治瘙痒相关疾病】 痈疮肿毒,皮肤湿痒,疥癣,湿疹。
【止痒方选】 治疗小孩头疮,螺厣草为末,和轻粉,麻油调敷。（《香港中草药大全1》）

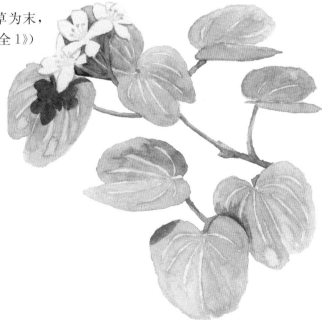

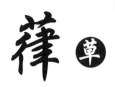

葎草

【中文名】　葎草(lǜ cǎo)
　　　　　　(为桑科植物葎草的全草)

【别　名】　勒草,黑草,葛葎蔓,葛勒蔓,来毒草,葛葎草,涩萝蔓,割人藤,苦瓜藤,锯锯藤,拉拉藤,五爪龙,大叶五爪龙。

【拉丁名】　*Humulus scandens*(Lour.)Merr.

【药品形态】　一年生或多年生蔓性草本。茎长达数米,淡绿色,有纵条棱,茎棱和叶柄上密生短倒向钩刺。单叶对生。叶柄稍有6条棱,有倒向短钩刺。掌状叶5～7深裂,裂片卵形或卵状披针形,先端急尖或渐尖,边缘有锯齿,上面有粗刚毛,下面有细油点,脉上有硬毛。花单性,雌雄异株。雄花序为圆锥花序,雌花序为短穗状花序。雄花小,具花被片五,黄绿色,雄蕊五,花丝丝状,短小。雌花每两朵具一苞片,苞片卵状披针形,被白色刺毛和黄色小腺点,花被片一,灰白色,紧包雌蕊,子房单一,上部突起,疏生细毛。果穗绿色,近球形。瘦果淡黄色,扁球形。花期6～10月,果期8～11月。

【性味归经】　性寒。味甘、苦。归肺、肾经。

【功效】　清热解毒,利尿通淋。

【主治瘙痒相关疾病】　皮肤瘙痒。

【止痒方选】　①治疗湿疹、皮肤瘙痒,葎草100 g、千里光50 g,适量,煎水外洗患处。《中国民间百草良方》②治疗皮肤瘙痒,葎草、苍耳草、黄柏各适量,煎水洗患处。《安徽中草药》

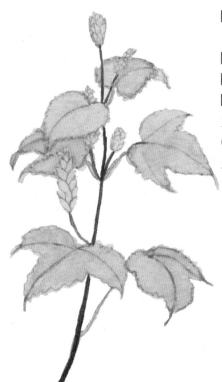

麻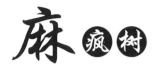

【中药名】 麻疯树(má fēng shù)
（为大戟科植物麻疯树的叶、树皮）

【别　名】 青桐木,羔桐,臭油桐,小桐子,黄肿树,假白榄,芙蓉树,滑桃树,桐油树,水漆,木花生,假花生,白油果,亮桐。

【拉丁名】 *Jatropha curcas* L.

【植物形态】 灌木或小乔木,具水状液汁,树皮平滑。枝条苍灰色,无毛,疏生突起皮孔,髓部大。叶纸质,近圆形至卵圆形,顶端短尖,基部心形,全缘或3～5浅裂,上面亮绿色,无毛,下面灰绿色,初沿脉被微柔毛,后变无毛。掌状脉5～7。托叶小。花序腋生,苞片披针形。雄花萼片5枚,基部合生。花瓣长圆形,黄绿色,合生至中部,内面被毛。腺体5枚,近圆柱状。雄蕊10枚,外轮5枚离生,内轮花丝下部合生。雌花花梗花后伸长。萼片离生。花瓣和腺体与雄花同。子房三室,无毛,花柱顶端二裂。蒴果椭圆状或球形,黄色。种子椭圆状,黑色。花期9～10月。

【性味归经】 性微寒,有毒。味涩。归心、肝经。

【功效】 散瘀消肿,止血止痛,杀虫止痒。
【主治瘙痒相关疾病】 湿疹,脚癣。
【止痒方选】 治疗皮肤瘙痒、湿疹,鲜麻疯树叶,置火上烤热至叶柔软时揉烂擦患处。
（《广西中草药》）

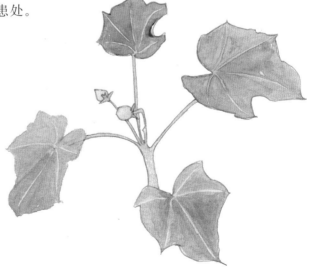

马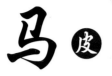

【**中药名**】 马皮（mǎ pí）
　　　　　　（为马科动物马的皮）

【**拉丁名**】 *Equus caballus* orientalis Noack

【**动物形态**】 体格高大，骨骼肌发达，四肢强劲有力。雌雄差异很大。马头面部狭长，耳小而尖，直立。鼻宽，眼大。从头顶起沿颈背至肩胛，具有长毛即鬃毛。两耳间垂向额部的长毛称门鬃。身体余部皆被短而均匀的毛，毛部也有长的鬃毛。我国马的品种较多，有蒙古、河曲、伊犁、三河、黑河等品种，因品种不同，身体大小、毛色也有差异，主要毛色有青毛、花毛、黑毛、粟毛等。

【**性味归经**】 性平。味酸、咸。归肺经。

【**功效**】 杀虫止痒。

【**主治瘙痒相关疾病**】 秃疮，癣。

【**止痒方选**】 治疗牛皮癣，马皮烧灰调油搽患处。（《滇南本草》）

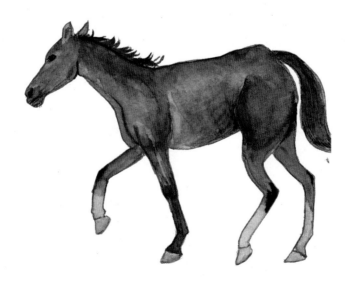

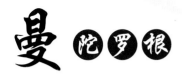

曼陀罗根

【中药名】 曼陀罗根(màn tuó luó gēn)
（为茄科植物白曼陀罗或毛曼陀罗的根）

【别　名】 闹羊花,闹金花。

【拉丁名】 *Datura metel* L.

【植物形态】 白曼陀罗,一年草本。全株近无毛。茎直立,圆柱形,基部木质化,上部呈叉状分枝,绿色,表面有不规则皱纹,幼枝四棱形,略带紫色,被短柔毛。叶互生,上部叶近对生。叶片宽卵形、长卵形或心脏形,先端渐尖或锐尖,基部不对称,边缘具不规则短齿,或全缘而波状,两面无毛或被疏短毛,叶背面脉隆起。花单生于枝杈间或叶腋,被白色短柔毛。花萼筒状,淡黄绿色,花冠管漏斗状,下部直径渐小,向上扩呈喇叭,白色。蒴果圆球形或扁球状,外被疏短刺,熟时淡褐色。种子多数,扁平,略呈三角形,熟时褐色。花期3～11月,果期4～11月。

【性味归经】 性温,有毒。味辛、苦。归心、肝经。

【功效】 镇咳,止痛,拔脓。

【主治瘙痒相关疾病】 疥癣,恶疮。

【止痒方选】 治疗牛皮癣,剥取曼陀罗根皮,晒干,研末,加醋及枯矾擦患处。(《广西中药志》)

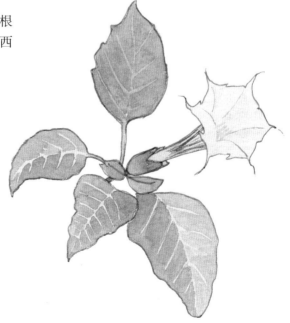

芒 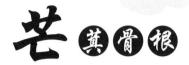其骨根

【中药名】 芒萁骨根（máng qí gǔ gēn）
（为里白科植物芒萁的根茎）

【拉丁名】 *Dicranopteris pedata*（Houttuyn）Nakaike

【植物形态】 多年生草本，根状茎横走，细长，褐棕色，被棕色鳞片及根。叶远生，叶柄褐棕色，无毛。叶片重复假两歧分叉，在每一交叉处均有羽片（托叶）着生，在最后一分叉处有羽片两歧着生。羽片披针形或宽披针形，先端渐尖，羽片深裂。裂片长线形，先端渐尖，钝头，边缘干后稍反卷。叶下白色，与羽轴、裂片轴均被棕色鳞片。孢子囊群着生细脉中段，有孢子囊6～8个。

【性味归经】 性凉。味苦。归膀胱经。

【功效】 清热利湿，化瘀止血，止痒。

【主治瘙痒相关疾病】 阴部湿痒。

【止痒方选】 治疗阴部湿痒，先用千里光、臭牡丹、金银花藤各适量煎水洗，然后用芒萁骨根9g，研末调入千里光膏内搽患处。（《原色中草药图集全草1》）

杧果叶

【中文名】 杧果叶（máng guǒ yè）
（为漆树科植物杧果的叶片）

【别　名】 香盖,望果,蜜望,沙果梨,蜜望子,莽果,檬果,芒果,马蒙,麻蒙果。

【拉丁名】 *Mangifera indica* L.

【植物形态】 杧果常绿大乔木。树皮灰褐色,小枝褐色,无毛。单叶互生,聚生枝顶。叶形和大小变化较大,薄革质,通常为长圆形或长圆状披针形,先端渐尖、长渐尖或急尖,基部楔形或近圆形,边缘皱波状,无毛,叶面略具光泽。侧脉20～25对,斜升,两面突起,网脉不显。圆锥花序,多花密集,有柔毛。花小,杂性,黄色或淡黄色。萼片五,卵状披针形,有柔毛。花瓣五,长约为萼的2倍。花盘肉质,五浅裂。雄蕊五,仅1枚发育,花药卵圆形。花丝极短。子房斜卵形,无毛,花柱近顶生。核果椭圆形或肾形,微扁,成熟时黄色,中果皮肉质,肥厚,鲜黄色,味甜,果核坚硬。花期3～4月,果期7～8月。

【性味归经】 性凉。味甘、苦。归心、肝、脾、胃经。

【功效】 行气疏滞,止痒。

【主治瘙痒相关疾病】 湿疹瘙痒。

【止痒方选】 治疗湿疹,叶适量,煎水洗或捣敷。(《中华本草》)

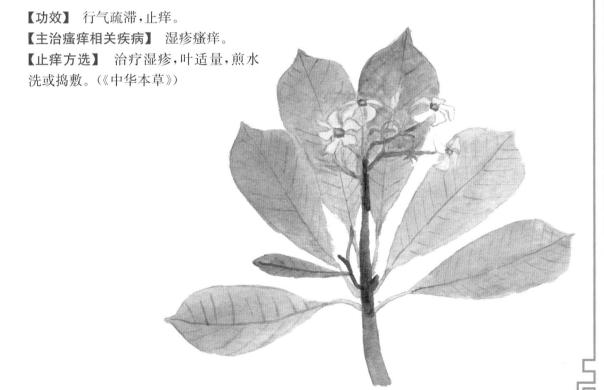

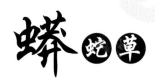

蟒蛇草

【中文名】 蟒蛇草(mǎng shé cǎo)
（为苦苣苔科植物蟒蛇草的全草）
【别　名】 南山生母,无茎苣苔。
【拉丁名】 *Hemiboea subcaulis* Hand.-Mazz.

【植物形态】 蟒蛇草多年生矮小草本。茎通常不分枝,肉质,上部被疏或密的
柔毛,具2～5节。叶对生。叶柄被柔毛。叶片近圆形、椭圆形或卵圆形,先端
微钝,基部宽楔形或圆截形,边缘全缘,两面密被或疏被柔毛。聚伞花序腋生或
近顶生,具1～3花。花序梗被疏或密的柔毛。苞片圆卵形,先端具短尖头,外
面被疏毛。花萼长不及10 mm,五裂达基部,裂片条状披针形,无毛。花冠粉红
色,具紫斑,外面疏被腺状短柔毛,内面基部上方2～5 mm处有一毛环,上唇二
浅裂,下唇三裂,裂片均近圆表。能育雄蕊二,花药先端相连,退化雄蕊二,狭线
形,先端小头状。雌蕊长2～2.5 cm。子房线形,无毛,柱头钝形。蒴果长圆形,
上部渐尖。花期9～10月,果期10～12月。

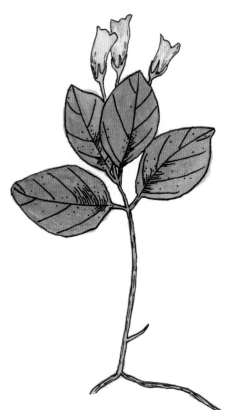

【性味归经】 性凉。味辛、苦。归心、肝、脾、胃经。

【功效】 散风热,止痒。
【主治瘙痒相关疾病】 湿疹瘙痒,过敏性皮炎。
【止痒方选】 治疗瘙痒,蟒蛇草150 g,煎水内服。
（《中华本草》）

猫 *儿屎*

【中文名】 猫儿屎(māo ér shǐ)
（为木通科植物猫儿屎的根或茎）

【别　名】 猫瓜,鸡肠子,猫屎瓜,猫屎枫,水冬瓜,都哥杆,羊角立,羊角子,齿果,粘连子,猫屎包,鬼指头,小苦糖,猫屎筒。

【拉丁名】 *Decaisnea insignis*(Griffith)J. D. Hookeret Thomson

【植物形态】 落叶灌木或小乔木。茎直立,坚实,分枝少,树皮灰褐色,枝黄绿色至灰绿色,稍被白粉,枝具明显的纵向棕褐色皮孔,髓部松泡,约占直径的一半。冬芽倒卵形,外面有两枚平滑的鳞片。叶着生顶,互生。奇数羽状复叶。总叶柄无托叶。小叶13~25处,倒卵形至卵状椭圆形,先端渐尖或尾状渐尖,基部宽楔形或近圆形,偏斜,上面绿色,无毛,下面淡绿色,微被细柔毛,全缘,中脉在下面凸陷,在上面凹陷,侧脉7~8对。小叶柄基部略带紫红色。圆锥花序顶生,杂性异株,萼片六,淡绿或黄绿色,披针形,花瓣缺。雄花有雄蕊六,合成单体,药隔角状突出,退化心皮残存。雌花具6个不育雄蕊,心皮三,线状长圆形。蓇葖果,微弯曲,幼时绿色或黄绿色,成熟时变蓝色,果皮肉质,具白粉,富含白瓤。种子30~40颗,扁平,长圆形,黑色,有光泽。花期4~7月,果期7~10月。

【性味归经】 性平。味甘、辛。归肺、肝经。

【功效】 祛风除湿,清肺止咳。

【主治瘙痒相关疾病】 肛门湿烂,阴痒,皮炎。

【止痒方选】 ①治疗阴痒,猫儿屎根30 g、蛇倒退15 g,水煎服。(《黔本草》)
②治疗阴痒,猫儿屎根30 g、仙鹤草30 g、一枝黄花15 g、苦参15 g、黄柏15 g,煎水洗。(《黔本草》)

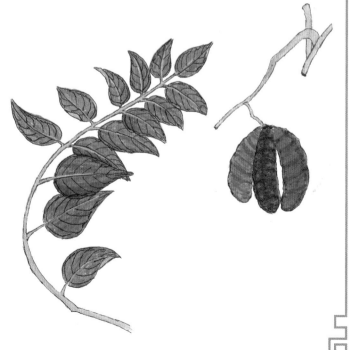

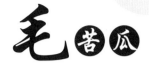

毛苦瓜

【中文名】 毛苦瓜(máo kǔ guā)
（为葫芦科植物长果栝楼的果实）
【别　名】 长果栝楼。
【拉丁名】 *Trichosanthes kerrii* Craib

【植物形态】 攀缘藤本。茎粗壮,具纵棱及槽,密被褐色长柔毛,老时渐脱落。叶柄具纵条纹,密被黄褐色长柔毛。叶片纸质,卵状心形,先端渐尖,或尾状渐尖,边缘疏生短尖头状细齿或偶波状,基部心形,弯缺开阔,上面绿色,背面淡绿色,两面均密被长柔毛,基出掌状脉5条,侧脉4~5对,细脉横生。花雌雄异株。雄花序梗与花梗均密被红褐色柔毛。小苞片线形。花萼筒近圆柱形,裂片倒披针形,具三脉,密被褐色柔毛。花冠白色或淡黄色,裂片近倒卵形,外面被红棕色毛,流苏长约3 mm。雌花单生,花梗粗壮,密被红棕色柔毛。花萼筒圆柱形,密被红棕色长柔毛。裂片狭三角形,先端长渐尖。花冠似雄花。子房长圆形,密被长柔毛。果实长圆状或长圆状椭圆形,幼时绿色,具白色条纹,密被褐色长柔毛。种子近卵形,压扁,暗褐色,种脐端钝,另端圆形或近平截,边缘具波状粗圆齿,中内有一隆起窄带。

【性味归经】 性寒。味甘、苦。归肺、心经。

【功效】 润肺止咳,杀虫止痒。
【主治瘙痒相关疾病】 疥癣,皮肤瘙痒,牛皮癣,皮肤湿疹。
【止痒方选】 治疗皮肤瘙痒,毛苦瓜适量,捣烂取汁涂患处。(《中华本草》)

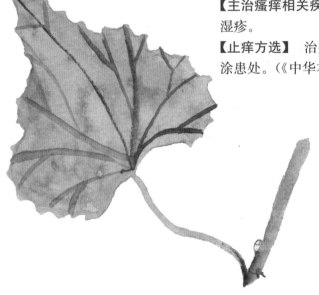

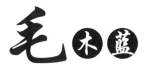

毛木蓝

【中药名】 毛木蓝(máo mù lán)
（为豆科植物硬毛木蓝的枝和叶）

【别　名】 刚毛木兰。

【拉丁名】 *Indigofera hirsuta* L.

【植物形态】 平卧或直立亚灌木。多分枝。茎圆柱形,枝、叶柄和花序均被开展长硬毛。羽状复叶长 2.5～10 cm。叶柄长约 1 cm,叶轴上面有槽,有灰褐色开展毛。小叶 3～5 对,对生,纸质,倒卵形或长圆形,先端圆钝,基部阔楔形,两面有伏贴毛,下面较密,侧脉 4～6 对,不显著。总状花序密被锈色和白色混生的硬毛,花小,密集。总花梗较叶柄长。苞片线形。花梗长约 1 mm。花萼外面有红褐色开展长硬毛,萼齿线形。花冠红色,外面有柔毛,旗瓣倒卵状椭圆形,有瓣柄,翼瓣与龙骨瓣等长,有瓣柄,距短小。花药卵球形,顶端有红色尖头。子房有淡黄棕色长粗毛,花柱无毛。荚果线状圆柱形,有开展长硬毛,紧挤,有种子 6～8 粒,内果皮有黑色斑点。果梗下弯。花期 7～9 月,果期 10～12 月。

【性味归经】 性凉。味苦,微涩。

【功效】 解毒消肿,杀虫止痒。

【主治瘙痒相关疾病】 疮疖,皮肤瘙痒,疥癣。

【止痒方选】 治疗皮肤瘙痒,适量毛木蓝捣敷患处。（《中华本草》）

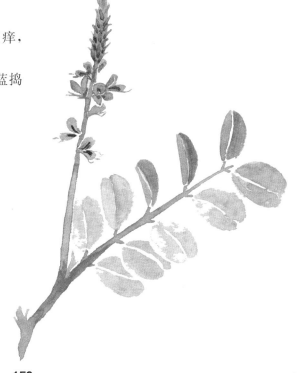

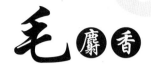

【中文名】 毛麝香(máo shè xiāng)
（为玄参科植物毛麝香的全草）

【别　名】 五凉草,辣蓟,辣鸡,饼草,凉草,五郎草,蓝花草,香草,麝香草,酒子草,毛老虎,土茵陈。

【拉丁名】 *Adenosma glutinosum*(L.) Druce

【植物形态】 多年生草本。茎直立,粗壮,密被多细胞腺毛和柔毛,基部木质化。叶对生。具短柄或近无柄。叶片卵状披针形至宽卵形,先端钝,基部浑圆或阔楔尖,边缘有钝锯齿,两面均被茸毛,叶背面、苞片、小苞片、萼片均有黄色透明腺点,腺点脱落后留下褐色窝孔。总状花序顶生。花梗先端有一对小苞片。萼片五,后方1枚较宽大,狭披针形。花冠蓝色或紫红色,上唇直立,圆卵形、截形或微凹,下唇三裂。雄蕊四,内藏。药室分离,前方2枚蕊仅一室发育,花柱先端膨大,柱头之下翅状。蒴果卵状,长约8 mm,四瓣裂。花果期7～10月。

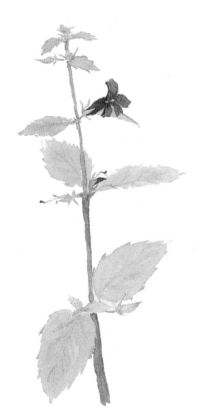

【性味归经】 性温。味辛。归肺经。

【功效】 祛风湿,消肿痛,行气血,止痛痒。

【主治瘙痒相关疾病】 疮疖肿毒,皮肤湿疹,水田皮炎。

【止痒方选】 治疗水田皮炎,毛麝香、飞扬草、旱莲草、毛果算盘子、黑面叶、两面针、穿心莲各等量,将毛麝香、穿心莲共研细粉,其他药加水煎4～5小时,去渣过滤,加入两药粉末再煎片刻,涂患处,每日4～5次。(《全国中草药汇编》)

毛叶丁香罗勒

【中药名】 毛叶丁香罗勒(máo yè dīng xiāng luó lè)
（为唇形科植物毛叶丁香罗勒的全草）

【别　名】 毛丁香罗勒，丁香草，真草，青香罗勒。

【拉丁名】 *Ocimum gratissimum* var. suave (Willd.) Hook. f.

【植物形态】 直立灌木，极芳香。多分枝，茎、枝均四棱形，被长柔毛或在棱角上毛被脱落而近于无毛，干时红褐色，髓部白色，充满。叶卵圆状长圆形或长圆形，向上渐变小，先端长渐尖，基部楔形至长渐狭，边缘疏生具胼胝尖的圆齿，坚纸质，微粗糙，两面密被柔毛状绒毛及金黄色腺点，脉上毛茸密集，侧脉5～7对，与中脉在两面多少显著，叶柄扁平，密被柔毛状绒毛。花序下部苞叶长圆形，细小，近于无柄。总状花序顶生及腋生，直伸，总梗在茎、枝顶端常呈三叉状，中央者最长，两侧较短，均由具六花的轮伞花序所组成，花序各部被柔毛。苞片卵圆状菱形至披针形，先端长渐尖，基部宽楔形，无柄，密被柔毛状绒毛及腺点。花梗明显，被柔毛。花萼钟形，多少下倾，外面被柔毛及腺点，内面在喉部被柔毛，余部无毛，萼齿五，呈二唇形，上唇三齿，中齿卵圆形，先端锐尖，边缘下延，多少反卷，侧齿微小，稍宽于下唇二齿，具刺尖；下唇二齿，齿极小，呈高度靠合的具二刺芒的唇片，果时花萼明显增大，显著下倾，十脉，果时显著，后中齿明显反卷。花冠白黄至白色，稍超出花萼，外面在唇片上被微柔毛及腺点，内面无毛，冠筒向上渐宽大，冠檐二唇形，上唇宽大，四裂，裂片近相等，下唇稍长于上唇，长圆形，全缘，扁平。雄蕊四，分离，插生于冠筒中部，近等长，花丝丝状，后对花丝基部具齿状附属器，无毛，花药卵圆形，汇合成一室。花柱超出雄蕊，先端相等二浅裂。花盘呈四齿状突起，前方一齿稍超过子房，其余三齿略与子房相等。小坚果近球状，褐色，多皱纹，有具腺的穴陷，基部具一白色果脐。花期10月，果期11月。

【性味归经】 性温。味辛。

【功效】 疏风发表，化湿和中，散瘀止痛。

【主治瘙痒相关疾病】 皮炎，湿疹瘙痒。

【止痒方选】 治疗湿疹皮炎，毛叶丁香罗勒煎水洗患处。《中草药大典》

毛叶算盘子叶

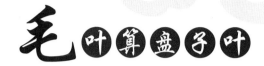

【中药名】毛叶算盘子叶(máo yè suàn pán zi yè)
（为大戟科植物厚叶算盘子的叶）

【别　名】丹药良,赤血仔,大云药,朱口沙,出山虎。

【拉丁名】*Glochidion hirsutum* (Roxb.) Voigt

【植物形态】灌木或小乔木,高1～8 m。小枝密被长柔毛。单叶互生。叶片革质,卵形、长卵形或长圆形,顶端钝或急尖,基部浅心形、截形或圆形,两侧偏斜,上面疏被短柔毛,脉上毛被较密,老渐近无毛,下面密被柔毛。侧脉每边6～10条。叶柄被柔毛。托叶披针形。聚伞花序通常腋上生。雄花萼片六,长圆形或倒卵形,其中3片较宽,外面被柔毛。雄蕊5～8枚。雌花萼片六,卵形或阔卵形,其中3片较宽,外面被柔毛。子房圆球状,被柔毛,5～6室,花柱合生呈近圆锥状,顶端截平。蒴果扁球状,被柔毛,具5～6条纵沟。花期1～6月,果期7～10月。

【性味归经】性平。味涩,微甘。

【功效】清热解毒,祛风止痒。

【主治瘙痒相关疾病】疮疡,荨麻疹,湿疹。

【止痒方选】治疗荨麻疹、湿疹、疮疡,用毛叶算盘子叶煎水外洗。（《云南思茅中草药选》）

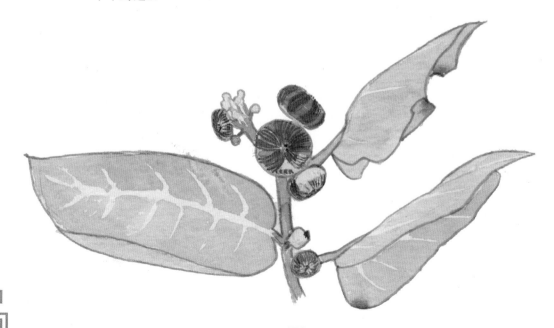

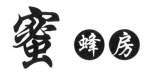

蜜 蜂房

【中药名】 蜜蜂房（mì fēng fáng）
（为蜜蜂科动物中华蜜蜂等的巢）

【别　名】 蜜蜂窠，蜜脾，蜜蜂巢脾。

【拉丁名】 *Apis cerana* Fabr.

【动物形态】 中华蜜蜂，蜂群由工蜂、蜂王及雄蜂组成。工蜂全体被黄褐色毛。头略呈三角形。胸部3节。翅2对，膜质透明。足3对，有采集花粉的构造。腹部圆锥状，有毒腺和螫针。腹下有蜡板4对，内有蜡腺，分泌蜡质。蜂王体最大，翅短小，腹部特长，生殖器发达，专营生殖产卵。雄蜂较工蜂稍大，头呈球形，尾无毒腺和螫针，足上无采贮花粉构造，腹无蜡板及蜡腺。

【性味归经】 性凉。味微甘。

【功效】 解毒消肿，祛风杀虫。

【主治瘙痒相关疾病】 疮痈肿毒，湿疹瘙痒，疮癣。

【止痒方选】 治疗皮肤瘙痒，蜜蜂房烧存性冲服。（《中药大辞典》）

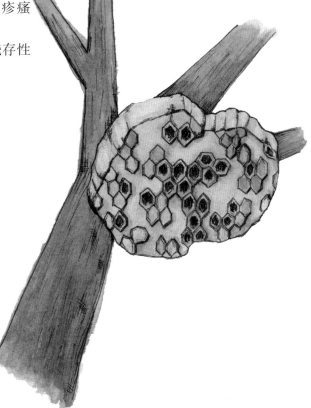

牡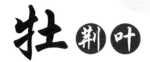

【中药名】　牡荆叶(mǔ jīng yè)
　　　　　（为马鞭草科植物牡荆的叶）
【别　名】　荆叶。
【拉丁名】　*Vitex negundo* var. *cannabifolia*(Sieb. et Zucc.)Hand.-Mazz.

【植物形态】　落叶灌木或小乔木。多分枝，具香味。小枝四棱形，绿色，被粗毛，老枝褐色，圆形。掌状复叶，对生。叶片披针形或椭圆状披针形，基部楔形，边缘具粗锯齿，先端渐尖，表面绿色，背面淡绿色，通常被柔毛。圆锥花序顶生。花萼钟状，先端五齿裂。花冠淡紫色，先端五裂，二唇形。果实球形，黑色。花、果期7～10月。

【性味归经】　性平。味辛、苦。

【功效】　解表化湿，祛痰平喘，解毒止痒。
【主治瘙痒相关疾病】　风疹瘙痒，脚癣，乳痈肿痛。
【止痒方选】　治疗风疹瘙痒、脚癣，牡荆叶鲜品适量，捣烂外敷，或煎水洗患处。（《新编中草药图谱及经典配方3》）

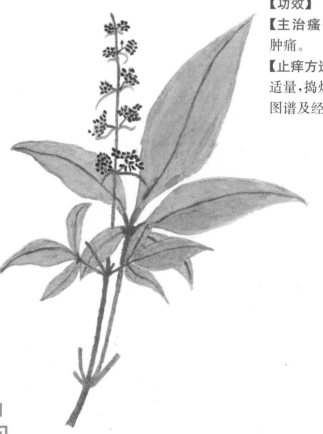

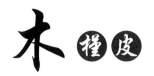

木槿皮

【中药名】 木槿皮（mù jǐn pí）
（为锦葵科植物木槿的茎皮或根皮）

【别　名】 槿皮，川槿皮，白槿皮，芦树皮，槿树皮，碗盖花皮。

【拉丁名】 *Hibiscus syriacus* L.

【植物形态】 落叶灌木，小枝密被黄色星状绒毛。叶互生，叶柄被星状柔毛，托叶线形，疏被柔毛。叶片菱形至三角状卵形，具深浅不同的三裂或不裂，先端钝，基部楔形，边缘具不整齐齿缺，下面沿叶脉微被毛或近无毛。花单生于枝端叶腋间，花梗被星状短绒毛。小苞片线形，被星状疏绒毛。花萼钟形，密被星状短绒毛，裂片五，三角形。花钟形，淡紫色，花瓣倒卵形，外面疏被纤毛和星状长柔毛。蒴果卵圆形，密被黄色星状绒毛。种子肾形，背部被黄色长柔毛。花期7～10月。

【性味归经】 性微寒。味甘、苦。归大肠、肝、心、肺、胃、脾经。

【功效】 清热利湿，杀虫止痒。

【主治瘙痒相关疾病】 皮肤疥癣，阴囊湿疹。

【止痒方选】 治疗阴囊湿疹，木槿根皮、蛇床子60 g，水煎，熏洗患处。（《皮肤病中草药与验方》）

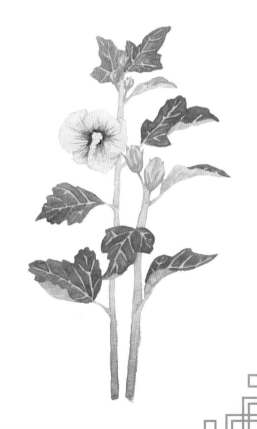

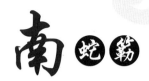

【中文名】 南蛇簕(nán shé lè)
（喙英云实以根，茎，叶和种子入药）

【别　名】 老鸦枕头，猫爪簕，苦石莲，广石莲，青蛇子。

【拉丁名】 *Caesalpinia minax* Hance

【植物形态】 有刺藤本。各部均被短柔毛。根圆柱形，浅黄色。茎和叶轴上均有散生钩刺。二回羽状复叶，互生，托叶锥状而硬。羽片5～8对，小叶6～12对，椭圆形或长圆形，先端钝圆或急尖，基部圆形，微偏斜，两面沿中脉被短柔毛，小叶柄甚短，其下有1枚小倒钩刺。总状花序或圆锥花序顶生，苞片卵状披针形，先端短渐尖。萼片五，密生黄色绒毛。花冠蝶形，白色，有紫色斑点，最上一枚倒卵形，先端圆钝，基部靠合，外面和边缘有毛。雄蕊十，离生，二轮排列，较花瓣稍短，花丝下部密被长柔毛。子房密生细刺，花柱稍超出于雄蕊，无毛。荚果长圆形，先端圆钝而有喙，喙长5～25 mm，果瓣外面密生针状刺。种子4～8颗，长椭圆形，一侧稍注，有环状纹。花期4～5月，果期9～10月。

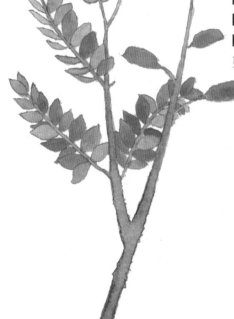

【性味归经】 性寒。味苦。归心、脾、肾经。

【功效】 清热解暑，消肿止痛，止痒。

【主治瘙痒相关疾病】 皮肤瘙痒。

【止痒方选】 治疗皮肤瘙痒，叶外用适量，鲜品捣烂敷患处，或煎水洗。（《全国中草药汇编》）

闹 羊花

【中文名】 闹羊花(nào yáng huā)
（为羊踯躅的花）

【别　名】 羊踯躅花,踯躅花,惊羊花,老虎花,石棠花,黄喇叭花,水兰花,老鸦花,豹狗花,黄蛇豹花,三钱三,一杯倒,一杯醉,黄牯牛花,石菊花,苗杜鹃花,冈头花,山茶花,黄花花,雷公花,黄花女,毛老虎。

【拉丁名】 *Rhododendron molle* (Blum) G. Don

【植物形态】 落叶灌木。老枝光滑,无毛,褐色,幼枝有短柔毛及刚毛。花芽卵圆形,鳞片9～12片,阔卵形。单叶互生。叶柄短。叶片纸质,常簇生于枝顶,椭圆形至椭圆状倒披针形,先端钝,具短尖,基部楔形,边缘有睫毛,两面密被灰白色柔毛。花多数排列成短总状伞形花序,顶生,先叶开放或与叶同时开放。花萼小,五裂,半圆形,宿存,被稀疏细毛。花冠宽钟状,金黄色,先端五裂,裂片椭圆形至卵形,上面一片较大,有淡绿色斑点。雄蕊五,与花冠等长或稍伸出花冠外,花药孔裂。雌蕊一,子房上位,五室,外被灰色长毛,花柱细长,无毛长于雄蕊,柱头头状。蒴果长椭圆形,熟时深褐色,具细柔毛和疏刚毛,胞间开裂。种子多数,细小,灰棕色,扁卵形,边缘有薄膜翅。花期4～5月,果期6～8月。

【性味归经】 性温。味辛。归肝经。

【功效】 祛风除湿,杀虫止痒。

【主治瘙痒相关疾病】 皮肤顽癣,疥疮。

【止痒方选】 ①治疗皮肤顽癣及瘙痒,鲜闹羊花15 g,捣烂敷患处。(《闽东本草》)

②治瘌痢头,鲜闹羊花擦患处,或晒干研粉调麻油涂患处。(《浙江民间常用草药》)

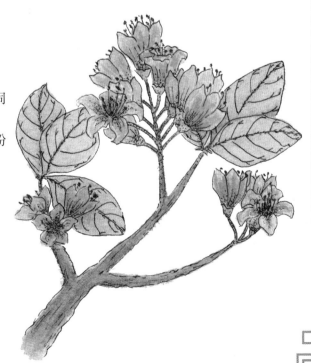

泥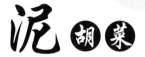胡菜

【中药名】 泥胡菜(ní hú cài)
（为菊科植物泥胡菜的全草或根）

【别　名】 苦马菜，牛插鼻，石灰菜，糯米菜，猫骨头，剪刀草，绒球，苦郎头，苦蓝关菜，石灰青，田青，野苦麻，苦荬菜，猪兜菜，艾草。

【拉丁名】 *Hemistepta lyrata* (Bunge) Fischer & C. A. Meyer.

【植物形态】 一年生草本。茎单生，通常纤细，被稀疏蛛丝毛，上部长分枝。基生叶长椭圆形或倒披针形，花期通常枯萎。中下部茎叶与基生叶同形，全部叶大头羽状深裂或几全裂，侧裂片 2～6 对，倒卵形、长椭圆形、匙形、倒披针形或披针形，全部裂片边缘三角形锯齿或重锯齿，侧裂片边缘通常稀锯齿，最下部侧裂片通常无锯齿。全部茎叶质地薄，两面异色，上面绿色，无毛，下面灰白色，被厚或薄绒毛，基生叶及下部茎叶有长叶柄，柄基扩大抱茎，上部茎叶的叶柄渐短，最上部茎叶无柄。头状花序在茎枝顶端排成疏松伞房花序。总苞宽钟状或半球形。总苞片多层，覆瓦状排列。全部苞片质地薄，草质，中外层苞片外面上方近顶端有直立的鸡冠状突起的附片，附片紫红色，内层苞片顶端长渐尖，上方染红色，但无鸡冠状突起的附片。小花紫色或红色，花冠裂片线形，细管部为细丝状。瘦果小，楔状或偏斜楔形，深褐色，压扁，有 13～16 条粗细不等的突起的尖细肋。冠毛异型，白色，两层，外层冠毛刚毛羽毛状，基部连合成环，整体脱落。内层冠毛刚毛极短，鳞片状，3～9 个，着生一侧，宿存。花果期 3～8 月。

【性味归经】 性凉。味苦。归肝、肾经。

【功效】 清热解毒，散结消肿。

【主治瘙痒相关疾病】 风疹，荨麻疹，皮肤瘙痒。

【止痒方选】 治疗荨麻疹、皮肤瘙痒，泥胡菜全草 50 g、千里光 100 g、苍耳草 100 g，水煎洗患处。（《中国民间百草良方》）

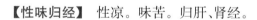

泥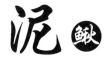

【中文名】　泥鳅(ní qiū)
　　　　　　(为泥鳅的活体及黏液)

【别　　名】　鰌,鳅,鰼,泥鳅,委蛇,鳅鱼,粉鳅,和鳅。

【拉丁名】　*Misgurnus anguillicaudatus*(Cantor)

【动物形态】　泥鳅,体细长,前段略呈圆筒形。后部侧扁,腹部圆,头小。口小,下位,马蹄形。眼小,无眼下刺。须5对。鳞极细小,圆形,埋于皮下。侧线鳞116～170;背鳍2,7;臀鳍2,5～6。体背部及两侧灰黑色,全体有许多小的黑斑点,头部和各鳍上亦有许多黑色斑点,背鳍和尾鳍膜上的斑点排列成行,尾柄基部有一明显的黑斑。其他各鳍灰白色。

【性味归经】　性平。味甘。归脾、肝、肾经。

【功效】　解毒止痒。

【主治瘙痒相关疾病】　皮肤瘙痒。

【止痒方选】　治疗皮肤瘙痒,适量,烧存性,研末调敷患处。(《全国中草药汇编》)

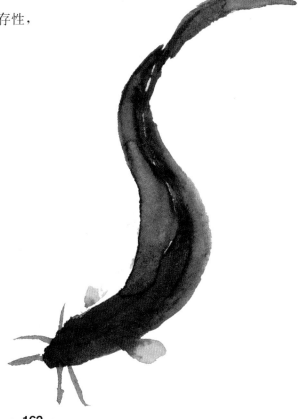

泥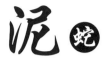

【中文名】 泥蛇（ní shé）
（为水蛇除去内脏的全体）
【别　名】 金边泥蛇。
【拉丁名】 *Enhydris chinensis*（Gray）

【动物形态】 全长 50 cm 左右。头较大，体粗尾短，背面深灰色，具有大小不一的黑点，排成 3 纵行。背鳞最外行暗灰色，外侧 2～3 行红棕色。每一腹鳞前半暗灰色，后半黄色。鼻孔具瓣膜，位于吻端背面，左右鼻鳞彼此相切。

【性味归经】 性凉。味辛。归肺经。

【功效】 祛风除湿，止痒。
【主治瘙痒相关疾病】 皮肤瘙痒，湿疹，疥疮。
【止痒方选】 治疗小孩皮肤疥疮、湿疹，泥蛇 1 条，取肉，开水中煮熟，加少许盐吃。亦可将肉剁成肉泥，加鸡蛋（或鸭蛋）一起搅匀，煮汤吃，一般连服几条可愈。（《中华本草》）

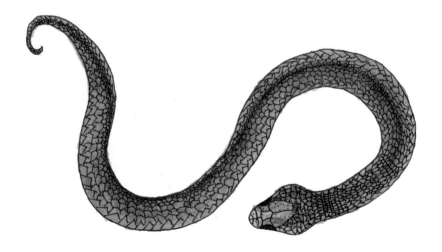

柠檬桉叶

【中药名】 柠檬桉叶（níng méng ān yè）
（为桃金娘科植物柠檬桉的叶）

【别　名】 油桉树，柠檬香桉树，留香久。

【拉丁名】 *Eucalyptus citriodora* Hook. f.

【植物形态】 乔木。树皮平滑，淡白色或淡红灰色，片状脱落，皮脱后甚光滑，色白。叶具柠檬香味。异常叶较厚，下面苍白色。幼枝的叶被棕红色腺毛，叶柄盾状着生于离叶基4～5 mm处。正常叶互生，卵状披针形或狭披针形，稍呈镰状。伞形花序，有花3～5朵，数个排列成腋生或顶生圆锥花序。花直径1.5～2 cm。萼筒杯状。帽状体半球形，较萼管短，2层，外层稍厚，有小凸尖，内层薄而平滑，富有光泽。雄蕊多数，排成2列，花药椭圆形，背部着生，药室平行。子房与萼管合生。蒴果卵状壶形，果缘薄，果瓣深藏。花期每年2次，12月～次年5月。

【性味归经】 性微温。味辛、苦。归脾、胃、肝经。

【功效】 散风除湿，健胃止痛，解毒止痒。

【主治瘙痒相关疾病】 疮疖，风疹，湿疹，顽癣。

【止痒方选】 治疗湿疹，柠檬桉叶适量，煎水洗患处，每天2次。（《中草药实用图典》）

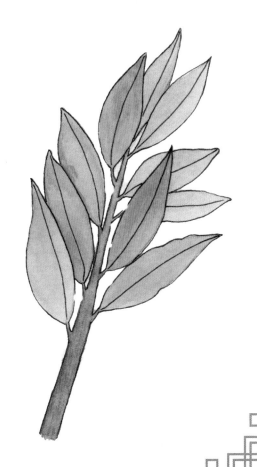

牛蒡

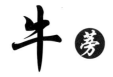

【中文名】 牛蒡(niú bàng)
　　　　　（为牛蒡的茎叶、果实）
【别　名】 大夫叶,大力子,大牛子。
【拉丁名】 *Arctium lappa* L.

【植物形态】 二年生草本,具粗大的肉质直根,有分枝支根。茎直立,粗壮,基部直径达 2 cm,通常带紫红或淡紫红色,有多数高起的条棱,分枝斜升,多数,全部茎枝被稀疏的乳突状短毛及长蛛丝毛并混杂以棕黄色的小腺点。基生叶宽卵形,边缘稀疏的浅波状凹齿或齿尖,基部心形,叶柄两面异色,上面绿色,有稀疏的短糙毛及黄色小腺点,下面灰白色或淡绿色,被薄绒毛或绒毛稀疏,有黄色小腺点,叶柄灰白色,被稠密的蛛丝状绒毛及黄色小腺点,但中下部常脱毛。茎生叶与基生叶同形或近同形,具等样的及等量的毛被,接花序下部的叶小,基部平截或浅心形。头状花序多数或少数在茎枝顶端排成疏松的伞房花序或圆锥状伞房花序,花序梗粗壮。总苞卵形或卵球形。总苞片多层,多数,外层三角状或披针状钻形,中内层披针状或线状钻形。全部苞近等长,顶端有软骨质钩刺。小花紫红色,花冠外面无腺点。瘦果倒长卵形或偏斜倒长卵形,两侧压扁,浅褐色,有多数细脉纹,有深褐色的色斑或无色斑。冠毛多层,浅褐色。冠毛刚毛糙毛状,不等长,长达 3.8 mm,基部不连合成环,分散脱落。花、果期 6～9 月。

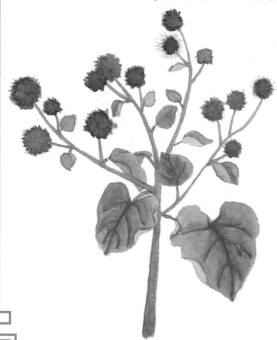

【性味归经】 性凉。味苦、甘。归肺、心、肝经。

【功效】 清热除烦,解毒消肿,疏散风热。
【主治瘙痒相关疾病】 痈肿疮疖,皮肤风痒,白屑风。
【止痒方选】 治疗皮肤风热,遍身瘾疹,牛蒡子、浮萍各 6 g,加入薄荷汤,每天服用 2 次。(《养生必用方》)

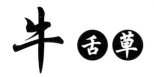

牛舌草

【中药名】 牛舌草(niú shé cǎo)
（为蓼科植物齿果酸模的叶）

【别　名】 羊蹄,齿果羊蹄,羊蹄大黄,土大黄,牛舌棵子,野甜菜,土王根,牛舌头棵,牛耳大黄。

【拉丁名】 *Rumex dentatus* L.

【植物形态】 一年生或多年生草本。茎直立,通常不分枝或上部花序分枝,密生具基盘的白色长硬毛。基生叶和茎下部叶长圆形至倒披针形,全缘,两面被贴伏的硬毛,先端短渐尖或急尖基部渐狭成柄。茎上部叶无柄,较小。花序顶生及腋生,分枝,果期伸长,花序轴、苞片、花梗及花萼均被密糙伏毛。苞片线形至线状披针形。花梗近直立。花萼五裂至近基部,裂片线状披针形,先端渐尖。花冠蓝色,筒部与萼等长或稍长,微弯曲,无毛,檐部直径约 1.2 cm,裂片近圆形,喉部附属物画笔状,扁平,雄蕊着生喉部之下,内藏,花药长约 3 mm,花丝长约 2.5 mm。花柱稍伸出喉部,柱头头状,微二裂。果被卵形,先端尖,具明显网纹,各生一卵形或长圆形瘤状突起。瘦果三角形,有锐棱,褐色,平滑,光亮。花期 4～5 月。

【性味归经】 性寒。味苦。归胃、大肠经。

【功效】 清热解毒,杀虫止痒。
【主治瘙痒相关疾病】 疥癣,痈疮肿毒。
【止痒方选】 治疗疥癣,牛舌草适量捣烂敷患处。(《中华本草》)

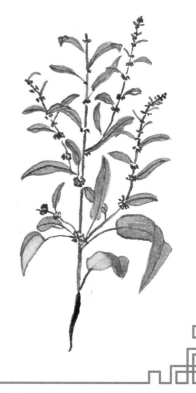

牛至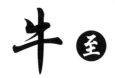

【中文名】 牛至(niú zhì)

（为唇形科植物牛至全草）

【别　名】 江宁府茵陈,小叶薄荷,满坡香,土香薷,白花茵陈,香草,五香草,山薄荷,暑草,对叶接骨丹,土茵陈,黑接骨丹,滇香薷,香薷,小甜草,止痢草,琦香,满山香。

【拉丁名】 *Origanum vulgare* L.

【植物形态】 多年生草本或半灌木,芳香。根茎斜生,其节上具纤细的须根。茎直立或近基部伏地,四棱形。叶具柄,腹面具槽,背面近圆形,被柔毛,叶片卵圆形或长圆状卵圆形,先端钝或稍钝,基部宽楔形至近圆形或微心形,全缘或有远离的小锯齿,上面亮绿色,常带紫晕,具不明显的柔毛及凹陷的腺点,下面淡绿色,明显被柔毛及凹陷的腺点,侧脉 3～5 对。花序呈伞房状圆锥花序,多花密集,由多数长圆状在果时多少伸长的小穗状花序所组成。苞片长圆状倒卵形至倒卵形或倒披针形,锐尖,绿色或带紫晕,具平行脉,全缘。花萼钟状,外面被小硬毛或近无毛,内面在喉部有白色柔毛环。花冠紫红、淡红至白色,管状钟形。雄蕊四,花丝丝状,扁平,无毛,花药卵圆形,二室。花盘平顶。花柱略超出雄蕊,先端不相等二浅裂,裂片钻形。小坚果卵圆形,先端圆,基部骤狭,微具棱,褐色,无毛。花期 7～9 月,果期 10～12 月。

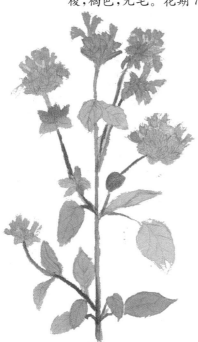

【性味归经】 性凉。味辛、苦。

【功效】 解表理气,清暑利湿。

【主治瘙痒相关疾病】 皮肤瘙痒,疮疡。

【止痒方选】 治疗皮肤湿热瘙痒,牛至(鲜草)250 g,煎水洗。(《贵州民间药物》)

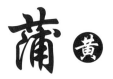

蒲黄

【中药名】 蒲黄（pú huáng）
（为香蒲科植物狭叶香蒲、宽叶香蒲、东方香蒲和长苞香蒲的花粉）

【别　名】 蒲厘花粉，蒲花，蒲棒花粉，蒲草黄。

【拉丁名】 *Typha angustifolia* L.

【植物形态】 狭叶香蒲，多年生草本。根茎匍匐，须根多。叶狭线形。花小，单性，雌雄同株。穗状花序长圆柱形，褐色。雌雄花序离生，雄花序在上部，雌花序在下部，具叶状苞片，早落。雄花具雄蕊2～3，基生毛较花药长，顶端单一或2～3分叉，花粉粒单生。雌花具小苞片，匙形，较柱头短，茸毛早落，约与小苞片等长，柱头线形或线状圆柱形。坚果细小，无槽，不开裂，外果皮下分离。花期6～7月，果期7～8月。

【性味归经】 性平。味甘，微辛。归肝、心、脾经。

【功效】 止血，祛瘀，利尿。

【主治瘙痒相关疾病】 湿疹。

【止痒方选】 治疗婴儿湿疹，蒲黄研末，鸡蛋黄油调敷。（《实用中草药图典》）

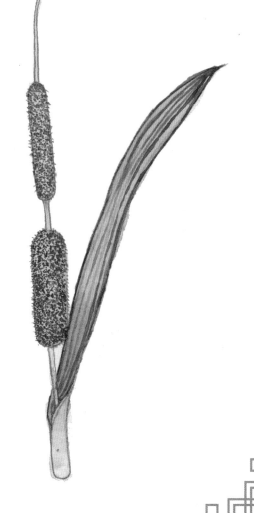

七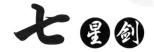

【中文名】 七星剑(qī xīng jiàn)
（为唇形科植物小花荠苎的全草）

【别　名】 小叶不红,星色草,酒瓶草。

【拉丁名】 *Mosla caualeriei* Levl.

【植物形态】 一年生直立草本,揉之有强烈香味。单叶对生,具柄。叶片呈椭圆状披针形,先端渐尖,基部渐狭或楔尖,边缘有锯齿,两面有透明的腺点。总状花序,顶生和腋生。苞片叶状,生在下部的椭圆形或狭矩圆形,先端短尖或钝,基部阔楔尖或浑圆,边全缘或上部有锯齿2～3个,被毛,具透明的腺点。萼钟状,被粗毛,结果时增大,五齿裂,裂片刚毛状。花冠绯红色,二唇形,上唇2裂,下唇延长近全缘,渐尖。雄蕊四,其中2枚退化,花药2室,广歧。子房上位,心皮4个,4裂,4室,每室有胚珠1颗,花柱着生于子房基部,顶端有深而近相等的二裂。小坚果球形,灰褐色,具网纹,生于萼的基部。花期9～11月,果期10～12月。

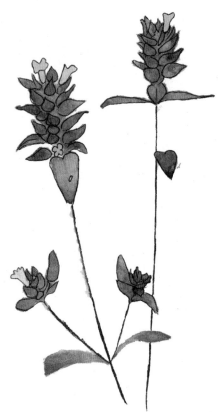

【性味归经】 性温。味辛。归肝、脾经。

【功效】 发汗解暑,利湿解毒。

【主治瘙痒相关疾病】 皮肤瘙痒,湿疹。

【止痒方选】 治疗慢性皮肤湿疹瘙痒,七星剑适量,煎水洗之。(《中华本草》)

漆大姑

【中文名】　漆大姑（qī dà gū）

（为大戟科植物毛果算盘子的枝叶、根）

【别　名】　毛漆，毛七哥，毛七公，大毛七，算盘子，野南瓜，漆大伯，杨漆姑婆，藤篮果，痒树棵，两面毛，生毛七，山桔子，八楞桔，八面桔，八瓣桔，山金瓜。

【拉丁名】　*Glochidion eriocarpum* Champ. ex Benth.

【植物形态】　常绿灌木。枝密被淡黄色扩展的长柔毛。叶互生。叶柄被密毛。托叶钻形，被毛。叶卵形或狭卵形，先端渐尖，基部钝或截平或圆形，全缘，上面榄绿色，下面稍带灰白色，两面均被长柔毛，下面尤密，侧脉4～6对，下面网脉稍明显。花淡黄绿色，单性同株。雄花通常2～4朵簇生于叶腋，花梗被毛。萼片六，长圆形，先端锐尖，外被疏柔毛，雄蕊三。雌花几无梗，通常单生于小枝上部叶腋内，萼片六，长圆形，其中3片较狭，两面均被长柔毛，子房扁球形，密被柔毛，五室，罕四室，花柱短，合生呈圆柱状，直立，约为子房长的3倍，均密被长柔毛，顶端5裂。蒴果扁球形，顶部压入，具5条纵沟，密被长柔毛，先端具圆柱状稍伸长的宿存花柱。种子橘红色。花期6～10月，果期7～11月。

【性味归经】　性平。味苦、涩。归胃、脾、大肠经。

【功效】　清热利湿，解毒止痒。

【主治瘙痒相关疾病】　皮肤瘙痒，皮炎。

【止痒方选】　治疗过敏性皮炎。漆大姑、杠板归、千里光、盐肤木叶各30～60 g，煎水熏洗。（《全国中草药汇编》）

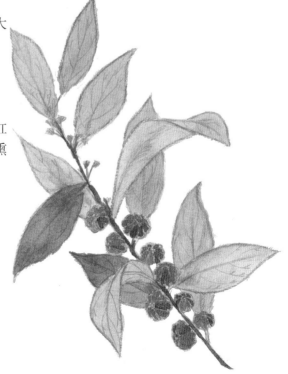

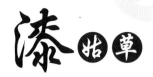

【中文名】 漆姑草（qī gū cǎo）
（为石竹科植物漆姑草的全草）
【别　名】 羊儿草，地松，星秀草，珍珠草。
【拉丁名】 *Sagina japonica*（Sw.）Ohwi

【植物形态】 一年生小草本。茎纤细，由基部分枝，丛生，下部平卧，上部直立，无毛或上部稍被腺毛。单叶对生。叶片线形，具一条脉，基部抱茎，合生成膜质的短鞘状，先端渐尖，无毛。花小型，通常单一，腋生于茎顶。花梗细小，直立，疏生腺毛。萼片五，长圆形乃至椭圆形，先端钝圆，稍微呈兜状依附于成熟的蒴果，背面疏生腺毛乃至无毛，具 3 条脉，边缘及先端为白膜质。花瓣五，白色卵形，先端圆，长约为萼片的 2/3。雄蕊五。子房卵圆形，花柱有突起。蒴果广椭圆状卵球形，比宿存萼片稍长或长出 1/3 左右。通常五瓣裂，裂瓣椭圆状卵形，先端钝。种子微小，褐色，圆肾形，两侧稍扁，背部圆，密生瘤状突起。花期 5～6 月，果期 6～8 月。

【性味归经】 性凉。味苦、辛。归肺、肾经。

【功效】 散结消肿，解毒止痒。
【主治瘙痒相关疾病】 漆疮，秃疮。
【止痒方选】 治疗漆疮，漆姑草捣烂，加丝瓜叶汁，调菜油敷。（《湖南药物志》）

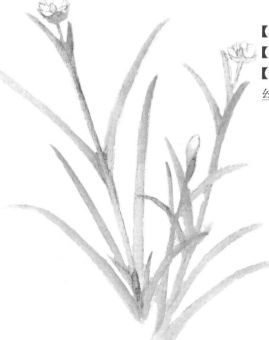

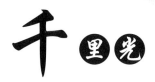

【中文名】 千里光(qiān lǐ guāng)

（为菊科植物千里光的全草）

【别　名】 千里及,千里急,黄花演,眼明草,九里光,金钗草,九里明,黄花草,九岭光,一扫光,九龙光,千里明,百花草,九龙明,黄花母,七里光,黄花枝草,粗糠花,野菊花,天青红,白苏杆,箭草,青龙梗,木莲草,软藤黄花草,光明草,千家药。

【拉丁名】 *Senecio scandens* Buch. -Ham. ex D. Don

【植物形态】 多年生攀缘草本。根状茎木质,粗。茎曲折,多分枝,初常被密柔毛,后脱毛,变木质,皮淡褐色。叶互生,具短柄。叶片披针形至长三角形,先端渐尖,基部宽楔形、截形、戟形或稀心形,边缘有浅或深齿,或叶的下部2～4对深裂片,稀近全缘,两面无毛或被短柔毛。羽状脉,叶脉明显。头状花序,多数,在茎及枝端排列成复总状伞房花序,总花梗常反折或开展,被密微毛,有细条形苞叶。总苞筒状,基部有数个条形小苞片。总苞片1层,12～13个,条状披针形,先端部渐尖。舌状花黄色,8～9个。筒状花多数。瘦果,圆柱形,有纵沟,被柔毛。冠毛白色,约与筒状花等长。花期10月～翌年3月,果期2～5月。

【性味归经】 性寒。味苦、辛。

【功效】 清热解毒,明目退翳,杀虫止痒。

【主治瘙痒相关疾病】 湿疹,干湿癣疮,滴虫性阴道炎。

【止痒方选】 治疗慢性湿疹,千里光、杉树叶、黄菊花、金银花各适量,煎水内服并外洗。(《江西草药手册》)

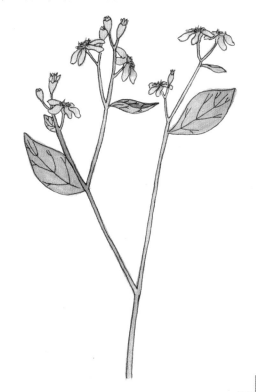

窃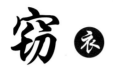

【中文名】 窃衣（qiè yī）
（为窃衣的叶、果实）

【别　名】 华南鹤虱，水防风。

【拉丁名】 *Torilis scabra*（Thunb.）DC.

【植物形态】 一年生或多年生草本。全株有贴生短硬毛。茎单生，有分枝，有细直纹和刺毛。叶卵形，一至二回羽状分裂，小叶片披针状卵形，羽状深裂，末回裂片披针形至长圆形，边缘有条裂状粗齿至缺刻或分裂。复伞形花序顶生和腋生。总苞片通常无，很少一，钻形或线形。伞辐2～4，粗壮，有纵棱及向上紧贴的硬毛。小总苞片5～8，钻形或线形。小伞形花序有花4～12。萼齿细小，三角状披针形，花瓣白色，倒圆卵形，先端内折。花柱基圆锥状，花柱向外反曲。果实长圆形，有内弯或呈钩状的皮刺，粗糙，每棱槽下方有油管一。花、果期4～10月。

【性味归经】 性平。味苦、辛。归脾、大肠经。

【功效】 杀虫止泻，收湿止痒。

【主治瘙痒相关疾病】 湿疹，阴痒带下。

【止痒方选】 治疗皮肤瘙痒，窃衣鲜叶捣烂绞汁涂患处。（《中华本草》）

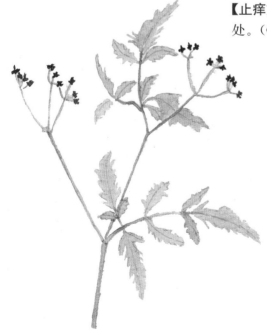

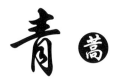

青蒿

【中药名】 青蒿（qīng hāo）
（为菊科植物黄花蒿的干燥地上部分）

【别　名】 蒿子,臭蒿,香蒿,苦蒿,臭青蒿,香青蒿,细叶蒿,细青蒿,草青蒿,草蒿子。

【拉丁名】 *Artemisia annua* L.

【植物形态】 一年生或二年生草本,全体平滑无毛。茎圆柱形,幼时青绿色,表面有细纵槽,下部稍木质化,上部叶腋间有分枝。叶互生。二回羽状全裂,先端尖,质柔,两面平滑无毛,青绿色。头状花序排列成总状圆锥花序,每一头状花序侧生,总苞半球形,花托外围着生管状雌花,内仅雌蕊 1 枚,柱头二裂。内部多为两性花,绿黄色,花冠管状。瘦果矩圆形至椭圆形,微小,褐色。花期 6～7 月,果期 9～10 月。

【性味归经】 性寒。味苦。归肝、胆经。

【功效】 清热解暑,杀虫止痒。

【主治瘙痒相关疾病】 疥疮,皮肤瘙痒。

【止痒方选】 治疗疮疥,青蒿适量研末,调茶油涂患处。《中国苗族药物彩色图集》

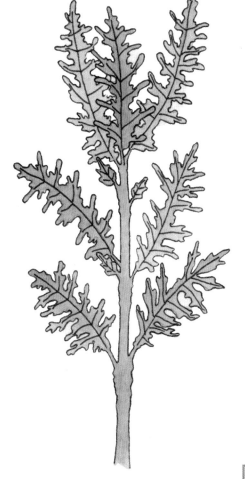

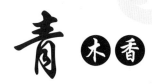

【中药名】 青木香（qīng mù xiāng）
（为马兜铃科植物马兜铃的干燥根）

【别　名】 土青木香，青藤香，蛇参根，独行根。

【拉丁名】 *Aristolochia debilis* Sieb. et Zucc.

【植物形态】 草质藤本。叶纸质，叶柄柔弱，叶片卵状心形或三角状心形，先端短尖或钝，基部心形，两侧裂片圆形，下垂或扩展，边全缘。基出脉5～7条。总状花序有花2～8朵生于叶腋。花序梗和花序轴极短或近无。小苞片卵形，具长柄。花被基部膨大呈球形，向上收狭呈一长管，内面具腺体状毛，管口扩大呈漏斗状。朔果宽倒卵形或椭圆状倒卵形，种子三角状心形，扁平，有小疣点，具浅褐色膜质翅。花期5～7月，果期8～10月。

【性味归经】 性寒。味辛、苦。归肺、胃经。

【功效】 行气止痛，解毒消肿，平肝降压。

【主治瘙痒相关疾病】 湿疹，皮肤瘙痒。

【止痒方选】 治疗湿疹抓破，青木香适量烘干研末，麻油涂患处。（《中华百草良方 上》）

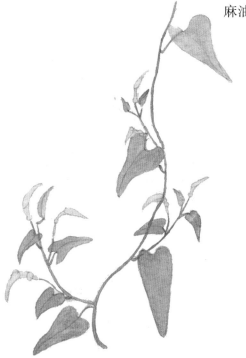

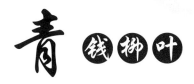

【中文名】 青钱柳叶(qīng qián liǔ yè)

（为胡桃科植物青钱柳的叶）

【拉丁名】 *Cyclocarya paliurus*（Batal.）Ⅱjinsk

【植物形态】 落叶乔木。树皮厚,灰色,深纵裂。枝条黑褐色,具灰黄色皮孔。髓心薄片状。冬芽裸露,密生褐色鳞片。奇数羽状复叶,小叶7～9(稀5～11)片。叶片革质,长椭圆状卵形至阔披针形,先端急尖或渐尖,基部偏斜,边缘有锐锯齿,上面有盾状腺体,下面网状脉明显,有灰色细小的鳞片及盾状腺体。花单性,雌雄异株。雄菜荑花序3条或稀2～4条成一束,簇生于短花梗上,雄花苞片小不明显,2枚小苞片与2～3枚花被片形状相似,雄蕊20～30枚,有时仅12枚。雌菜荑花序单独顶生,雌花7～10朵,雌花苞片与2小苞片贴生至子房中部,花被片四,生于子房上端,子房下位,花柱短,柱头二裂,裂片羽毛状。坚果,扁球形,在中部四周由苞片及小苞片形成革质圆盘状翅,先端有4枚宿存的花被片及花柱。花期4～5月,果期7～9月。

【性味归经】 性平。味辛,微苦。

【功效】 祛风止痒。

【主治瘙痒相关疾病】 癣。

【止痒方选】 治疗癣,青钱柳叶适量鲜品捣烂取汁涂搽患处。(《中华本草》)

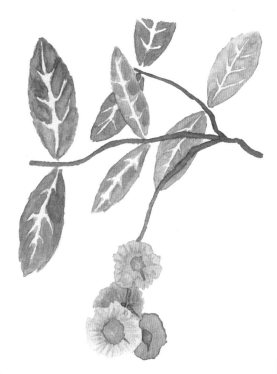

青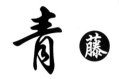

【中药名】 青藤（qīng téng）
（为防己科植物青藤或毛青藤的藤茎）

【别　名】 寻风藤，清风藤，滇防己，大青木香，大青藤，岩见愁，排风藤，过山
龙，羊雀木，鼓藤，豆荚藤，追骨风，爬地枫，毛防己，青防己，风龙，苦
藤，黑防己，吹风散，追骨散，土藤。

【拉丁名】 *Sinomenium acutum*（Thunb.）Rehd. et Wels.

【植物形态】 木质大藤本。茎灰褐色，有不规则裂纹。小枝圆柱状，有直线纹，
被柔毛或近无毛。叶纸质至革质，心状圆形或卵圆形，先端渐尖或急尖，基部心
形或近截形，全缘或3～7条角状浅裂，上面绿色，下面灰绿色，嫩叶被绒毛，老
叶无毛或仅下面被柔毛，掌状脉通常5条。圆锥花序腋生，大型，有毛。花小，
淡黄绿色，单性异株。核果扁球形，稍歪斜，红色至暗红色。花期夏季，果期
秋季。

【性味归经】 性平。味苦、辛。归肝、脾经。

【功效】 祛风通络，除湿止痛。

【主治瘙痒相关疾病】 皮肤痒疹。

【止痒方选】 治疗皮肤痒疹，青藤适量煎水外洗。
（《中华本草》）

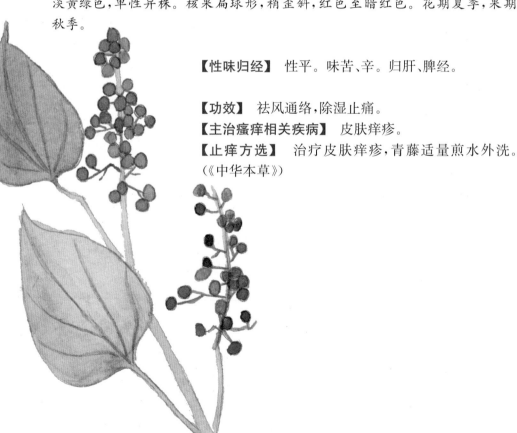

青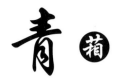

【中文名】 青葙(qīng xiāng)
（为苋科植物青葙的茎叶或根）

【拉丁名】 *Celosia argentea* L.

【植物形态】 一年生草本。全株无毛。茎直立，通常上部分枝，绿色或红紫色，具条纹。单叶互生。叶柄长 2～15 mm，或无柄。叶片纸质，披针形或长圆状披针形，先端尖或长尖，基部渐狭且稍下延，全缘。花着生甚密，初为淡红色，后变为银白色，穗状花序单生于茎顶或分枝顶，呈圆柱形或圆锥形，苞片、小苞片和花被片膜质，白色光亮。花被片五，白色或粉红色，披针形。雄蕊五，下部合生成杯状，花药紫色。胞果卵状椭圆形，盖裂，上部作帽状脱落，顶端有宿存花柱，包在宿存花被片内。种子扁圆形，黑色，光亮。花期 5～8 月，果期 6～10 月。

【性味归经】 性寒。味苦。归肝、膀胱经。

【功效】 燥湿清热，杀虫止痒，凉血止血。

【主治瘙痒相关疾病】 湿热带下，阴痒，疮疥，风瘙身痒。

【止痒方选】 治疗皮肤风热、疮疹、瘙痒，青葙茎叶水煎洗患处，洗时须避风。（《江西草药手册》）

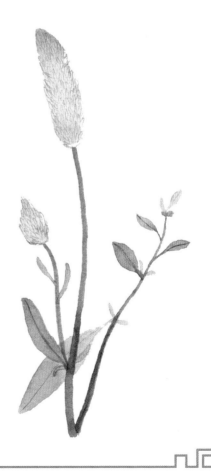

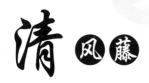

清 风藤

【中药名】 清风藤(qīng fēng téng)
(为清风藤科植物清风藤的藤茎)

【别　名】 青藤,寻风藤,一口两嘴,过山龙,牢钩刺。

【拉丁名】 *Sabia japonica* Maxim.

【植物形态】 落叶攀缘木质藤本。老枝紫褐色,常留有木质化成单刺状或双刺状的叶柄基部。单叶互生。叶柄被柔毛。叶片近纸质,卵状椭圆形,卵形或阔卵形,叶面中脉有稀疏毛,叶背带白色,脉上被稀疏柔毛。侧脉每边3～5条。花先叶开放,单生于叶腋,花小,两性。苞片倒卵形。萼片近圆形或阔卵形,具缘毛。花瓣淡黄绿色,倒卵形或长圆状倒卵形,具脉纹。雄蕊花盘杯状,有五裂齿。子房卵形,被细毛。分果片近圆形或肾形,核有明显的中肋,两侧面具蜂窝状凹穴。花期2～3月,果期4～7月。

【性味归经】 性温。味苦、辛。归肝经。

【功效】 祛风利湿,活血解毒。

【主治瘙痒相关疾病】 脚气,疮疡肿毒,皮肤瘙痒。

【止痒方选】 治疗皮肤瘙痒,清风藤15 g煎服,每天一剂早晚服用。另可取清风藤30 g煎水洗患处。(《一味中药去顽疾》)

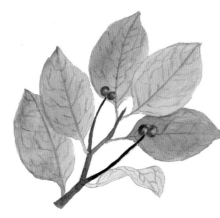

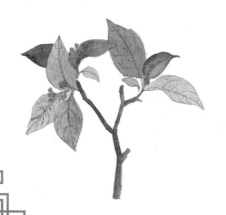

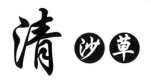

【中药名】 清沙草（qīng shā cǎo）
（为爵床科植物疏花马蓝的全草）

【别　名】 疏花马蓝。

【拉丁名】 *Pteropcychia dalziellii*（W. W. Sm.）H. S. Lo

【植物形态】 多年生草本，茎高 50～100 cm，或更高。叶对生，一大一小，几无柄。叶片大者椭圆状长圆形至披针形，先端长尖，基部近圆形至楔状，叶片小者卵形，先端渐尖，基部近圆形，大小叶均有锯齿。聚伞花序，其中一个创始枝较短或不发达，花序轴作"之"字形曲折。花单生，稀疏。萼五裂，裂片披针形，通常无毛，或稀被疏柔毛。花冠淡紫色，外被微毛，内面有两行短柔毛，冠檐五裂，裂片近相等或略成二唇形。雄蕊四，花丝基部有薄膜相连。子房上位，二室，每室仅有 2 个胚珠。蒴果近棒状。种子 4 颗，有微毛。

【性味归经】 性平。味辛。

【功效】 散瘀消肿，杀虫止痒。

【主治瘙痒相关疾病】 疥疮瘙痒。

【止痒方选】 治疗疥疮瘙痒，清沙草鲜品适量捣烂敷患处。（《中华本草》）

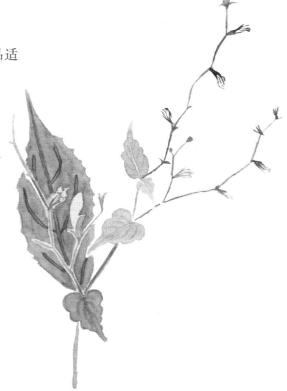

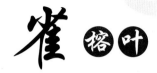

雀 榕 叶

【中药名】 雀榕叶(què róng yè)
　　　　　（为桑科植物笔管榕的叶）
【别　名】 白米叶,漆娘舅,山榕,岩榕,黄葛树。
【拉丁名】 *Ficus subpisocurpa* Gagnepain

【植物形态】 乔木,有板根或支柱根,幼时附生。叶互生。托叶广卵形,早落。叶片坚纸质,长椭圆形,长圆状卵形或倒卵状长圆形,少有浅心形,先端钝或短渐尖,基部钝或圆形,少有浅心形,全缘。隐头花序,花序托单生或成对腋生,或簇生于已落叶的小枝上,近球形,成熟时黄色或紫红色,干后表面有皱纹。基生苞片卵圆形,先端钝,大部分合成盘状。总花梗纤细。雄花、瘿花、雌花着生于同一花序托内壁。雄花着生于花序托近口部。瘦果,花柱延长。花、果期全年。

【性味归经】 性平。味甘,微苦。归肺、肾经。

【功效】 清热解毒,除湿止痒。
【主治瘙痒相关疾病】 漆过敏,湿疹。
【止痒方选】 治疗湿疹,鲜雀榕叶一握,煎汤浴洗,日洗一二次。(《福建民间草药》)

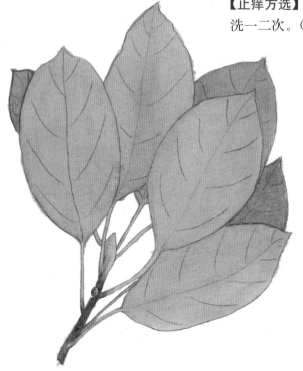

蚺 蛇肉

【中文名】 蚺蛇肉（rán shé ròu）
（为蟒蛇的肉）

【别　名】 蟒，王蛇，蚺蛇，南蛇，埋头蛇，王字蛇，琴蛇，梅花蛇。

【拉丁名】 *Python molurus* bivittatus Schlegel

【植物形态】 蟒蛇，全长 6～7 m。肛孔两侧有爪状后肢的残余。背面灰棕色或黄色头颈部背面有一矛形斑，头部腹面黄白色，躯干及尾腹面黄白色尽，可杂有少数黑褐色斑。背鳞平滑无棱，中段 65～72 行。腹鳞较窄小，255～263 枚。尾下鳞 65～69 枚。

【性味归经】 性温。味甘。归肝经。

【功效】 祛风活络，杀虫止痒。

【主治瘙痒相关疾病】 疥癣，恶疮。

【止痒方选】 治疗瘙痒及疬风疥癣恶疮，蚺蛇肉一斤、羌活一两（绢袋盛之），用糯米二斗，蒸熟，安曲于缸底，置蛇于曲上，乃下饭，密盖，待热取酒，以蛇焙研和药，其酒每随量温饮数杯，忌风及欲事，亦可袋盛浸酒饮。（《濒湖集简方》）

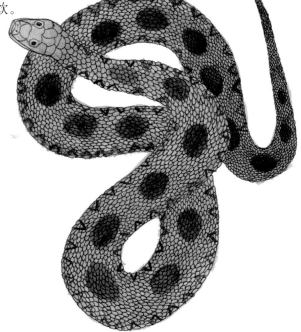

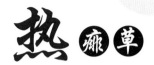

热痱草

【中药名】 热痱草(rè fèi cǎo)

（为唇形科小鱼仙草，以全草入药）

【别　名】 大叶香薷，假鱼香，小鱼仙草，山苏麻，土荆芥，月味草，野香薷。

【拉丁名】 *Mosla dianthera* (Buch.-Ham. ex Roxburgh) Maxim.

【植物形态】 高 20～100 cm。揉之有香气。茎直立，四棱形，近无毛。叶对生，有柔毛。叶多皱缩，叶片卵状披针形或菱状披针形，边缘有锐尖的稀疏锯齿，叶面有棕黄色凹陷腺点。风轮伞花序组成的顶生的总状花序，花萼钟形，外面脉上被短硬毛，果时花萼增大。花冠淡棕黄色，外面被微柔毛，上唇先端小坚果灰褐色，近球形，具网纹。

【性味归经】 性微温。味辛、苦。归肺、脾、胃经。

【功效】 发表祛暑，利湿和中，消肿止血，散风止痒。

【主治瘙痒相关疾病】 阴痒，湿疹，痱毒，过敏性皮炎，皮肤瘙痒。

【止痒方选】 治疗皮肤瘙痒、湿疹、过敏性皮炎，热痱草外用适量，煎水洗或鲜品捣敷或绞汁涂。（《甘肃中草药资源志》）

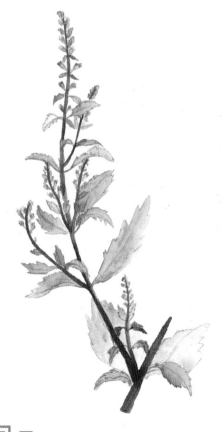

人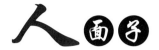

【中药名】 人面子(rén miàn zǐ)
(为漆树科植物人面子的果实)
【别　名】 人面果,银莲果。
【拉丁名】 *Dracontomelon duperreanum* Pierre

【植物形态】 常绿大乔木。幼枝具条纹和白色小皮孔,被灰色绒毛。叶互生,奇数羽状复叶。叶轴和叶柄具条纹,疏被毛,小叶柄短。小叶片长圆形,自下而上逐渐增大,先端长尖,基部常偏斜,全缘,两面沿中脉疏被微柔毛,叶背脉腋具灰白色髯毛。侧脉8～9对,网脉明显。花小,两性,圆锥花序顶生或腋生,疏被灰色微柔毛。花白色。核果扁球形,成熟时黄色,果核压扁,上面盾状凹入,五室,通常1～2室不育。种子3～4颗。花期春、夏季。

【性味归经】 性凉。味甘、酸。归脾、胃、肝经。

【功效】 解毒,健胃,生津。
【主治瘙痒相关疾病】 风毒疮痒。
【止痒方选】 治疗风毒疮痒,人面子捣烂敷患处。(《中华本草》)

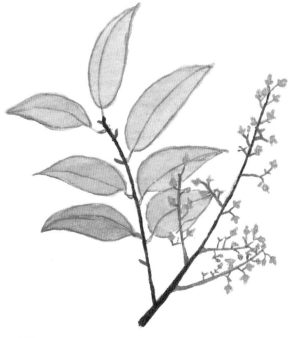

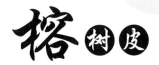

【中药名】 榕树皮(róng shù pí)
（为桑科植物榕树的树皮）

【拉丁名】 *Ficus microcarpa* L. f.

【植物形态】 常绿大乔木。全株有乳汁。老枝上有气牛根(榕须)，下垂，深褐色。单叶互生。托叶披针形。叶片草质而稍带肉质，椭圆形，卵状椭圆形或倒卵形，先端钝尖，基部楔形，上面深绿色，光亮，下面浅绿色，全线或浅波状。基出脉3条，侧脉纤细，3~10对。隐头花序(榕果)单生或成对腋生或着生于已落枝叶腋，扁球形，成熟时黄色或微红，基部苞片阔卵形，宿存，无总花梗。雄花、瘿花和雌花生于同一花序托内，花间有少数刚毛，雄花散生内壁，花被片三，近匙形，雄蕊一，花药与花丝等长。瘿花无梗或具短梗，花被片三，广匙形，花柱侧生，短。雌花无梗或具短梗，花被片与瘿花相似，但较小，花柱侧生，短于子房，柱头棒形。瘦果小，卵形。花、果期4~11月。

【性味归经】 性微寒。味苦。归脾、大肠经。

【功效】 清热解毒，祛风活血。

【主治瘙痒相关疾病】 疥癣。

【止痒方选】 治疗疥癣，榕树皮，煎水洗。（《海南岛常用中草药手册》）

肉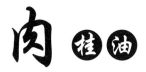

【中药名】　肉桂油（ròu guì yóu）

　　　　　（为樟科植物肉桂和大叶清化桂的干皮、枝皮提取的油）

【别　名】　菌桂，牡桂，桂，大桂，筒桂，辣桂，玉桂。

【拉丁名】　*Cinnamomum cassia* Presl

【植物形态】　肉桂，常绿乔木。树皮灰褐色，芳香，幼枝略呈四棱形。叶互生，革质。长椭圆形至近披针形，先端尖，基部钝，全缘，上面绿色，有光泽，下面灰绿色，被细柔毛。具离基三出脉，于下面明显隆起，细脉横向平行。叶柄粗壮。圆锥花序腋生或近顶生，被短柔毛。花小，花被管裂片六，黄绿色，椭圆形，内外密生短柔毛。发育雄蕊九，三轮，花药矩圆形，四室，瓣裂，外面二轮花丝上无腺体，花药内向，第三轮雄蕊外向，花丝基部有二腺体，最内尚有一轮退化雄蕊，花药心脏形。雌蕊稍短于雄蕊，子房椭圆形，一室，胚珠一，花柱细，与子房几等长，柱头略呈盘状。浆果椭圆形或倒卵形，先端稍平截，暗紫色，外有宿存花被。种子长卵形，紫色。花期5～7月，果期至次年2～3月。

【性味归经】　性热。味辛、甘。归肾、脾、心、肝经。

【功效】　引火归元，散寒止痛，温经通脉。

【主治瘙痒相关疾病】　银屑病，荨麻疹，皮肤瘙痒。

【止痒方选】　治疗皮肤瘙痒，肉桂油适量涂患处。（《中草药彩图手册2》）

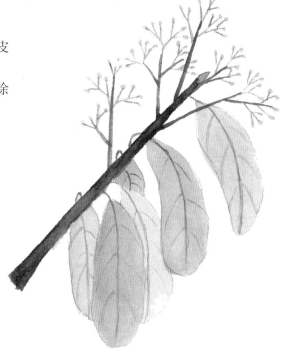

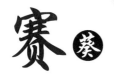

赛 葵

【中药名】 赛葵(sài kuí)
（为锦葵科植物赛葵的全草）

【别　名】 黄花棉,山黄麻,火叶黄花猛,山桃仔,苦麻赛葵,苦麻,黄花如意,山索血,山茶心,黄花草,黄花虱麻头。

【拉丁名】 *Malvastrum coromandelianum*(L.) Gurcke

【植物形态】 亚灌木状。茎直立,疏被单毛和星状粗毛。叶互生。叶柄密被长毛。托叶披针形。叶片卵状披针形或卵形,先端钝尖,基部宽楔形至圆形,边缘具粗锯齿,上面疏被长毛,下面疏被长毛和星状长毛。花单生于叶腋,花梗被长毛。小苞片线形,疏被长毛。萼浅杯状,五裂,裂片卵形,渐尖头,基部合生,疏被单长毛和星状长毛。花黄色,花瓣五,倒卵形。雄蕊柱毛。果肾形,疏被星状柔毛,背部具二芒刺。花期几全年。

【性味归经】 性凉。味微甘。归肺、肝、大肠经。

【功效】 清热利湿,解毒消肿。
【主治瘙痒相关疾病】 湿疹。
【止痒方选】 治疗湿疹,赛葵根 30～60 g,煎水服。(《南方百草良方 下》)

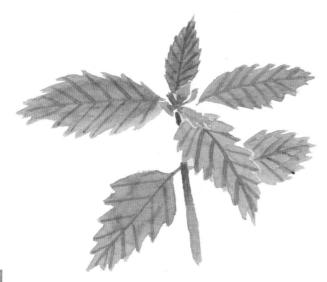

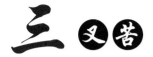

三叉苦

【**中药名**】 三叉苦(sān chā kǔ)

（为芸香科三叉苦，以根及叶入药）

【**别　名**】 三桠苦，小黄散，鸡骨树，三丫苦，三枝枪，三叉虎。

【**拉丁名**】 *Melicope pteleifolia* (Champion ex Bentham) T. G. Hartley

【**植物形态**】 常绿灌木或小乔木，全株味苦。树皮灰白色或青灰色，光滑，有淡黄色的皮孔。茎粗大，多分枝。三小叶复叶对生，小叶纸质，矩圆状披针形，先端钝尖，全缘或不规则浅波状，叶上面深绿色，下面黄绿色，有腺点。伞房状圆锥花序腋生，花轴及花梗初时被短柔毛，花后渐脱落。花小，单性，黄白色，略芳香。萼深裂，广卵形。花瓣四，卵圆形至长圆形，有腺点。雄花有雄蕊四，较花瓣长，花丝线形，花药卵状长圆形，退化子房短小。雌花子房密被毛，退化雄蕊四，较花瓣短，花药不育。蓇葖果2～3个，外果皮暗黄褐色至红褐色，半透明，有腺点。种子卵状球形，黑色。

【**性味归经**】 性寒。味苦。

【**功效**】 清热解毒，散瘀止痛。

【**主治瘙痒相关疾病**】 外阴瘙痒，湿疹，皮炎。

【**止痒方选**】 治疗外阴瘙痒，三叉苦叶、鸭脚木叶、榕树须(气根)、乌桕叶各一两，薄荷叶五钱，煎水洗患处。(《全国中草药汇编》)

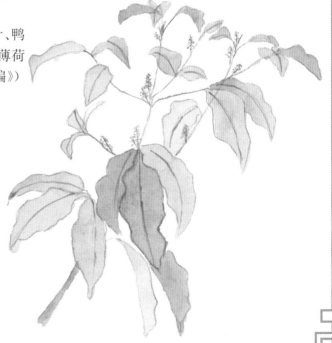

山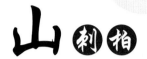

【中药名】 山刺柏（shān cì bǎi）
（为柏科刺柏的根及根皮或枝叶）

【别　名】 刺柏，杉柏，山杉。

【拉丁名】 *Juniperus formosana* Hayata

【植物形态】 常绿乔木或灌木，高达 12 m。树皮褐色，枝斜展或近直展。树冠窄塔形或窄圆锥形。小枝下垂，常有棱脊，冬芽显著。叶全为刺形，三叶轮生，条形或条状披针形。先端渐尖，具锐尖头，上面微凹，中脉隆起，绿色，两侧各有 1 条白色、稀为紫色或淡绿色气孔带，气孔带较绿色边带稍宽，在叶端汇合，下面绿色，有光泽，具纵钝脊。球花单生叶腋。球果近球形或宽卵圆形，先端有时开裂，熟时淡红色或淡红褐色，被白粉或脱落。种子半月形，具 3～4 棱脊，近基部有 3～4 树脂槽。花期 4～5 月。果期次年 10～11 月。

【性味归经】 性寒。味苦。归肝经。

【功效】 清热解毒，燥湿止痒。

【主治瘙痒相关疾病】 湿疹，癣疮。

【止痒方选】 治疗皮肤癣疮，山刺柏根皮或者树皮适量，水煎洗患处。（《浙江药用植物志》）

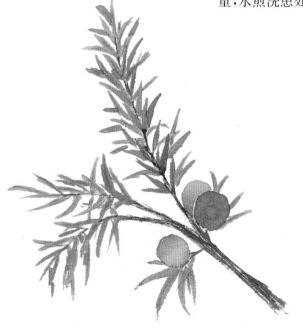

山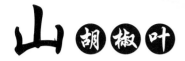

【中药名】 山胡椒叶（shān hú jiāo yè）
（为山胡椒的叶）

【别　名】 见风消，铁箍散，雷公树叶，黄渣叶，洗手叶，雷公叶。

【拉丁名】 *Lindera glauca*（Sieb. et Zucc.）Bl.

【植物形态】 落叶灌木或小乔木。树皮平滑成灰白色。冬芽外部鳞片红色。嫩枝初被褐色毛，后期脱落。单叶互生或近对生，阔椭圆形至倒卵形，先端短尖，基部阔楔形，全缘，上面暗绿色，仅脉间存有细毛，下面粉白色，密生灰色细毛，叶脉羽状。叶柄有细毛。花单性，雌雄异株。伞形花序腋生，有毛，具明显的总梗。花被黄色，六片。雄花有雄蕊九，排成三轮，内轮基部具腺体，花药二室，内向瓣裂。雌花的雌蕊单一，柱头头状，子房椭圆形。核果球形，有香气。花期3～4月，果期9～10月。

【性味归经】 性微寒。味苦、辛。归膀胱、肝经。

【功效】 解毒消疮。祛风止痛，止痒，止血。

【主治瘙痒相关疾病】 皮肤瘙痒。

【止痒方选】 治疗皮肤瘙痒，山胡椒叶鲜叶半斤、食盐三两，共炒赤，水煎洗浴，每日一次。（《常用青草药选编》）

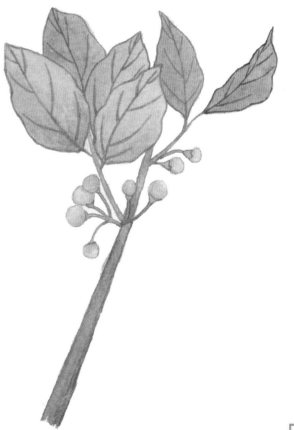

山藿香

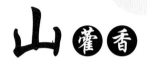

【中药名】 山藿香（shān huò xiāng）
（为唇形科植物血见愁的全草）

【别　名】 血见愁,血芙蓉,野石蚕,野薄荷,仁沙草,苦药菜,假紫苏,皱面草,
方枝苦草,肺形草,假午菜,粘毛石蚕,冲天泡,土红苏,皱面风,杰
草,消炎草,四方草。

【拉丁名】 *Teucrium viscidum* Bl.

【植物形态】 多年生直立草本。上部被混生腺毛的短柔毛。叶柄长约为叶片
长的 1/4。叶片卵状长圆形,两面近无毛或被极稀的微柔毛。假穗状花序顶生
及腋生。顶生者自基部多分枝,密被腺毛。苞片全缘。花长不及 1 cm。花萼筒
状钟形,五齿近相等。花冠白,淡红色或淡紫色,筒为花冠全长 1/3 以上,檐部
单唇形,中裂片最大,正圆形,侧裂片卵状三角形。雄蕊伸出。花盘盘状,浅四
裂。花柱先端二裂。小坚果扁圆形,合生面超过果长的 1/2。花期 7～9 月。

【性味归经】 性凉。味辛、苦。归肺、大肠经。

【功效】 凉血止血,解毒消肿。

【主治瘙痒相关疾病】 痈疽肿毒,痔疮肿痛,漆疮,
脚癣。

【止痒方选】 治疗会阴瘙痒,山藿香 40 g,千里光 30 g,
水煎服。或取山藿香鲜叶适量,食盐少许,捣烂取汁,
涂抹患处,每日数次。（《畲族医药学》）

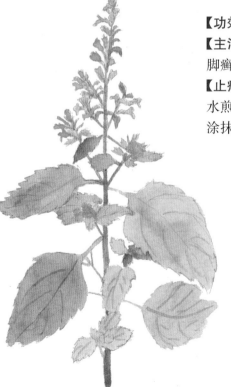

山 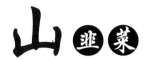 韭菜

【中药名】 山韭菜(shān jiǔ cài)
（为石蒜科多星韭的全草）

【别　名】 长生草,不死草,野韭菜,野麦冬,书带草,黑花野韭,黑花韭。

【拉丁名】 *Allium wallichii* Kunth.

【植物形态】 多年生草本。鳞茎圆柱状不显著,具稍粗的根。鳞茎外皮黄褐色,片状破裂或呈纤维状,有时近网状,内皮膜质,仅顶端破裂。叶狭条形至宽条形,具明显的中脉,比花葶短或近等长。花葶三棱状柱形,具三条纵棱,有时棱为狭翅状,下部被叶鞘。总苞单侧开裂,或二裂,早落。伞形花序扇状至半球状,具多数疏散或密集的花。小花梗近等长,比花被片长2～4倍。无小苞片。花红色、紫红色、紫色至黑紫色,星芒状开展。花被片长圆形至狭长圆状椭圆形,花后反折,先端钝或凹缺,等长。花丝等长,锥形,比花被片略短或近等长,基部合生并与花被片贴生。子房倒卵状球形,具三圆棱,基部不具凹陷的蜜穴,花柱比子房长。花、果期7～9月。

【性味归经】 性平。味辛、甘。归肝、脾经。

【功效】 活血散瘀,祛风止痒。

【主治瘙痒相关疾病】 荨麻疹,牛皮癣,漆疮。

【止痒方选】 治疗皮肤过敏瘙痒,山韭菜适量,捣汁外涂。(《新编中草药图谱及常用配方》)

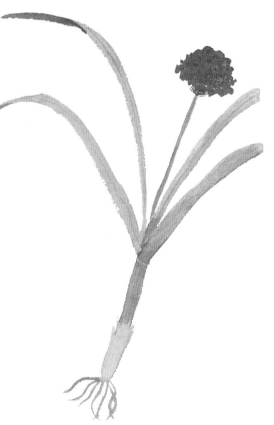

山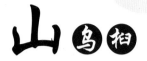

【中药名】 山乌桕(shān wū jiù)
（为大戟科植物山乌桕的叶、根）

【别　名】 红乌桕，野腊子，山梬。

【拉丁名】 *Triadica cochinensis* Loureiro

【植物形态】 落叶乔木或灌木。小枝灰褐色，有点状皮孔。叶互生，叶柄顶端有腺体。叶片纸质，椭圆状卵形，全缘，下面粉绿色，侧脉8～12对。穗状花序顶生。单性，雌雄同序，无花瓣及花盘。雄花花萼杯状，先端不整齐齿状裂，雄蕊二，极少三。雌花生在花序的近基部，萼片三，三角形，子房卵形，三室，花柱三，基部合生。蒴果球形，黑色。种子近球形，外被蜡层。花期4～6月，果期6～12月。

【性味归经】 性温，有小毒。味苦。归肺、肝经。

【功效】 活血，解毒，利湿，祛风止痒。

【主治瘙痒相关疾病】 湿疹，过敏性皮炎。

【止痒方选】 治疗湿疹，山乌桕根、金银花、酢浆草适量煎水洗患处。（《青草药彩色图谱》）

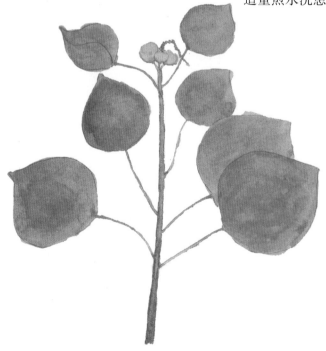

上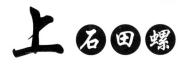石田螺

【中药名】 上石田螺（shàng shí tián luó）
（为水龙骨科植物倒卵叶伏石蕨的全草）
【别　名】 金耳环，打不死，石钱，上树田螺。
【拉丁名】 *Lemmaphyllum microphyllum* var. obovatum（Harr.）C. Chr.

【植物形态】 附生小型植株。根茎纤细，长而横生，疏被淡褐色钻形鳞片，粗筛孔状，全缘。叶远生，二型。营养叶的叶柄极短。叶片卵形、倒卵形至长圆形，基部短楔形而略下延于叶柄。孢子叶狭缩呈狭舌状，叶肉质，淡绿色，干后褐色，光滑或疏被褐色卵形鳞片，干后叶边反卷。叶脉不明显，连结成整齐的网眼，每网眼内有单一棒状的内藏小脉。孢子囊群线形，位于中脉与叶缘之间，成熟后加宽。

【性味归经】 性凉。味辛，微苦。归肺、肝、胃经。

【功效】 清肺止咳，凉血止血，通络止痛，清热解毒。
【主治瘙痒相关疾病】 风疹，皮肤湿痒，恶疮肿疖。
【止痒方选】 治疗皮肤湿痒，上石田螺适量捣烂敷患处或者煎水洗。（《中华本草》）

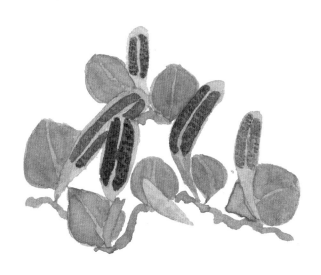

蛇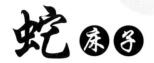

【中药名】　蛇床子(shé chuáng zǐ)
　　　　　　(为伞形科植物蛇床的果实)
【别　　名】　蛇米,蛇珠,蛇粟,蛇床仁,蛇床实,气果,双肾子,癞头花子,野茴香。
【拉丁名】　*Cnidium monnieri*(L.)Cuss.

【植物形态】　一年生草本。茎直立,圆柱形,有纵棱,疏生细柔毛。根生叶有柄,基部有短而阔的叶鞘。叶片卵形,2～3回羽状分裂,最终裂片线状披针形,先端尖锐。茎上部的叶和根生叶相似,但叶柄较短。复伞形花序顶生或侧生,伞梗10～25个,基部总苞片8～10,线形,具缘毛。小总苞片8～10,线形。萼齿不明显,花瓣五,白色,倒卵形,先端凹,而具狭窄内折的小舌。雄蕊五,与花瓣互生,花丝细长,花药椭圆形。子房下位,花柱2枚,花柱基部圆锥形。双悬果椭圆形,果棱成翅状,无毛。花期4～7月,果期6～8月。

【性味归经】　性温。味辛、苦。归脾、肾经。

【功效】　温肾壮阳,燥湿杀虫,祛风止痒。
【主治瘙痒相关疾病】　阴痒肿痛,湿疮疥癣。
【止痒方选】　①治疗妇人阴痒,蛇床子一两、白矾二钱,煎汤频洗。(《濒湖集简方》)。
②治疗滴虫性阴道炎,蛇床子五钱,水煎,灌洗阴道。(《草药手册》)

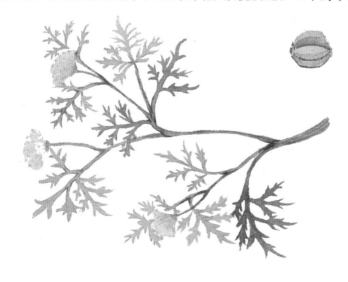

蛇 婆

【中药名】 蛇婆（shé pó）

（为海蛇科动物青环海蛇、半环扁尾海蛇、平颏海蛇等多种海蛇的全体）

【拉丁名】 *Hydrophis cyanocinctus*（Daudin）

【动物形态】 青环海蛇，全长 1.2～2 m，头中等大小，颈部及体前部不细长，体后部及尾侧扁。头背黄橄榄色至深橄榄色，眼后及颞部有黄斑。体背深灰色或铁灰色，具青黑色带状斑纹，几乎环绕全身，环纹在背部宽而色深，在腹部窄，在体侧最窄，有时不形成环纹，色浅。眼前鳞 1，眼后鳞 2(3)。颞鳞 23，或 3＋3，上唇鳞 7～8，偶或 6～9，为 2～3(2)～3(4,2) 式，下唇鳞 8～11，第 2 或第 3 鳞片后有 1 列小鳞嵌于唇缘。背鳞颈部雄性为 27～31 行，体最粗部 34～47 行；雌性为 27～35 行，体最粗部 37～47 行。覆瓦状排列，体最粗部背鳞近圆形，具棱，有时断裂成 2～3 个小结节。腹鳞 290～390 枚。尾下鳞 47～49 枚。

【性味归经】 性平。味咸。归肾经。

【功效】 祛风湿，解毒。

【主治瘙痒相关疾病】 疥癣，皮肤湿痒，疮疖。

【止痒方选】 治疗皮肤湿痒，蛇婆烧存性内服。（《中华本草》）

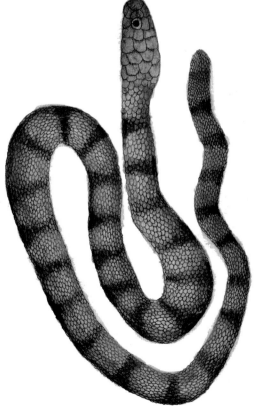

197

蛇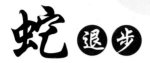

【中药名】 蛇退步（shé tuì bù）
（为金星蕨科植物三羽新月蕨的全草）

【别　名】 三枝标，蛇鳞草，三叉蕨，入地蜈蚣，小一包针。

【拉丁名】 *Pronephrium triphyllum*（Sw.）Holtt.

【植物形态】 多年生草本。根状茎长而横走，稍被棕色，披针状线形鳞片。叶远生，叶柄稻秆色，稍被毛，基部稍被鳞片。叶片纸状草质，黑绿色，一般具三羽片，顶羽片长椭圆状披针形，先端渐尖，基部圆形或圆楔形，侧羽片约为顶片的一半大，长披针形，长渐尖，基部圆形，多少呈镰刀状，全缘，有极短的柄，脉羽状，侧脉斜上，连结，结合脉上下相连，网眼稍呈斜方形，各脉被毛。孢子叶叶片稍缩小或不缩小。孢子囊群着生横脉上，连成线形，囊群盖不存在。

【性味归经】 性平。味苦、辛。归心、脾经。

【功效】 解毒消肿，利湿止痒。

【主治瘙痒相关疾病】 皮炎，湿疹，皮肤瘙痒。

【止痒方选】 治疗湿疹皮炎，蛇退步适量煎水洗患处或者研末调敷，或鲜品捣烂敷患处。（《广东中药志》）

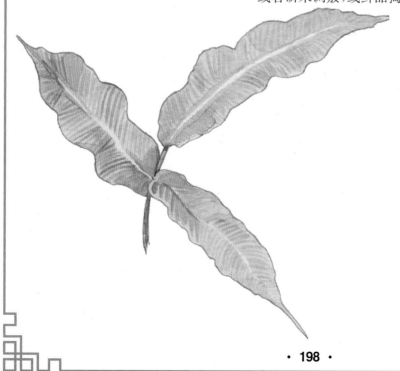

蛇 蜕

【中药名】 蛇蜕（shé tuì）
（为王锦蛇，红点锦蛇，黑眉锦蛇等多种蛇蜕下的皮膜）

【别　名】 龙子衣，蛇符，龙子单衣，弓皮，龙皮，龙单衣，蛇筋，蛇附，蛇皮，龙子皮，蛇退，蛇壳，龙退，龙衣，青龙衣，长虫皮，白龙衣。

【拉丁名】 *Elaphe carinata*（Guenther）

【动物形态】 王锦蛇，体粗壮，全长 2 m 左右。全身黑色，杂以黄色花斑，形似菜花，体前部有若干黄色横纹，头背棕黄色，鳞缘黑色，散以黑色斑，在尾下形成黑色纵纹。

【性味归经】 性平。味甘、咸。归肝经。

【功效】 祛风，止痒。
【主治瘙痒相关疾病】 风疹瘙痒。
【止痒方选】 治疗风疹瘙痒，可单用（去头尾）酒浸炙黄，研末，与雄黄末调服。或者配露蜂房（蜜炙焦），共为细末，温酒调服。
（《甘肃中草药资源志》）

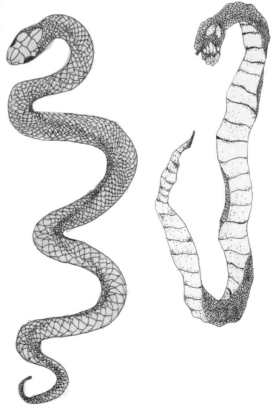

胜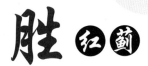红蓟

【中药名】 胜红蓟（shèng hóng jì）
（为菊科藿香蓟的全草）

【别　名】 白花草,脓泡草,绿升麻,白毛苦,毛射香,白花臭草,消炎草,胜红药,水丁药,鱼腥眼,紫红毛草,广马草。

【拉丁名】 *Ageratum conyzoides* L.

【植物形态】 一年生草本。茎直立,多分枝,较粗壮,茎枝淡红色,通常上部绿色,具白色尖状短柔毛或长绒毛。叶对生,有时上部互生,叶柄长 1～3 cm,生白色短柔毛及黄色腺点。叶片卵形,上部叶及下部叶片渐小,多为卵形或长圆形,叶先端急尖,基部钝或宽楔形,边缘钝齿。头状花序小,于茎顶排成伞房状花序。花梗具尖状短柔毛。总苞钟状或半球形,突尖。总苞片 2 层,长圆形或披针状长圆形,边缘撕裂。花冠淡紫色,全部管状,先端五裂。瘦果黑褐色,五棱,冠毛膜片 5 或 6 个,通常先端急狭或渐狭成长或短芒状。花、果期全年。

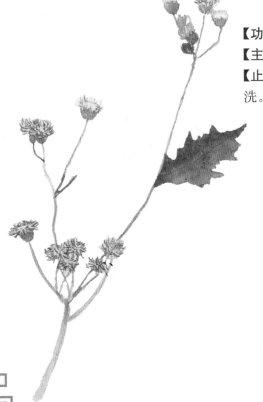

【性味归经】 性凉。味辛,微苦。归肺、心包经。

【功效】 祛风清热。

【主治瘙痒相关疾病】 湿疹瘙痒。

【止痒方选】 治疗皮肤湿疹,胜红蓟全草适量水煎洗。（《潮汕百草良方续全》）

石 灰

【中药名】 石灰（shí huī）
（为石灰岩经加热煅烧而成的生石灰，及其水化产物熟石灰，即羟钙石，或两者的混合物）

【别　名】 垩灰，希灰，石垩，五味，染灰，散灰，白灰，味灰，锻石，石锻，矿灰，白虎。

【矿物形态】 石灰岩主要由方解石所组成，为致密块状体。白色或灰白色，由于所含杂质成分差异，颜色变化甚大。如含铁质则呈褐色，含有机质时呈灰至黑色。土状光泽，透明度较差。非常致密时多呈贝状断口。石灰晶体结构属等轴晶系，为粒状致密块体，罕见有立方体或八面体状单晶，白色或带灰白、灰黄等色调，土状光泽，硬度 3.5，相对密度 3.3。

【性味归经】 性温，有毒。味辛、苦、涩。归肝、脾经。

【功效】 解毒蚀腐，敛疮止血，杀虫止痒。
【主治瘙痒相关疾病】 疥癣，湿疹，痱子。
【止痒方选】 治疗头癣，取刚风化的石灰半碗，加水至 1 碗，搅拌后沉淀 3 分钟，取上层乳状液，加入桐油约 4 滴，用力搅拌，去多余水分使成膏状，外搽患部。（《中药大辞典》）

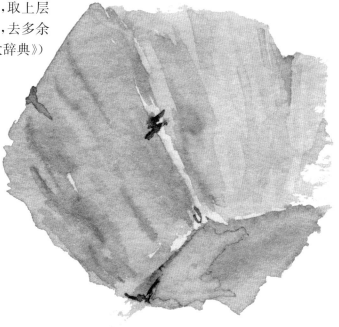

石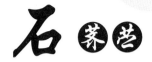

【中药名】 石荠苎 (shí jì zhù)
(为唇形科植物石荠苎的全草)

【别　名】 鬼香油,小鱼仙草,香茹草,野荆芥,痱子草,土荆芥,野香茹,热痱草,香草,野芥菜,白鹤草,天香油,五香草,土茵陈,紫花草。

【拉丁名】 *Mosla scabra* (Thumb.) C. Y. Wu et H. W. Li

【植物形态】 一年生草本。茎多分枝,分枝纤细,茎、枝均四棱形,具细条纹,密被短柔毛。叶卵形或卵状披针形,先端急尖或钝,基部圆形或宽楔形,边缘近基部全缘,自基部以上为锯齿状,纸质,上面橄绿色,被灰色微柔毛,下面灰白,密布凹陷腺点,近无毛或被极疏短柔毛。叶柄被短柔毛。总状花序生于主茎及侧枝上。苞片卵形,先端尾状渐尖,花时及果时均超过花梗。花梗与序轴密被灰白色小疏柔毛。花萼钟形,外面被疏柔毛,二唇形,上唇三齿呈卵状披针形,先端渐尖,中齿略小,下唇二齿,线形,先端锐尖,脉纹显著。花冠粉红色,外面被微柔毛,内面基部具毛环,冠筒向上渐扩大,冠檐二唇形,上唇直立,扁平,先端微凹,下唇三裂,中裂片较大,边缘具齿。雄蕊四,后对能育,药室二,叉开,前对退化,药室不明显。花柱先端相等二浅裂。花盘前方呈指状膨大。小坚果黄褐色,球形,直径约 1 mm,具深雕纹。花期 5～11 月,果期 9～11 月。

【性味归经】 性凉。味辛、苦。归肺、脾、大肠经。

【功效】 疏风解表,清暑除湿,解毒止痒。

【主治瘙痒相关疾病】 热痱,湿疹,肢癣。

【止痒方选】 治疗湿疹瘙痒、脚癣,石荠苎全草适量,煎汤洗浴。(《福建民间草药》)

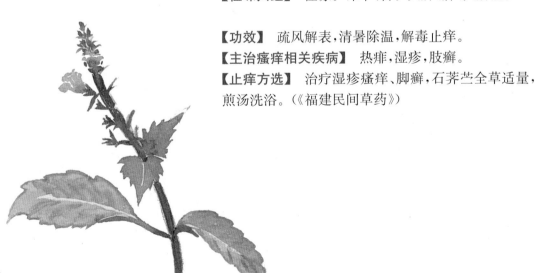

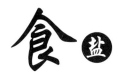

食 盐

【中药名】 食盐（shí yán）
（为海水或盐井、盐池、盐泉中的盐水经煎、晒而成的结晶体）

【别　名】 盐，咸鹾。

【矿物形态】 性状鉴别本品为立方体形，长方体形或不规则多棱形晶体。纯净者，无色透明。通常呈白色或灰白色，半透明。具玻璃样光泽。体较重，质硬，易砸碎。气微，味咸。露置空气中易潮解。能溶于水，不溶于乙醇，在无色火焰上燃烧，火焰呈鲜黄色。以色白、纯净、无杂质者为佳。

【性味归经】 性寒，无毒。味咸。归胃、肾、肺、肝、大肠、小肠经。

【功效】 涌吐，清火，凉血，解毒，软坚，杀虫，止痒。
【主治瘙痒相关疾病】 阴道瘙痒，脚气，荨麻疹，皮肤瘙痒，湿疹。
【止痒方选】 治疗皮肤瘙痒，食盐和蚕砂半斤，炒热后敷腰背、胸腹以及四肢。
（《古今偏方、秘方、奇方》）

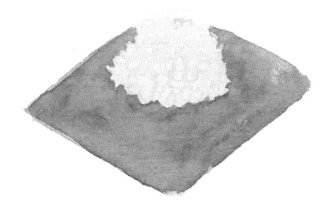

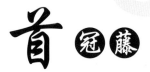

首 冠藤

【中药名】 首冠藤(shǒu guàn téng)
（为豆科植物深裂叶羊蹄甲的叶）

【拉丁名】 *Bauhinia corymbosa* Roxb. ex DC.

【植物形态】 木质藤本。嫩枝、花序和卷须的一面被红棕色小粗毛。枝纤细，无毛。卷须单生或成对。单叶互生，叶柄纤细。托叶剑状。叶片近圆形或宽稍大于长，先端深裂全叶全长的 3/4 或几至基部。裂片先端圆，基部截形或近心形，下面有时有红褐色小粗毛。基出脉 7 条。叶纸质。伞房花序式的总状花序顶生于侧枝上。有多数花。苞片和小苞片锥尖，丝状。花梗纤细，花萼管状，裂片五，外面有 10 条红色条棱，密生锈色毛，花开放时反折。花瓣白色，芳香，有粉红色脉纹，阔匙形或近圆形，外面中部被丝质长柔毛，边缘波曲，短瓣柄。能育雄蕊 3 枚，花丝淡红色，子房具柄，无毛，柱头阔，截形。荚果带状长圆形，扁平，直或弯曲，具果颈，果瓣厚革质。种子 10 余颗，长圆形，褐色。花期 4～6 月，果期 9～12 月。

【性味归经】 性凉。味苦，涩。

【功效】 清热利湿，解毒止痒。
【主治瘙痒相关疾病】 湿疹，疥癣，痈疮肿毒。
【止痒方选】 治疗湿疹，首冠藤适量，煎汤洗或捣敷。(《中华本草》)

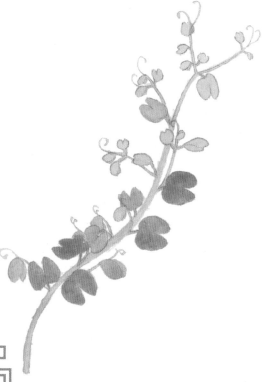

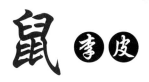

鼠李皮

【中药名】 鼠李皮（shǔ lǐ pí）
（冻绿的树皮或根皮）

【拉丁名】 *Rhamnus utilis* Decne.

【植物形态】 冻绿落叶灌木或小乔木。幼枝无毛,小枝褐色或紫红色,稍平滑,对生或近对生,枝端常具针刺。叶对生或近对生。叶柄上面具沟。托叶披针形,常具疏毛,宿存。叶片纸质,椭圆形、长圆形或倒卵状椭圆形,先端突尖或渐尖,基部楔形,边缘具细锯齿,上面无毛或仅中脉具疏柔毛,下面沿脉或脉腋有金黄色柔毛,侧脉5～6对,网脉明显。花单性,雌雄异株,黄绿色,无总梗的伞状聚伞花序生于枝端或叶腋。花萼四裂,裂片卵形。花瓣四,长椭圆形,小或无。雄花雄蕊四,花药狭长,"丁"字形着生,与花瓣一起着生于萼裂的基部,退化雌蕊子房扁球形,花柱二裂。雌花的子房球形,花柱长,柱头三裂,退化雄蕊四。核果近球形,熟时黑色,具二分核。基部有宿存萼筒,果梗无毛。种子近球形,背侧基部有短沟。花期4～6月,果期5～8月。

【性味归经】 性寒。味苦。归肺经。

【功效】 清热解毒,凉血,杀虫。

【主治瘙痒相关疾病】 风热瘙痒,疥疮,湿疹。

【止痒方选】 治疗血热疮疥、湿疹瘙痒,鼠李皮 60～120 g,肥猪肉适量 120～180 g,水煎服。（《新编中草药图谱及常用配方》）

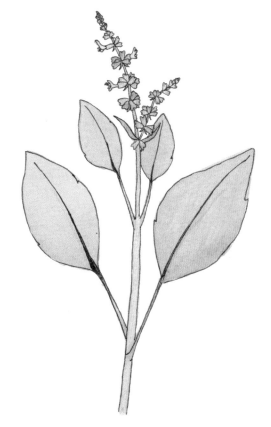

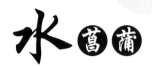

【中药名】 水菖蒲（shuǐ chāng pú）
（菖蒲的根茎）

【别　名】 泥昌，水昌，水宿，茎蒲，白昌，溪荪，兰荪，昌蒲，昌阳泥菖蒲，蒲剑，
水八角草，家菖蒲，臭蒲，大叶菖蒲，土菖蒲。

【拉丁名】 *Acorus calamus* L.

【植物形态】 菖蒲，多年生草本。根茎横走，稍扁，分枝，外皮黄褐色，芳香，肉
质根多数，具毛发状须根。叶基生，基部两侧膜质，叶鞘向上渐狭。叶片剑状线
形，长 90～150 cm，中部宽 1～3 cm，基部宽，对折，中部以上渐狭，草质，绿色，光
亮，中脉在两面均明显隆起，侧脉 3～5 对，平行，纤细，大都伸延至叶尖。花序
柄三棱形，叶状佛焰苞剑状线形，肉穗花序斜向上或近直立，狭锥状圆柱形。花
黄绿色。子房长圆柱形。浆果长圆形，红色。花期 2～9 月。

【性味归经】 性温。味辛、苦。归心、肝、
胃经。

【功效】 化痰开窍，除湿健胃，杀虫止痒。

【主治瘙痒相关疾病】 湿疹，疥疮。

【止痒方选】 治疗风疹瘙痒，水菖蒲 10 g、地
肤子 10 g，水煎服。（《黔本草》）

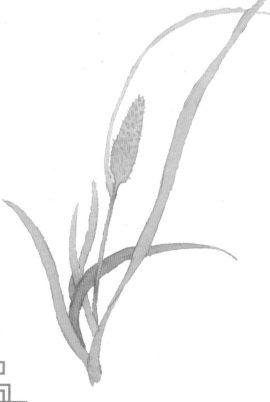

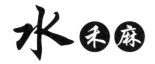

水禾麻

【中药名】 水禾麻（shuǐ hé má）
（为苎麻科植物野线麻的根或全草）

【别　名】 山芝，大水麻，野苎麻，水升麻，野线麻，大蛮婆草，火麻风。

【拉丁名】 *Boehmeria japonica*（Linnaeus f.）Miquel

【植物形态】 多年生草本。茎具白色短柔毛。叶对生，叶片坚纸质，广卵形或近圆形，基部圆形或近截形，先端长渐尖或不明显三骤尖，边缘疏生不整齐的粗锯齿，上部常有重锯齿，上面粗糙，生短糙伏毛，下面沿脉网生短柔毛。托叶披针形。花单性，雌雄同株，穗状花序腋生。雌花簇位于雄花簇上方。花细小，绿色，雄花花萼四裂，雄蕊 2～4。雌花簇密集，球形，花柱一，柱头线形，宿存。瘦果细小，长倒卵形，有白毛，多数聚集成球状。花期 6 月，果期 9 月。

【性味归经】 性平。味甘、辛。归肺、肝经。

【功效】 清热祛风，解毒杀虫，化瘀消肿。

【主治瘙痒相关疾病】 皮肤瘙痒，疥疮。

【止痒方选】 治疗皮肤瘙痒，水禾麻适量捣烂敷患处，或者煎汤洗。（《中华本草》）

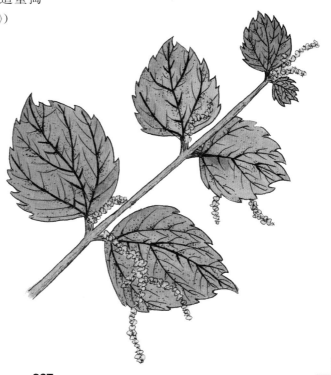

水胡满

【中药名】 水胡满 (shuǐ hú mǎn)
（为马鞭草科苦郎树的嫩枝叶）

【别　名】 虎狼草,臭苦蓢,缸瓦簕,苦郎树,假茉莉,见水生,海常生。

【拉丁名】 *Clerodendrum inerme*（L.）Gaertn.

【植物形态】 攀缘状灌木,直立或平卧。根、茎、叶具苦味。嫩枝灰黄色,被短柔毛。单叶对生。叶片薄革质,椭圆形、卵形或椭圆状披针形,先端钝尖,基部宽楔形或楔形,全缘,常略反卷,两面均被黄色细小腺点。侧脉4～7对。花极香,聚伞花序,生于叶腋或枝顶叶腋,有花3～7朵,苞片极小,线形。花萼钟状,先端微五裂。花冠白色,先端五裂,裂片长椭圆形,花冠管外面有不明显的腺点,内面密生绢状柔毛。雄蕊四,偶为六,花丝紫红色,与花柱同伸出花冠。柱头二裂。核果倒卵形,花萼宿存。花、果期3～12月。

【性味归经】 性寒,有毒。味苦、辛。归心、肾、肝经。

【功效】 去瘀止血,燥湿杀虫。

【主治瘙痒相关疾病】 疮癣疥癞,湿疹瘙痒,霉菌性阴道炎。

【止痒方选】 治疗湿疹、疥癣,水胡满叶适量,加水浓煎浸洗患处。(《中国民间生草药原色图谱》)

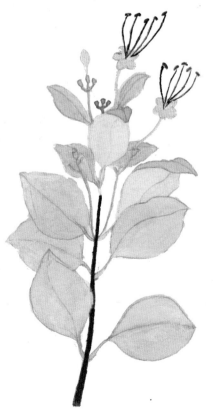

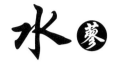

水蓼

【中药名】 水蓼(shuǐ liǎo)
（为蓼科水蓼的地上部分）

【别　名】 蓼,蔷,蔷虞,虞蓼,泽蓼,辣蓼草,柳蓼,川蓼,药蓼子草,红蓼干草,白辣蓼,胡辣蓼,辣蓼,辣柳草,撮胡,辣子草,水红花,红辣蓼,水辣蓼。

【拉丁名】 *Polygonum hydropiper* L.

【植物形态】 一年生草本。茎直立或斜升,不分枝或基部分枝,无毛,基部节上有不定根。单叶互生,有短叶柄。托叶鞘筒形,褐色,膜质,疏生短伏毛,先端截形,有短睫毛。叶片披针形。先端渐尖,基部楔形,两面有黑色腺点,叶缘具缘毛。总状花序穗状,顶生或腋生,细长,上部弯曲,下垂,苞片漏斗状,有褐色腺点,先端具短睫毛或近无毛。花被4～5深裂,裂片淡绿色或淡红色,密被褐色腺点。雄蕊六,稀八,比花被短。花柱2～3,基部合生,柱头头状。瘦果卵形,侧扁,暗褐色,具粗点。花、果期6～10月。

【性味归经】 性平。味辛、苦。归脾、胃、大肠经。

【功效】 行滞化湿,散瘀止血,祛风止痒,解毒。

【主治瘙痒相关疾病】 皮肤瘙痒,湿疹,风疹,足癣。

【止痒方选】 治疗湿疹瘙痒,鲜水蓼、鲜丝瓜叶各适量,捣烂取汁外搽患处。(《新编中草药图谱及常用配方》)

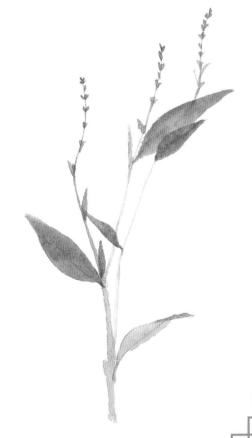

水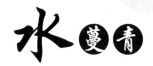蔓青

【中药名】 水蔓青(shuǐ màn qīng)
（为玄参科植物水蔓的全草）

【别　名】 狼尾拉花,气管炎草,一枝香,斩龙剑,蜈蚣草,追风草,一支香,勒马回,哮喘草。

【拉丁名】 *Pseudolysimachion linariifolium* subsp. dilatatum (Nakai & Kitagawa) D. Y. Hong.

【植物形态】 多年生草本。根状茎短。茎直立,常不分枝,通常被白色柔毛。下面的叶常对生,上部的叶多互生。无柄。叶片宽条状至卵圆形,先端钝或包尖,基部楔形,渐窄成短柄或无柄,边缘具单锯齿。总状花序顶生,细长,单生或复出,长穗状。花梗被柔毛。花萼四深裂,裂片卵圆形或楔形,有睫毛。花冠蓝色或紫色,少白色,喉部有柔毛,裂片宽度不等,后一枚卵圆形,期余三枚卵形。花丝无毛,伸出花冠。子房上位,二室,柱头头状。蒴果卵球形,稍扁,先端微凹。花期6～9月。

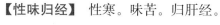

【性味归经】 性寒。味苦。归肝经。

【功效】 清热解毒,化痰止咳。

【主治瘙痒相关疾病】 湿疹,风疹瘙痒。

【止痒方选】 治疗风疹瘙痒,水蔓青适量煎水洗或者捣敷。(《实用中草药彩色图集　第4册》)

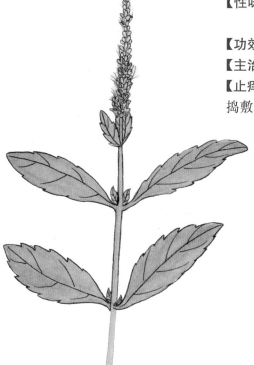

水石油菜

【中药名】 水石油菜(shuǐ shí yóu cài)
（为荨麻科齿叶矮冷水花的全草）

【别　名】 虎牙草,地油仔,蚯蚓草,矮冷水花,苔水花,透明草,圆叶豆瓣草,坐
镇草,水麻儿。

【拉丁名】 *Pilea peploides*(Gaudich.)Hook. et Arn.

【植物形态】 小草本。茎肉质,有分枝,全株无毛。叶对生。叶柄纤细。叶片
菱状卵形或近扁形,先端圆形或钝,基部楔形或近圆形,边缘中部以上有浅牙
齿,上面密生短杆状钟乳体,下面有暗紫腺点。基出脉3条,网脉不明显。花雌雄
同株。二歧聚伞花序或伞房状,近无总花梗。雄花少数,花被片四,雄蕊四。雌花
花被片三,中间一枚较长。瘦果卵形,扁,褐色,表面具刺状突起。花期3～4月,
果期4～5月。

【性味归经】 性微寒。味淡,微辛。

【功效】 清热解毒,化痰止咳,祛风
除湿,祛瘀止痛。

【主治瘙痒相关疾病】 皮肤瘙痒。

【止痒方选】 治疗皮肤瘙痒,水石油
菜适量捣烂涂患处。(《中华本草》)

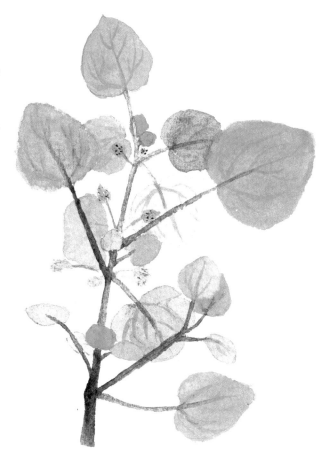

水松枝叶（皮）

【中药名】 水松枝叶（皮）［shuǐ sōng zhī yè(pí)］
（为杉科植物水松的枝叶）

【别　名】 水松须，水松叶。

【拉丁名】 *Glyptostrobus pensilis*(Staunt. ex D. Don) K. Koch

【植物形态】 半常绿性乔木。树干有扭纹，树皮褐色，纵裂成不规则的长条片。叶多型，鳞形叶较厚，螺旋状着生于多年生或当年生的主枝上，有白色气孔点，冬季宿存。条形叶两侧扁平，薄，常成二列，背面中脉两侧有气带。条状钻形两侧扁。雌雄同株，球花单生枝顶。雌球花卵状椭圆形。苞鳞与种鳞合生，仅先端分离。球果倒卵圆形。种鳞木质，背部上缘有微向外翻的三角状尖齿，近中部有一反曲的尖头。种子基部有向下的长翅。花期1～2月，球果秋后成熟。

【性味归经】 性温。味苦。

【功效】 祛风湿，通络止痛，杀虫止痒。

【主治瘙痒相关疾病】 皮炎。

【止痒方选】 治疗皮炎，煎水外洗。（《常用中草药手册》）

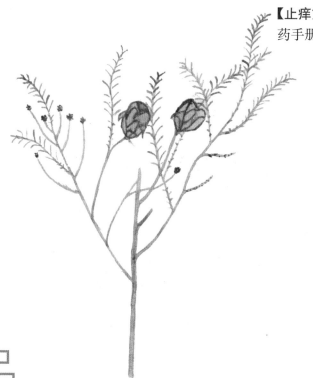

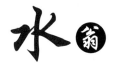

水翁

【中药名】 水翁（shuǐ wēng）
（为桃金娘科植物水翁的花蕾、叶、皮）

【别　名】 水雍花，大蛇药。

【拉丁名】 *Syzygium nervosum* Candolle

【植物形态】 乔木。树皮灰褐色，颇厚，嫩枝压扁，有沟。叶对生。叶片薄革质，长圆形至椭圆形，先端急尖或渐尖，基部阔楔形或略圆，两面多透明腺点。羽状脉，网脉明显。圆锥花序生于无叶的老枝上，花无梗，2～3朵簇生。花蕾卵形。萼管半球形，萼片连成帽状体，先端有短喙。花瓣四，常附于帽状萼上，花开时一并脱落。雄蕊多数，分离，花药卵形。子房下位，二室。浆果阔卵圆形，成熟时紫黑色。花期5～6月。

【性味归经】 性凉。味苦，微甘。归肺、脾、胃经。

【功效】 清热解毒，祛风，消滞利湿。

【主治瘙痒相关疾病】 皮肤瘙痒，疥癣，皮炎。

【止痒方选】 治疗皮肤瘙痒，水翁叶适量煎水洗，或者捣烂敷患处。（《广东地产药材研究》）

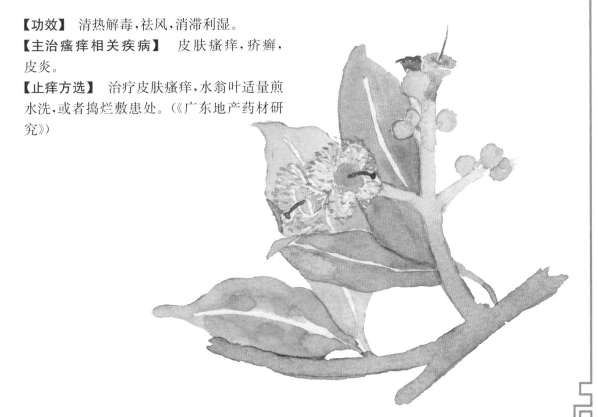

水珠草

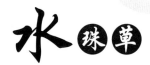

【中药名】 水珠草(shuǐ zhū cǎo)
（为柳叶菜科植物水珠草的全草）

【别　名】 散积血,虱子草。

【拉丁名】 *Circaea canadensis* subsp. quadrisulcata (Maximowicz) Boufford

【植物形态】 多年生草本。茎直立,光滑,节间略膨大。叶对生。叶片卵状披针形或卵形,先端短尖或渐尖,基部近圆形,边缘具疏齿,除边缘外近无毛。总状花序顶生或腋生,花序轴被短腺毛。花两性。萼筒卵状圆形,裂片二,红紫色,花瓣白色,倒卵形,先端二裂,较萼裂为短。雄蕊外伸。子房下位,二室,花柱细弱,外伸,柱头头状。果实坚果状,倒卵状球形,具四纵沟,外被钩状毛。疏被短毛,通常下垂。花期6～7月。

【性味归经】 性平。味辛、苦。

【功效】 宣肺止咳,理气活血,利尿解毒。

【主治瘙痒相关疾病】 癣痒。

【止痒方选】 治疗癣,适量捣烂或者捣汁涂。(《中华本草》)

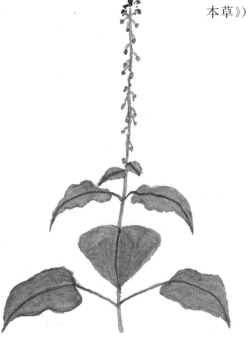

四 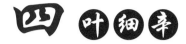 叶细辛

【中药名】 四叶细辛(sì yè xì xīn)
          (为金粟兰科植物多穗金粟兰的根及全草及根茎)
【别 名】 四叶对,四块瓦,大四块瓦,四大天王,白毛七,红七。
【拉丁名】 *Chloranthus multistachys* Pei

【植物形态】 多年生草本。根茎粗,生细长须根。茎直立,单生,下部节上生一对鱼鳞片叶。叶对生,通常 4 片。叶柄长 8~20 mm。穗状花序多条,粗壮,顶生或腋生,单一或分枝,连总花梗长 4~11 cm。苞片宽卵形或近半圆形。花小,白色。雄蕊 1~3 枚,着生于子房上部外侧。若为 1 个雄蕊则花药卵形,2 室。药隔与药室等长或稍长。子房卵形,无花柱,柱头截平。核果球形,表面有小腺点。花期 5~7 月,果期 8~10 月。

【性味归经】 性微温,小毒。味苦、辛。归肝、肾经。

【功效】 活血散瘀,解毒消肿。
【主治瘙痒相关疾病】 痈疖肿毒,皮肤瘙痒。
【止痒方选】 治疗皮肤瘙痒,多穗金粟兰适量,水煎浓汁,熏洗患处,每日一次。(《江西草药》)

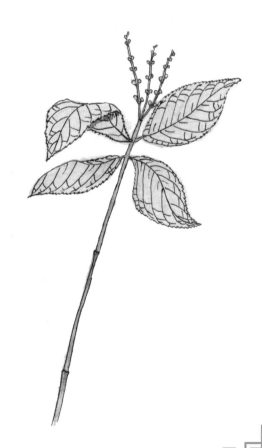

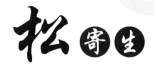

【中药名】 松寄生(sōng jì shēng)
（为桑寄生科植物松柏钝果寄生的带叶茎枝）

【别　名】 松上寄生。

【拉丁名】 *Taxillus caloreas* (Diels) Danser

【植物形态】 灌木。嫩枝、叶密被褐色星状毛,稍后毛全脱落。小枝黑褐色,具瘤体。叶互生或簇生于短枝上,革质。叶片近匙形或线形,先端圆钝,基部楔形,干后暗褐色,中脉明显。伞形花序,1～2 个腋生,具花 2～3 朵,总花梗长1～2(3)mm 或几无。苞片阔三角形或阔卵形,顶端急尖,稀三浅裂。花鲜红色。花托卵球形,长约 1.5 mm,被褐色绒毛。副萼环状,近全缘或具裂缺。花冠花蕾时管状,无毛,稍弯,下半部稍膨胀,顶部椭圆状,裂片 4 枚,披针形,反折。花柱线状,柱头头状。浆果近球形,紫红色,果皮具颗粒状体。花期 7～8 月,果期翌年 4～5 月。

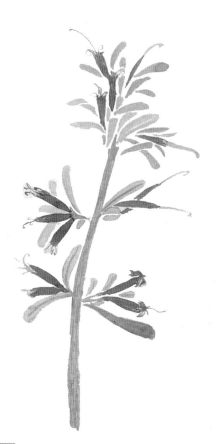

【性味归经】 性平。味辛。归肝、胃、肺经。

【功效】 祛风利湿,杀虫止痒。

【主治瘙痒相关疾病】 疥癣,湿疹。

【止痒方选】 治疗疥癣瘙痒,松寄生适量捣烂患处或者研末敷患处。(《中华本草》)

松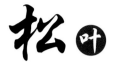

【中药名】 松叶（sōng yè）
（为松科植物马尾松等的针叶）

【别　名】 猪鬃松叶，松毛，山松须，松针。

【拉丁名】 *Pinus massoniana* Lamb.

【植物形态】 乔木。树皮红褐色，成不规则长块状裂。小枝常轮生，淡黄褐色，无白粉，无毛。冬芽卵状圆柱形，褐色，先端尖，芽鳞边缘丝状，先端尖或有长尖头。叶针形。二针一束，细长而柔软，叶缘有细锯齿，树脂道4～8个，在背面边生，或腹面也有两个边生。叶鞘初呈褐色，后渐变成灰黑色，宿存。雄球花淡红褐色，圆柱形，弯垂，聚生于新枝下部苞腋，穗状。雌球花单生或2～4个聚生于新枝顶端，淡紫红色。球果卵圆形或圆锥状卵形，有短梗，下垂，熟时栗褐色。中部种鳞近长圆状倒卵形。鳞盾菱形，微隆起或平，鳞脐微凹，无刺。种子长卵圆形。花期4～5月，果熟期翌年10～12月。

【性味归经】 性温。味苦。归心、脾经。

【功效】 祛风燥湿，杀虫止痒，活血安神。

【主治瘙痒相关疾病】 湿疮，癣，风疹瘙痒。

【止痒方选】 治疗风疹瘙痒，松叶适量，煎水洗。（《中华本草》）

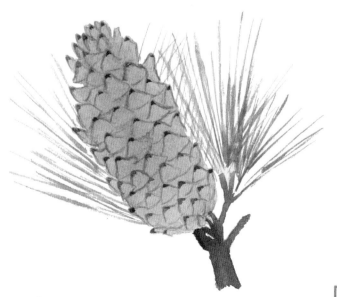

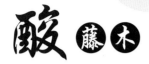

酸 藤 木

【中药名】　酸藤木（suān téng mù）

　　　　　（为紫金牛科植物酸藤果的根及枝叶）

【别　名】　白背酸藤,通天霸,炮子藤,透地龙,鸡母酸,酸醋木,海底龙,入地龙。

【拉丁名】　*Embelia laeta*（L.）Mez

【植物形态】　攀缘灌木或藤本,稀小灌木。叶互生。叶片坚纸质,倒卵形或长圆状倒卵形,先端圆形、钝或微凹,基部楔形,全缘,背面常有薄白粉,中脉隆起,侧脉不明显。总状花序,腋生或侧生,生于前年无叶枝上,被细微柔毛,有花3～8朵,基部具1～2轮苞片。花梗有时被微柔毛,小苞片钻形或长圆形,具缘毛,通常无腺点。花4数。花萼基部连合达1/2和1/3,等片卵形或三角形,先端急尖,具腺点。花瓣白色或带黄色,分离,卵形或长圆形,先端圆形或钝,具缘毛,里面密被乳头状突起,具腺点。雄蕊在雌花中退化,在雄花中略超出花瓣,基部与花瓣合生,花丝挺直,花药背部具腺点。雌蕊在雄花中退化,在雌花中较花瓣略长,子房瓶形,花柱细长,柱头扁平或几成盾状。果球形,腺点不明显。花期12月～翌年3月,果期4～6月。

【性味归经】　性凉。味酸、涩。归心、脾经。

【功效】　清热解毒,散瘀止血。

【主治瘙痒相关疾病】　疮疖溃疡,皮肤瘙痒。

【止痒方选】　①治疗阴痒,酸藤木叶适量,洗净捣烂,取汁,睡前用棉签浸药水放入阴道内。（《壮族民间用药选编》）

②治疗皮肤瘙痒,酸果藤鲜叶,适量捣烂敷患处。（《福建药物志》第2卷）

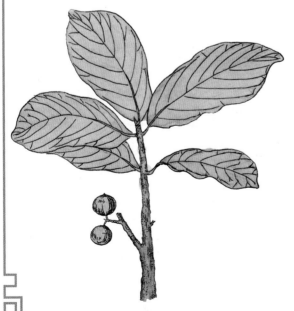

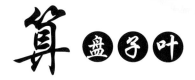

算盘子叶

【中药名】 算盘子叶（suàn pán zǐ yè）
（为大戟科植物算盘子的叶）

【别　名】 野南瓜叶。

【拉丁名】 *Glochidion puberum*（L.）Huteh.

【植物形态】 直立多枝灌木。小枝灰褐色，密被锈色或黄褐色短柔毛。叶互生。叶柄长 1～3 mm，被柔毛。托叶三角形至狭三角形，被柔毛。叶长圆形至长圆状卵形或披针形，稀卵形或倒卵形，先端钝至急尖，稀近圆形，常具小尖头，基部楔形至钝形，上面仅中脉被疏短柔毛或几无毛，下面粉绿色，密被短柔毛，侧脉 5～8 对，下面明显。花单性同株或异株，花小，2～5 朵簇生于叶腋。无花瓣。萼片六，二轮。雄花花梗细，通常被柔毛，萼片质较厚，长圆形至狭长圆形或长圆状倒卵形，外被疏短柔毛。雄蕊 3 枚，合生成柱状，无退化子房。雌花花梗密被柔毛，花萼与雄花的近同形，但稍短而厚，两面均被毛。子房密被绒毛，8～10 室，花柱合生成环状，长宽与子房几相等，先端不扩大，与子房连接处缢缩。蒴果扁球形，常具 8～10 条明显纵沟，先端具环状稍伸长的宿花柱，密被短柔毛，成熟时带红色，种子近肾形，具三棱，红褐色。花期 6～10 月，果期 8～12 月。

【性味归经】 性凉，小毒。味苦、涩。归大肠经。

【功效】 清热利湿，解毒消肿。

【主治瘙痒相关疾病】 痈疮疖肿，漆疮，湿疹，过敏性皮炎。

【止痒方选】 治疗皮疹瘙痒，算盘子叶煎汤洗患处。（《泉州本草》）

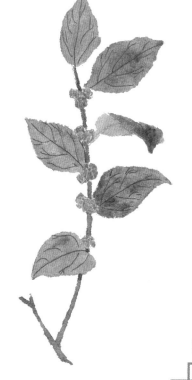

穗 花杉

【中药名】 穗花杉（suì huā shān）
（为红豆杉科植物穗花杉的叶、种子）

【拉丁名】 *Amentotaxus argotaenia*（Hance）Pilger

【植物形态】 灌木或小乔木。树皮灰褐色或淡红褐色，裂成薄片状脱落。小枝斜伸或向上伸展，圆形或近方形。一年生小枝绿色，2～3年生枝绿黄色。叶条状披针形，直或微弯呈镰状，先端尖或钝，基部渐狭，楔形或宽楔形，有极短的叶柄，边缘微向下弯，下面白色气孔带与绿色边带等宽或较窄。雄球花1～3（通常2），穗集生，种子椭圆形，成熟时假种皮鲜红色，扁四棱形。花期4月，种子10月成熟。

【性味归经】 性温。味苦、咸。归脾、胃经。

【功效】 清热解毒，祛湿止痒。
【主治瘙痒相关疾病】 湿疹。
【止痒方选】 治疗湿疹，穗花杉适量，煎水熏洗或鲜品捣敷。《中华本草》

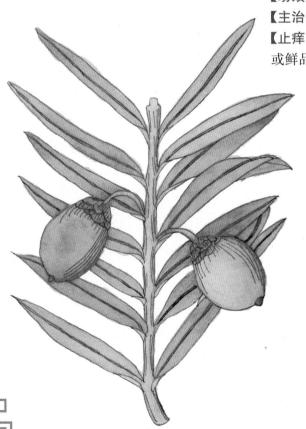

桃^叶

【中药名】　桃叶(táo yè)
（为蔷薇科植物桃或山桃的叶）
【拉丁名】　*Amygdalus persica* L.

【植物形态】　桃落叶小乔木。小枝绿色或半边红褐色，无毛。叶互生，在短枝上呈簇生状。叶片椭圆状披针形至倒卵状披针形。花通常单生，萼片基部合生成短萼筒，外被绒毛。花瓣倒卵形，粉红色。罕为白色。核果近球形，表面有短绒毛。果肉白色或黄色。离核或粘核。种子1枚，扁卵状心形。花期3～4月，果期6～7月。

【性味归经】　性平。味苦、辛。归脾、肾经。

【功效】　祛风清热，杀虫止痒。
【主治瘙痒相关疾病】　湿疹，阴痒，癣疮，荨麻疹，滴虫性阴道炎。
【止痒方选】　治疗滴虫性阴道炎，鲜桃树叶100 g、百部30 g、苦参30 g，将上三味药用水1 500 ml，煎煮15～20分钟，待温冲洗阴道，每日1次，10天为一疗程。(《小偏方妙用》)

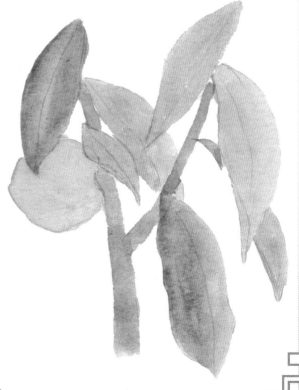

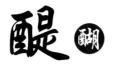

【中药名】 醍醐(tí hú)
（为牛乳制成的食用脂肪）

【性味归经】 性凉。味甘。归肺经。

【功效】 滋阴清热，益肺止血，止渴润燥。

【主治瘙痒相关疾病】 皮肤瘙痒。

【止痒方选】 治疗皮肤瘙痒，醍醐 60 g、黄酒 500 ml。将醍醐放入黄酒中，文火煮沸，待醍醐溶化后离火冷却，过滤后即可饮用。每日饮服 2 次，每次 20 ml，饭前温饮。（《保健药酒配方 1000 首》）

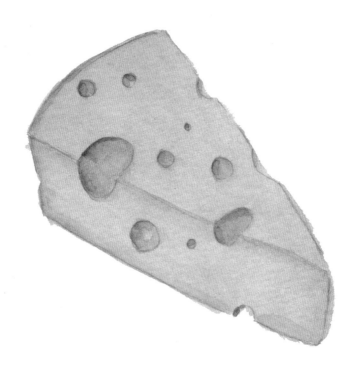

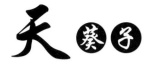

【中药名】 天葵子(tiān kuí zǐ)

（为毛茛科植物天葵的块根）

【别　名】 紫背天葵草根,千年老鼠屎,金耗子屎,千年耗子屎、地丁子,天去子、野乌头子、鸡腿、散血珠,天葵根。

【拉丁名】 *Semiaquilegia adoxoides*(DC.) Makino

【植物形态】　多年生小草本。块根外皮棕黑色。茎直立,1～3条,上部有分枝,被稀疏白色柔毛。基生叶为三出复叶。叶柄基部扩大呈鞘状。叶片轮廓卵圆形或肾形。小叶扇状菱形或倒卵状菱形,三深裂,深裂片又作2～3圆齿状缺刻裂,两面无毛,下面常带紫色。茎生叶较小,互生,叶柄较短。单歧或二歧聚伞花序,花梗被白色细柔毛。苞片、小苞片状,三裂或不裂。花两性,小。萼片五,花瓣状,狭椭圆形,白色,常带淡紫色,先端圆钝。花瓣五,匙形,先端近截形,基部凸起呈囊状。雄蕊8～14,花丝下部变宽,花药宽椭圆形,黄色。退化雄蕊二,线状披针形,位于雄蕊内侧,白色膜质,与花丝近等长。心皮3～4,花柱短,先端向外反卷,无毛。蓇葖果3～4,表面具横向脉纹,先端有小细喙。种子多数,卵状椭圆形,黑褐色,表面有小瘤状突起。花期3～4月,果期4～5月。

【性味归经】　性寒,小毒。味苦。归肝、胃经。

【功效】　清热解毒,消肿散结,利水通淋。

【主治瘙痒相关疾病】　痈肿,疔疮,瘰疬,皮肤痒疮。

【止痒方选】　治疗皮肤痒疮,天葵子适量捣烂敷患处。(《中华本草》)

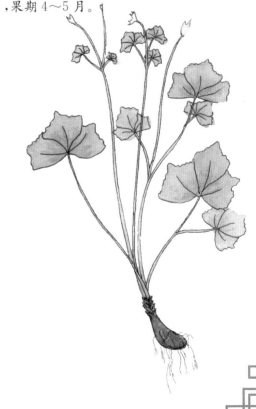

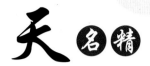

天 名精

【中药名】 天名精（tiān míng jīng）
（为菊科植物天名精的全草）

【别　名】 虾蟆蓝，天芜菁，天门精，玉门精，天蔓菁，葵松，鹿活草，杜牛膝，皱
面草，皱面地菘草，鹤虱草，母猪芥，土牛膝，鸡踝子草，野烟，山烟，
野叶子烟，挖耳草，癞头草，癞蛤蟆草，臭草。

【拉丁名】 *Carpesium abrotanoides* L.

【植物形态】 多年生草本。茎直立，上部多分枝，密生短柔毛，下部近无毛。叶
互生。下部叶片宽椭圆形或长圆形，先端尖或钝，基部狭成具翅的叶柄，边缘有
不规则的锯齿或全缘，上面有贴生短毛，下面有短柔毛和腺点，上部叶片渐小，
长圆形，无柄。头关花序多数，沿茎枝腋生，有短梗或近无梗，平立或梢下垂。
总苞钟状球形，总苞片3层，外层极短，卵形，先端尖，有短柔毛，中层和内层长
圆形，先端圆钝，无毛。花黄色，外围的雌花花冠丝状，3～5齿先端有短喙，有腺
点，无冠毛。花期6～8月，果期9～10月。

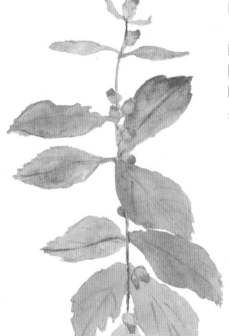

【性味归经】 性寒。味苦、辛。归肝、肺经。

【功效】 清热解毒，祛风，杀虫止痒。
【主治瘙痒相关疾病】 皮肤痒疹，阴囊湿疹。
【止痒方选】 治疗阴囊湿疹，天名精适量煎汤洗患
处。（《精选草药彩色图谱》）

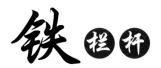

铁 栏 杆

【中药名】 铁栏杆(tiě lán gān)
（为桔梗科植物塔花山梗菜的全草）

【别　名】 野叶子烟。

【拉丁名】 *Lobelia pyramidalis* Wall.

【植物形态】 半灌木状草本。茎无毛或仅花序轴上有刺毛,上部多分枝。叶互生,近革质,基生叶匙形,茎下部的长圆形。总状花序生茎和分枝顶端,形成圆锥花序,花极密集,朝向花梗一侧。苞片条形,全缘,常短于花。花冠白色,粉红色或带蓝色。蒴果近球状。种子多数,长圆状。花、果期1~5月。

【性味归经】 性平。味辛,微苦。

【功效】 解毒消肿,杀虫止痒。

【主治瘙痒相关疾病】 皮肤瘙痒。

【止痒方选】 治疗皮肤瘙痒,铁栏杆适量煎水洗患处。(《贵州民间药物》)

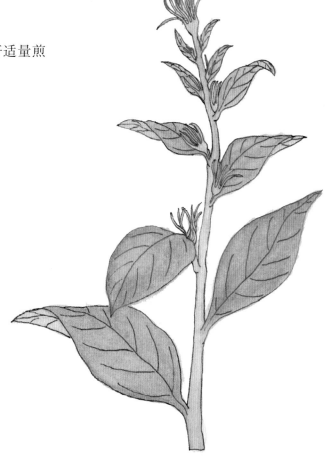

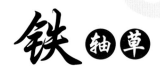

铁轴草

【中药名】 铁轴草(tiě zhóu cǎo)
（为唇形科植物铁轴草的全草、根或叶）

【别　名】 凤凰草，绣球防风，黄香科，小裂石蚕，红毛将军，红油麻，红痧药。

【拉丁名】 *Teucrium quadrifarium* Buch.-Ham. ex D. Don

【植物形态】 半灌木。茎基部常聚结成块状，密被金黄色、锈棕色或艳紫色的长柔毛或糙毛。叶具短柄至近无柄。叶片卵圆形或长圆状卵圆形，上面被短柔毛，下面脉上与叶柄被有与茎同一式毛，余为灰白色绒毛。假穗状花序组成顶生圆锥花序。苞片极发达。花具短梗。花萼筒状钟形，二唇形，上唇中齿极发达，倒卵状扁圆形，具明显网状侧脉，下唇二齿披针形，喉部内具毛环。花冠淡红色，筒稍伸出萼外，檐部单唇形，唇片与筒成直角，中裂片倒卵形，喉部下有白色微柔毛。雄蕊伸出。花盘盘状，四浅裂。小坚果倒卵状近圆形，背面具网状雕纹。花期7～9月。

【性味归经】 性凉。味辛、苦。

【功效】 祛风解暑，利湿消肿，凉血解毒。

【主治瘙痒相关疾病】 风疹，湿疹。

【止痒方选】 治疗风湿痛、风疹发痒，铁轴草全草配路路通、石菖蒲、生姜、艾叶（各适量），煎水熏洗。（《湖南药物志》）

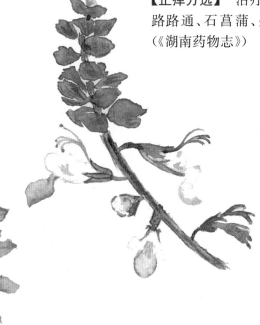

土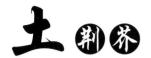荆芥

【中药名】 土荆芥(tǔ jīng jiè)
（为藜科植物土荆芥的带果穗全草）

【别　名】 鹅脚草,红泽兰,天仙草,臭草,钩虫草,鸭脚草,香藜草,臭蒿,杀虫
芥,藜荆芥,臭藜霍,洋蚂蚁草,虎骨香,虱子草,火油草,痱子草,杀
虫草,大本马齿苋。

【拉丁名】 *Dysphania ambrosioides* (Linnaeus) Mosyakin & Clemants

【植物形态】 一年生或多年生直立草本,有强烈气味。茎直立,有棱,多分枝,
被腺毛或无毛。单叶互生,具短柄。叶片披针形至长圆状披外形,先端短尖或
钝,下部的叶边缘有不规则钝齿或呈波浪形,上部的叶较小,为线形,或线状披
针形,全缘,上面绿色,下面有腺点,揉之有一种特殊的香气。穗状花序腋生,分
枝或不分枝。花小,绿色,两性或雌性,3～5朵簇生于上部叶腋。花被五裂,果
时常闭合。雄蕊五。花柱不明显,柱头通常三,伸出花被外。胞果扁球形,完全
包于花被内。种子横生或斜生,黑色或暗红色,平滑,有光泽。花期8～9月,果
期9～10月。

【性味归经】 性微温,大毒。味辛、苦。归
脾经。

【功效】 祛风除湿,杀虫止痒,活血消肿。
【主治瘙痒相关疾病】 皮肤湿疹,疥癣。
【止痒方选】 ①治疗皮肤痒疹,土荆芥、杠
板归各30 g,煎水洗患处。(《百草良方》)
②治疗湿疹、头虱,土荆芥60 g,煎水洗患
处。(《百草良方》)

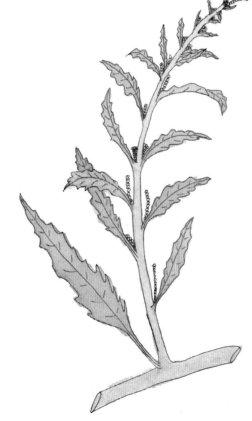

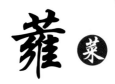

蕹菜

【中药名】 蕹菜（wèng cài）

（为旋花科植物蕹菜的茎、叶）

【别　名】 蕹，瓮菜，空心菜，空筒菜，藤藤菜，无心菜，水雍菜。

【拉丁名】 *Ipomoea aquatica* Forsskai

【植物形态】 一年生草本，蔓生。茎圆柱形，节明显，节上生根，节间中空，无毛。单叶互生。叶柄无毛。叶片形状大小不一，卵形、长卵形、长卵状披针形或披针形，先端锐尖或渐尖，具小尖头，基部心形、戟形或箭形，全缘或波状，偶有少数粗齿，两面近无毛。聚伞花序腋生，有1～5朵花。苞片小鳞片状。花萼五裂，近于等长，卵形，花冠白色、淡红色或紫红色，漏斗状。雄蕊五，不等长，花丝基部被毛。子房圆锥形，无毛，柱头头状，浅裂。蒴果卵圆形至球形，无毛。种子2～4颗，多密被短柔毛。花期夏、秋季。

【性味归经】 性寒。味甘。归大肠、胃经。

【功效】 凉血止血，清热利湿。

【主治瘙痒相关疾病】 皮肤瘙痒。

【止痒方选】 治疗皮肤瘙痒，蕹菜500 g，煎水洗患处，每日洗2次，数日自愈。（《民间药方治百病》）

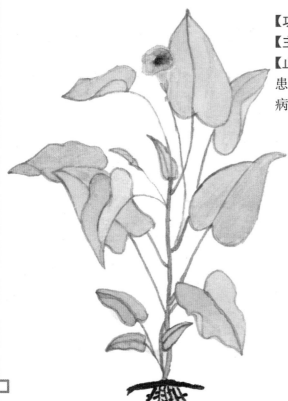

乌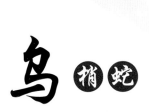

【中药名】　乌梢蛇（wū sào shé）

（为游蛇科动物乌梢蛇除去内脏的全体）

【别　名】　剑脊乌梢，黑花蛇，乌峰蛇，青蛇，乌风蛇，黄风蛇，青大将，剑脊蛇，黑乌梢，三棱子。

【拉丁名】　*Zaocys dhumnades*（Cantor）

【动物形态】　全长可达 2 m 以上。头扁圆。头部和颈部分界不明显。鼻间鳞宽大于长。前额鳞大，鼻孔椭圆形。眼大，眼后鳞 2 片。尾部渐细。体呈青灰褐色。腹面灰白色。其后半部呈青灰色。

【性味归经】　性平。味甘、咸。归肺、脾经。

【功效】　祛风湿，通经络。

【主治瘙痒相关疾病】　风疹疥癣，皮肤瘙痒。

【止痒方选】　治疗老年瘙痒，乌梢蛇、川芎、荆芥各 15 g，黄芪 30 g，当归、生地黄、防风、白蒺藜、制何首乌各 20 g，桃仁、红花、甘草各 10 g，每日 1 剂，早晚饭各温服 200 ml，两周一疗程。（《皮肤病奇效良方》）

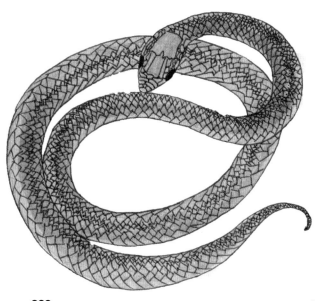

无风独摇草

【中药名】　无风独摇草（wú fēng dú yáo cǎo）
　　　　　　（为豆科植物舞草的枝叶）

【别　名】　独摇草，接骨草，红母鸡药，红毛母鸡，壮阳草，唱合草，风流草，自
　　　　　　动草。

【拉丁名】　*Codoriocalyx motorius*（Houttuyn）H. Ohashi

【植物形态】　小灌木，茎有纵沟。无毛。单叶或三出复叶，长圆形至披针形。
叶有自发性运动。圆锥花序顶生或为腋生总状花序。苞片阔卵形，花紫红色，
龙骨瓣具爪。荚果镰形或直，成熟时沿背缝线开裂，有5～9个荚节。花期
7～9月，果期8～10月。

【性味归经】　性平。味淡，微涩。

【功效】　活血祛风，安神镇静。

【主治瘙痒相关疾病】　风癣瘙痒。

【止痒方选】　治疗风癣瘙痒，无风独摇草鲜品捣敷。
（《中药大辞典》）

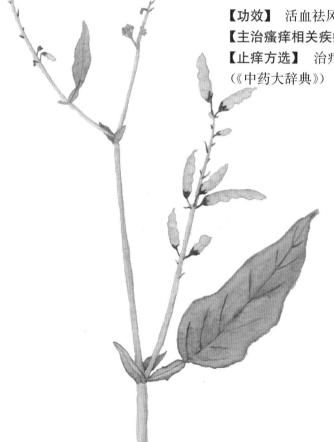

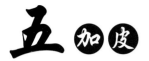

五加皮

【中药名】　五加皮（wǔ jiā pí）
　　　　　　（为五加科植物细柱五加和无梗五加的根皮）
【别　　名】　南五加皮，五谷皮，红五加皮。
【拉丁名】　*Eleutherococcus nodiflorus*（Dunn）S. Y. Hu

【植物形态】　细柱五加灌木，有时蔓生状。枝灰棕色，无刺或在叶柄基部单生扁平的刺。叶为掌状复叶，在长枝上互生，在短枝上簇生。叶柄常有细刺。小叶五，稀为三或四，中央一片最大，倒卵形至倒披针形，先端尖或短渐尖，基部楔形，两面无毛，或沿脉上疏生刚毛，下面脉腋间有淡棕色簇毛，边缘有细锯齿。伞形花序腋生或单生于短枝顶端。萼五齿裂。花黄绿色，花瓣五，长圆状卵形，先端尖，开放时反折。雄蕊五，花丝细长。子房二室，花柱二，分离或基部合生，柱头圆柱状。核果浆果状，扁球形，成熟时黑色，宿存花柱反曲。种子 2 粒，细小，淡褐色。花期 4～7 月，果期 7～10 月。

【性味归经】　性温。味辛、苦、甘。归肝、
肾经。

【功效】　祛风湿，补肝肾，强筋骨，活血脉。
【主治瘙痒相关疾病】　脚气，皮肤瘙痒，阴
下湿痒，疥疮，霉菌性阴道炎。
【止痒方选】　治疗阴部湿痒，五加皮适量，
煎汤外洗。（《一味中药保安康》）

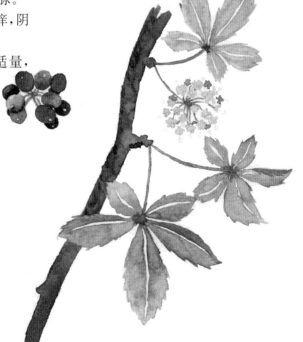

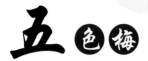

五色梅

【中药名】 五色梅（wǔ sè méi）
（为马鞭草科植物马缨丹的花、叶）

【别 名】 龙船花，山大丹，大红乡球，珊瑚球，臭金凤，如意花，土红花，杀虫
花，臭牡丹，毛神花，臭冷风，天兰草，臭草，五色花，五雷箭，穿墙风，
野眼菜，五彩花，红花刺。

【拉丁名】 *Lantana camara* L.

【植物形态】 直立或蔓性灌木。植株有臭味，有时呈藤状。茎、枝均呈四方形，
有糙毛，常有下弯的钩刺或无刺。单叶对生。叶片卵形至卵状长圆形，基部楔
形或心形，边缘有钝齿，先端渐尖或急尖，表面有粗糙的皱纹和短柔毛，背面具
小刚毛，侧脉约5对。头状花序腋生。花序粗壮，长于顺柄。苞片披针形，长为
花萼的1～3倍，有短柔毛。花萼筒状，先端有极短的齿。花冠黄色、橙色、粉红
色至深红色，花冠管两面均有细短毛。雄蕊四，内藏果实圆球形，成熟时紫黑
色。全年开花。

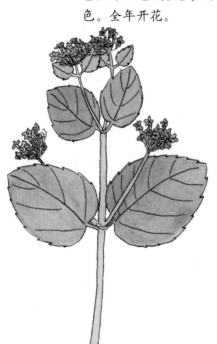

【性味归经】 性凉，有毒。味苦，微甘。归大肠经。

【功效】 清热解毒，祛风，杀虫止痒。

【主治瘙痒相关疾病】 湿疹，阴痒，风疹，疥癣。

【止痒方选】 治疗湿疹、风疹、皮肤瘙痒，马樱丹新鲜
枝叶适量，煎水外洗。（《新编中草药图谱及经典配方》）

西 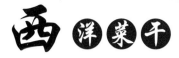 洋菜干

【中药名】 西洋菜干(xī yáng cài gàn)
　　　　　 (为十字花科植物豆瓣菜的全草)
【别　名】 豆瓣菜,无心菜,西洋菜,水排菜,水生菜。
【拉丁名】 *Nasturtium officinale* R. Br.

【植物形态】 多年生水生草本。全株光滑无毛。茎匍匐或浮水生,多分枝,节
上生不定根。奇数羽状复叶。小叶片宽卵形、长圆形或近圆形,先端一片较大。
先端有钝头或微凹,近全缘或呈浅波状,基部截平,小叶柄细而扁。侧生小叶与
顶生的相似,基部不对称,叶柄基部成耳状,略抱茎。总状花序顶生,花多数。
萼片四,边缘膜质,基部略成囊状。花瓣白色,倒卵形或宽匙形,具脉纹,先端
圆,基部渐狭成细爪。长角果圆柱形而扁。果梗在果轴上开展着生或向上微
弯。种子每室2行,扁圆形或近椭圆形,红褐色,表面具稀疏而大的凹陷网纹。
花期4~5月,果期5~7月。

【性味归经】 性凉。味淡、甘。归肺经。

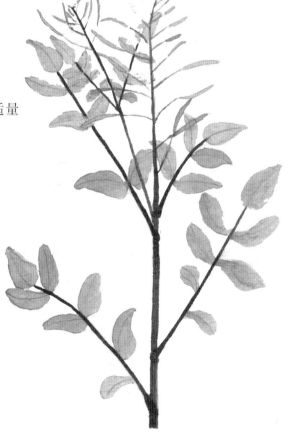

【功效】 清肺凉血,利尿解毒。
【主治瘙痒相关疾病】 皮肤瘙痒。
【止痒方选】 治疗皮肤瘙痒,西洋菜干适量
煎汤常服。(《南方百草良方》)

锡叶藤

【中药名】 锡叶藤(xī yè téng)
（为五桠果科植物锡叶藤的根或茎叶）

【别　名】 锡叶,涩藤,涩沙藤,水车藤,雪藤,糙米藤,擦锡藤。

【拉丁名】 *Tetracera asiatica*（Lour.）Hoogland

【植物形态】 常绿木质藤本,多分枝。枝条粗糙,嫩枝被毛,老枝秃净。单叶互生。叶柄有较多刚伏毛。叶革质,极粗糙,长圆形、椭圆形或长圆状倒卵形,先端钝或稍尖,基部宽楔形或近圆形,常不等侧,中部以上边缘有小锯齿,两面被刚毛和短刚毛,粗糙,被柔毛。苞片 1 个。小苞片长 1～2 mm。花多数。萼片五,离生大小不等,无毛,公边缘有睫毛。花瓣三,卵圆形,与萼片近等长,白色。雄蕊多数,心皮一,无毛,花柱突出雄蕊之外。菁葖果,成熟时黄红色,有残存花柱。种子一,黑色,基部有碗状假种皮。花期 5～6 月,果期 7～10 月。

【性味归经】 性平。味酸、涩。归肝、大肠经。

【功效】 收涩固脱,消肿止痛,止痒。

【主治瘙痒相关疾病】 皮肤瘙痒。

【止痒方选】 ①治疗皮肤瘙痒,锡叶藤煎水外洗。(《中医方药学》)
②治疗皮肤疥癣、汗斑,茎叶制成 70％酊剂,外擦。(《中医方药学》)

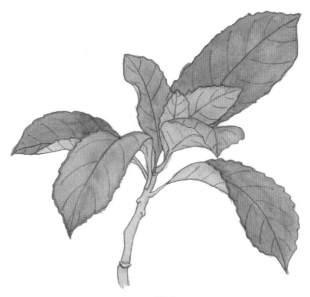

喜^{树皮}

【中药名】 喜树皮(xǐ shù pí)
（为蓝果树科喜树的树皮）

【拉丁名】 *Camptotheca acuminata* Decne.

【植物形态】 落叶乔木。树皮浅灰色。叶互生，纸质，椭圆状卵形成长椭圆形，先端短渐尖，基部宽楔形，全缘，或呈微波状，上面深绿色有光泽，下面疏生短柔毛，脉上较密。叶柄长 1.5 cm 左右。花单性同株，绿白色，无梗，多数排成球形头状花序，或数花序排成总状，间有单生于枝端叶腋的。雌花球顶生，雄花球腋生。苞片三，两面被短柔毛。萼杯状，萼齿五。花瓣五，淡绿色，外面密被短柔毛。雄花有雄蕊十，二轮，外轮较长。雌花子房下位，花柱 2～3 裂。瘦果窄矩圆形，顶端有宿存花柱，两边有窄翅，褐色。

【性味归经】 性寒，小毒。味苦。归肝经。

【功效】 活血解毒，祛风止痒。

【主治瘙痒相关疾病】 牛皮癣。

【止痒方选】 治疗牛皮癣，适量煎汤洗或水煎浓缩调涂。（《中华本草》）

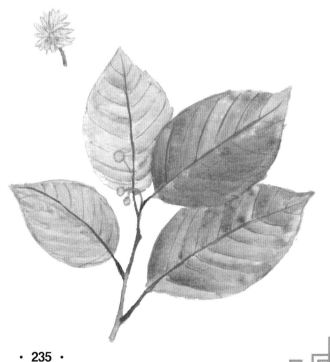

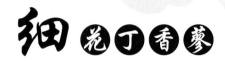

细花丁香蓼

【中药名】 细花丁香蓼(xì huā dīng xiāng liǎo)
　　　　　 (为柳叶菜科细花丁香蓼的全草)
【别　名】 小花水丁香。
【拉丁名】 *Ludwigia perennis* L.

【植物形态】 一年生草本。茎直立,通常无毛。叶互生。叶片狭披针形,两面无毛。花两性,单生于叶腋,黄色。萼筒与子房贴生,裂片四,宿存,披针形,外面多少被毛。花瓣四,近矩圆形。雄蕊四。子房下位,花柱柱头头状。蒴果圆柱形,绿色而稍带淡紫色,近无毛,具多数种子。

【性味归经】 性寒。味微苦、淡。归肺、肝经。

【功效】 清热解毒,杀虫止痒。
【主治瘙痒相关疾病】 肛门瘙痒。
【止痒方选】 治疗肛门瘙痒,适量煎汤熏洗或捣敷。
(《中华本草》)

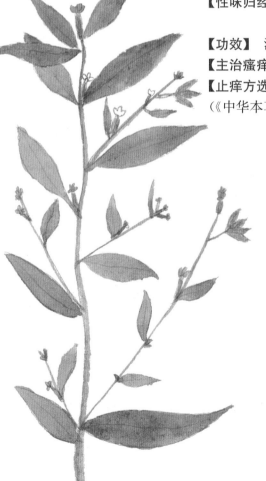

细 沙虫草

【中药名】 细沙虫草（xì shā chóng cǎo）
（为唇形科植物二齿香科科的根或全草）

【别　名】 白花石蚕，野藿香，泡草，香柯柯。

【拉丁名】 *Teucrium bidentatum* Hemsl.

【植物形态】 多年生直立草本。茎近无毛。叶具短柄。叶片卵形至卵状披针形，先端渐尖，基部楔形，中部以上边缘具3～4对粗锯齿，两面无毛。假穗状花序腋生及顶生。苞片微小，卵状披针形。花萼钟状，喉部内具毛环，二唇形，上唇三齿，中齿极发达，扁圆形，侧齿微小，近圆形，下唇二齿，极靠合，弯缺常不达下唇1～3。花冠白色，筒稍伸出，檐部单唇形，唇片与花冠筒成直角，中裂片特发达，近圆形，最后一对裂片半圆形。雄蕊超出花冠筒1倍。花盘盘状，全缘。小坚果卵圆形，具网状雕纹，合生面为果长度1/2。花期7～9月。

【性味归经】 性平。味辛、甘。归脾、胃经。

【功效】 祛风利湿，解毒止痒。

【主治瘙痒相关疾病】 湿疹。

【止痒方选】 治疗风疹、皮肤瘙痒，细沙虫草9 g，虎耳草30 g，虎杖30 g，千里光30 g，水煎服。（《四川中药志》）

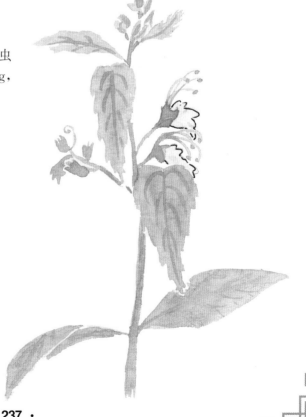

咸酸蕹

【中药名】 咸酸蕹(xián suān qiáng)
(为紫金牛科植物白花酸藤果的根或叶)

【别　名】 入地龙,酸味蕹,水林果,枪子果,蓑衣果,早禾藤,牛皮蕊,牛尾藤,小种南藤,羊公板仔,碎米果,黑头果。

【拉丁名】 *Embelia ribes* Burm. f.

【植物形态】 攀缘灌木或藤本。老枝有明显的皮孔。叶互生。叶片坚纸质,倒卵状椭圆形或椭圆形,背面有时被薄粉。圆锥花序,顶生,小苞片钻形或三角形,花瓣淡绿色或白色,分离,椭圆形或长圆形。果球形或卵形,红色或深紫色。花期1～7月,果期5～12月。

【性味归经】 性平。味辛、酸。

【功效】 活血调经,清热利湿,消肿解毒。

【主治瘙痒相关疾病】 小儿头疮,皮肤瘙痒。

【止痒方选】 治疗皮肤瘙痒,咸酸蕹鲜叶适量,捣烂外敷或水煎浸洗。(《新编中草药图谱及常用配方》)

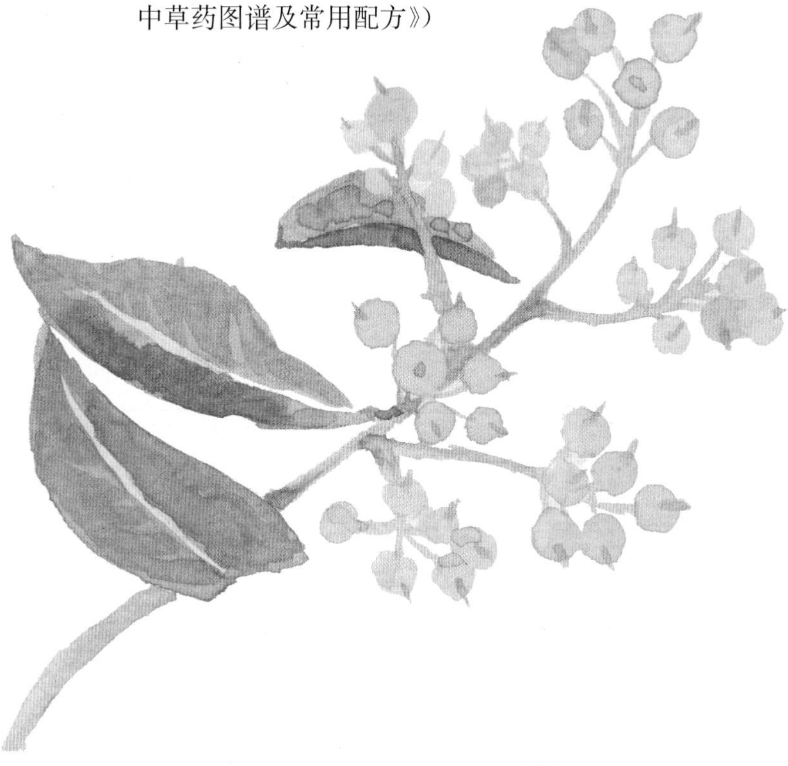

香艾

【中药名】 香艾（xiāng ài）
（为菊科植物馥芳艾纳香的全草）

【别　名】 山风，艾纳香。

【拉丁名】 *Blumea aromatica* DC.

【植物形态】 粗壮草本或亚灌木状。茎木质，有分枝，具粗沟纹，被黏绒毛或上部花序轴被开展的密柔毛，杂有腺毛。叶腋常有束生的白色或污白色糙毛，节间在下部较短。下部叶近无柄，倒卵形，倒披针形或椭圆形，先端短尖，基部渐狭，边缘有不规则粗细相间的锯齿，上面被疏糙毛，下面被糙伏毛，脉上的毛较密，杂有多数腺体。中部叶倒卵状长圆形或长椭圆形，基部渐狭，下延，有时多少抱茎。上部叶较小，披针形或卵状披针形。头状花序多数，花序柄被柔毛，杂有卷腺毛，腋生和顶生，排成具叶柄的大圆锥花序。总苞圆柱形或近钟形。总苞片绿色，外层长圆状披针形，背面被短柔毛和腺体，中层和内层线形，背面被疏毛。花托蜂窝状，流苏形。花黄色，雌花多数，花冠先端2～3齿裂，裂片有腺点。两性花花冠管状，向上渐宽，有腺体。瘦果圆柱形，有12条棱，被柔毛，冠毛棕红色至淡褐色，糙毛状。花期10月～翌年3月。

【性味归经】 性温。味辛，微苦。归肝、肾经。

【功效】 祛风除湿，止痒止血。

【主治瘙痒相关疾病】 风疹，湿疹，皮肤瘙痒。

【止痒方选】 治疗皮肤瘙痒，鲜香艾捣烂外敷或者煎水洗患处。（《桂本草》）

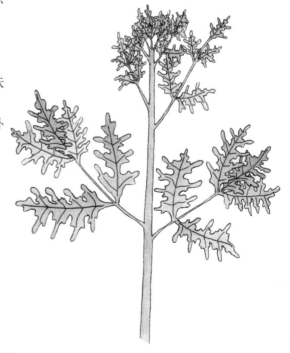

香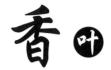

【中药名】 香叶（xiāng yè）
（为牻牛儿苗科植物香叶天竺葵的茎叶）

【别　名】 香艾。

【拉丁名】 *Pelargonium graveolens* L'Hér.

【植物形态】 多年生直立草本。茎基部木质，全株密被淡黄色长毛，具浓厚香味。叶对生或互生，叶柄长超过叶片，上部近等长。叶片宽心形至近圆形，近掌状5～7深裂，裂片分裂为小裂片，边缘具不规则的齿裂。伞形花序与叶对生，柄短，直立。花小，几无柄。萼片披针形，被密长毛，基部稍合生。花瓣玫瑰红或粉红，有紫色的脉，上面两片较大，长为萼片的2倍。雄蕊十。雌蕊一，子房五室，花柱五。蒴果成熟时裂开，果瓣向上卷曲。花、果期3～6月。

【性味归经】 性温。味辛。归肺、肝经。

【功效】 祛风除湿，行气止痛，杀虫止痒。

【主治瘙痒相关疾病】 阴囊湿疹，疥癣。

【止痒方剂】 治疗阴囊湿疹、疥癣瘙痒，香叶30 g、藿香30 g、刺黄柏30 g，水煎浓汁，外涂患处。（《四川中药志》）

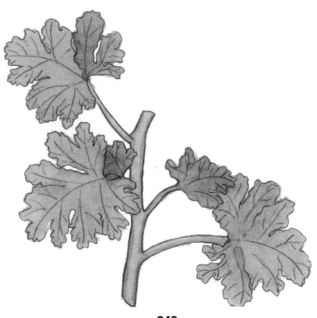

香 樟根

【中药名】 香樟根（xiāng zhāng gēn）
（为樟科植物樟的根）
【别　名】 香通，走马胎，土沉香，山沉香。
【拉丁名】 *Cinnamomum camphora*（L.）Presl

【植物形态】 常绿乔木。树皮灰褐色或黄褐色，纵裂。小枝淡褐色，光滑。枝和叶均有樟脑味。叶互生，革质，卵状椭圆形以至卵形，先端渐尖，基部钝或阔楔形，全缘或呈波状，上面深绿色有光泽，下面灰绿色或粉白色，无毛，幼叶淡红色，脉在基部以上三出，脉腋内有隆起的腺体。圆锥花序腋生。花小，绿白色或淡黄色。花被六裂，椭圆形，内面密生细柔毛。能育雄蕊九，花药四室。子房卵形，光滑无毛，花柱短。柱头头状。核果球形，熟时紫黑色，基部为宿存、扩大的花被管所包围。花期4～6月。果期8～11月。

【性味归经】 性温。味辛。归肝、脾经。

【功效】 温中止痛，辟秽和中，祛风除湿。
【主治瘙痒相关疾病】 皮肤瘙痒。
【止痒方剂】 治疗疥癣瘙痒，香樟根适量煎水洗。（《中医大辞典》）

小 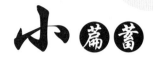 蓄

【中药名】 小蒿蓄(xiǎo biǎn xù)
（为蓼科植物腋花蓼的全草）

【别　名】 姑巴草,扁竹,水米草,汗多草,黑鱼草,习见蓼,米子蓼,地茜,铁马
齿苋,扁蓄,米碎草,小叶扁蓄,猪牙草,节节红,节节花,红节草,虮
蓖草,糟麻草,地兔草,水扁蓄,细叶锅巴草,锅巴菜。

【拉丁名】 *Polygonum Plebeium* R. Br.

【植物形态】 一年生草本。茎匍匐状,多分枝。枝披散,柔弱,平滑或具白色略
粗糙的线条,节间通常短于叶。叶互生,无柄。托叶鞘膜质透明,边缘撕裂状。
叶线狭长圆形或稍匙形,较小,先端钝,基部渐狭成一短柄。花极小,具短柄,
1～3朵簇生于托叶鞘内。花被五深裂,裂片绿色,边缘白色。雄蕊五,中部以下
与花被合生,较花被短。花柱三。瘦果卵形。花、果期5～6月。

【性味归经】 性凉。味苦。归膀胱、大肠、肝经。

【功效】 利尿通淋,清热解毒,化湿杀虫。
【主治瘙痒相关疾病】 恶疮疥癣,外阴湿痒。
【止痒方剂】 治疗疥癣湿痒、外阴瘙痒,小蒿蓄全草
煎水洗。(《湖南药物志》)

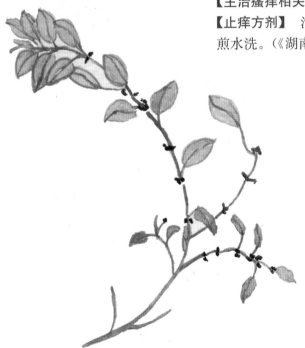

小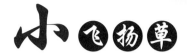

【中药名】 小飞扬草(xiǎo fēi yáng cǎo)
（为大戟科植物千根草的全草）

【别　名】 土甘草,单刀根飞扬草,痢子草,乳汁草,痢疾草,细叶飞扬草,小乳
汁草。

【拉丁名】 *Euphorbia thymifolia* L.

【植物形态】 一年生草本。根纤细,具多数不定根。茎纤细,常呈匍匐状,自基
部极多分枝,被稀疏柔毛。叶对生,椭圆形、长圆形或倒卵形,先端圆,基部偏
斜,不对称,呈圆形或近心形,边缘有细锯齿,稀全缘,两面常被稀疏柔毛,稀无
毛。叶柄极短,托叶披针形或线形,易脱落。花序单生或数个簇生于叶腋,具短
柄,被稀疏柔毛。总苞狭钟状至陀螺状,外部被稀疏的短柔毛,边缘五裂,裂片
卵形。腺体四,被白色附属物。雄花少数,微伸出总苞边缘。雌花1枚,子房柄
极短。子房被贴伏的短柔毛。花柱三,分离。柱头二裂。蒴果卵状三棱形,被
贴伏的短柔毛,成熟时分裂为3个分果爿。种子长卵状四棱形,暗红色,每个棱
面具4～5个横沟,无种阜。花、果期6～11月。

【性味归经】 性凉。味酸、涩。归脾、胃、大
肠经。

【功效】 清热利湿,收敛止痒。
【主治瘙痒相关疾病】 湿疹,过敏性皮炎,
皮肤瘙痒。
【止痒方选】 治疗皮肤瘙痒、皮炎、湿疹,小
飞扬草鲜品适量煎水洗患处。（《文山中草
药》）

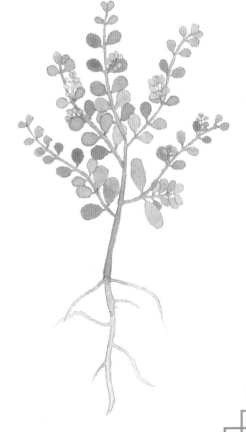

小构树叶（汁）

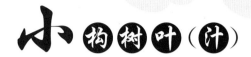

【中药名】 小构树叶（汁）[xiǎo gòu shù yè(zhī)]
（为桑科植物小构树的叶）

【拉丁名】 *Broussonetia kazinoki* Sieb.

【植物形态】 落叶灌木。枝显著地伸长而呈蔓生，有乳汁。单叶互生。叶片卵形或卵状椭圆形，先端渐尖，基部心形或近心形，有2～3个乳头状腺体，不裂或2～3深裂，上面绿色，被伏毛或近无毛，下面淡绿色，被细柔毛，边缘有细锯齿。基出脉三条。花单性，雌雄同株。雄花序为圆柱状萎荑花序。雄花花被四裂。雄蕊四。雌花序为头状。雌花具短梗或近无梗，花被管先端有2～3锐齿。子房倒卵形，花柱近侧生，柱头线形。聚花果球形，肉质，成熟时红色。小核果椭圆形，表面有疣。花期4～月，果期5～6月。

【性味归经】 性凉。味淡。

【功效】 清热解毒，祛风止痒，敛疮止血。

【主治瘙痒相关疾病】 神经性皮炎，疥癣。

【止痒方剂】 治疗神经性皮炎、顽癣，小构树叶捣烂敷或绞汁搽治。（《中药大辞典》）

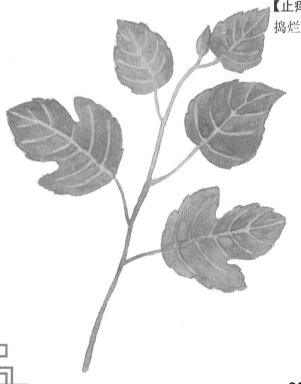

小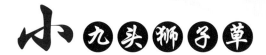

【中药名】 小九头狮子草（xiǎo jiǔ tóu shī zǐ cǎo）
（为毛茛科植物钝萼铁线莲全草）

【别　名】 绣球藤，铁线牡丹，小九股牛，回龙草，白木通，细木通。

【拉丁名】 *Clematis peterae* Hand.-Mazz.

【植物形态】 草质或半灌木状藤本。根短而粗壮，木质，表面棕黑色，内面淡黄色。茎上部六棱形，微被柔毛或近无毛。基生叶有3～5小叶。茎生叶对生，常为三出复叶。小叶片薄纸质或亚革质，卵圆形或近圆形，先端钝圆或钝尖，基部宽楔形，边缘有不规则的粗锯齿，常三裂，两面被疏柔毛，叶脉在下面凸起。小叶柄短。聚伞花序腋生，花梗基部有1对叶状苞片。花两性，钏状。萼绒毛，两面微有柔毛。花瓣无。雄蕊多数，与萼片近等长，花丝被长柔毛，花药线形，无毛，药隔背面被毛。心皮多数，比雄蕊稍短，被毛。瘦果纺锤形，两面凸起，棕红色，被短柔毛，宿存花柱羽毛状。花期9～10月，果期10～11月。

【性味归经】 性微寒。味苦、淡、微辛。

【功效】 清热解毒，利尿，祛瘀通络。

【主治瘙痒相关疾病】 肾囊风痒。

【止痒方剂】 治疗肾囊风痒，小九头狮子草煎水外洗。（《滇南本草》）

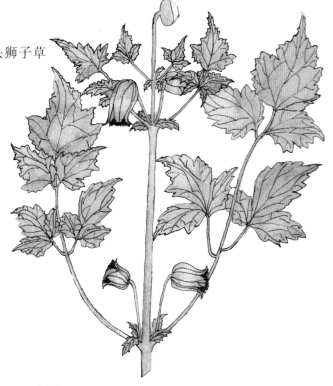

小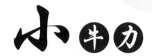

【中药名】 小牛力（xiǎo niú lì）
　　　　　（为豆科植物疏叶美花崖豆藤的根和叶）
【别　名】 土甘草，单刀根。
【拉丁名】 *Millettia pulchra*（Benth.）Kurz

【植物形态】 攀缘状灌木。茎深棕色，有多数黄色点状皮孔。叶互生，奇数羽状复叶，被锈色短柔毛，小叶 9～15 对，叶片长圆形，先端急尖，基部楔形或宽楔形，被锈色柔毛。总状花序腋生，与叶片近等长。花梗被短柔毛。花萼杯状，紫红色，先端五齿裂。花冠蝶形，粉红色。雄蕊十。子房柱状，外面被柔毛，花柱内弯，柱头头状。荚果长圆形而扁平，两端渐狭，一侧有狭翅，先端有喙，二瓣裂。种子五颗，肾形，褐黄色，光滑。花期 8～10 月，果期 11 月。

【性味归经】 性平。味甘、苦、微辛。归肝经。

【功效】 散瘀消肿，补虚宁神。
【主治瘙痒相关疾病】 风疹发痒。
【止痒方选】 治疗风疹发痒，小牛力根，煎水，先熏后洗；内服 3～6 g。（《湖南药物志》）

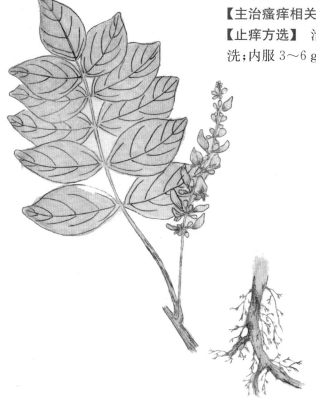

小 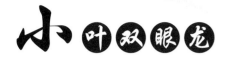 叶双眼龙

【中药名】 小叶双眼龙（xiǎo yè shuāng yǎn lóng）
（为大戟科植物毛果巴豆的叶、根）

【别　名】 细叶双眼龙，巡山虎，土巴豆，鸡骨香，白养木，串珠林，山猪橇。

【拉丁名】 *Croton lachnocarpus* Benth.

【植物形态】 常绿灌木。幼枝被灰黄色星状毛。叶互生。叶柄被星状毛。叶长圆形或卵状长圆形，先端短尖、锐尖或稍钝，基部阔楔形或圆形，近叶柄处有两个具柄的盘状腺体，大而明显，叶缘有钝锯齿，并有具柄的小腺体，两面被星状毛，老时上面无毛。总状花序顶生，被星状毛。花单性同株。苞片小，锥尖，全缘。雄花簇生花序的上部。萼五裂。花瓣五，长圆形，淡绿色。雄蕊10～12，着生于被毛的花盘上。雌花数朵生于花序基部。萼五裂。花瓣极小，钻形，锥尖。子房被曲柔毛，三室，每室有胚珠1颗，花柱三，柱头二裂。蒴果扁球形，被星状茸毛与长的粗毛，成熟后裂为三瓣。花期5月。

【性味归经】 性温，有毒。味辛、苦。归心、肺经。

【功效】 散寒除湿，祛风活血。

【主治瘙痒相关疾病】 皮肤瘙痒。

【止痒方选】 治疗皮肤瘙痒，小叶双眼龙根或者叶煎水洗。（《湖南中药志》）

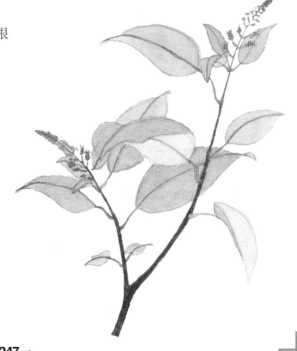

小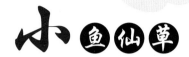

【中药名】 小鱼仙草(xiǎo yú xiān cǎo)

（为唇形科小鱼仙草以全草入药）

【别　名】 土荆芥,假鱼香,野香薷,热痱草,痱子草,月味草,红花月味草,姜芥,四方草,山苏麻,疏花荠苎。

【拉丁名】 *Mosia dianthera*(Buch.-Ham. ex Roxburgh) Maxim.

【植物形态】 一年生草本。茎高至1 m,四棱形,具浅槽,近无毛,多分枝。叶卵状披针形或菱状披针形,有时卵形,先端渐尖或急尖,基部渐狭,边缘具锐尖的疏齿,近基部全缘,纸质,上面橄榄绿色,无毛或近无毛,下面灰白色,无毛,散布凹陷腺点。叶柄腹凹背凸,腹面被微柔毛。总状花序生于主茎及分枝的顶部,通常多数,密花或疏花。苞片针状或线状披针形,先端渐尖,基部阔楔形,具肋,近无毛,与花梗等长或略超过,至果时则较之为短,稀与之等长。花梗被极细的微柔毛,序轴近无毛。花萼钟形,外面脉上被短硬毛,二唇形,上唇三齿,卵状三角形,中齿较短,下唇二齿,披针形,与上唇近等长或微超过之,果时花萼增大,上唇反向上,下唇直伸。花冠淡紫色,外面被微柔毛,内面具不明显的毛环或无毛环,冠檐二唇形,上唇微缺,下唇三裂,中裂片较大。雄蕊四,后对能育,药室二,叉开,前对退化,药室极不明显。花柱先端相等有二浅裂。小坚果灰褐色,近球形,具疏网纹。花、果期5～11月。

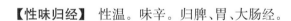

【性味归经】 性温。味辛。归脾、胃、大肠经。

【功效】 祛风发表,利湿止痒。

【主治瘙痒相关疾病】 湿疹,痱子,皮肤瘙痒,疮疖。

【止痒方选】 治疗皮肤瘙痒,鲜小鱼仙草1 000 g,捣烂,用沸水浸泡,等待温洗,每日1～2次。(《皮肤病中草药原色图谱》)

杏 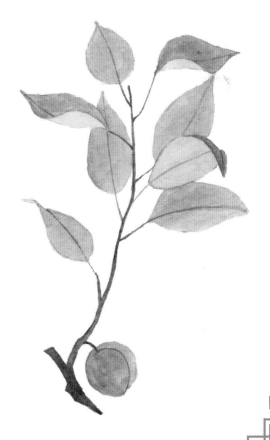叶

【中药名】 杏叶（xìng yè）
（为蔷薇科植物杏、野杏或山杏的叶）

【别　名】 杏树叶。

【拉丁名】 *Armeniaca vulgaris* Lam.

【植物形态】 落叶小乔木。树皮暗红棕色，纵裂。单叶互生。叶片圆卵形或宽卵形。春季先叶开花，花单生枝端，花瓣五，白色或浅粉红色，圆形至宽倒卵形。核果圆形。种子一，心状卵形，浅红色。花期3～4月，果期6～7月。

【性味归经】 性凉。味辛、苦。归肝、脾经。

【功效】 祛风利湿。

【主治瘙痒相关疾病】 皮肤瘙痒，荨麻疹。

【止痒方选】 治疗荨麻疹，杏叶适量，煎汤熏洗患处。（《美容美发中医古方》）

血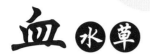

【中药名】 血水草（xuè shuǐ cǎo）
　　　　　（为罂粟科植物血水草的全草）
【别　名】 黄水芋,金腰带,一口血,小号筒,小绿号筒。
【拉丁名】 *Eomecon chionantha* Hance

【植物形态】 多年生草本。植株具红橙色汁液。根和根茎葡匐,黄色。茎紫绿色,有光泽。叶基生。叶柄细长,基部具窄鞘。叶片卵圆状心形或圆心形,先端急尖,基部耳垂状,表面绿色,背面灰绿色,有白粉,掌状脉5～7条,细脉网状,明显,边缘呈波状。花季灰绿色而略带紫红色,有花3～5朵,排列成伞房状聚伞花序。苞片和小苞片卵状披针形,先端渐尖。花萼2,盔状,无毛,先端渐尖,基部合生,早落;花瓣4,白色,倒卵形。雄蕊多数,花丝长0.5～0.7 cm,花药长圆形,黄色。子房卵形或窄卵形,无毛,花柱柱头2裂。蒴果长椭圆形,先端稍细小。花期3～6月,果期5～7月。

【性味归经】 性寒,有小毒。味苦。归肝、肾经。

【功效】 清热利湿,消肿解毒,祛风止痛,行气化瘀,杀虫止痒。

【主治瘙痒相关疾病】 癣疮,湿疹,皮肤瘙痒。

【止痒方选】 治疗小儿疮痒,血水草、苦参、燕窝泥等适量,研末调油涂,或者煎水洗患处。（《贵州民间药物》）

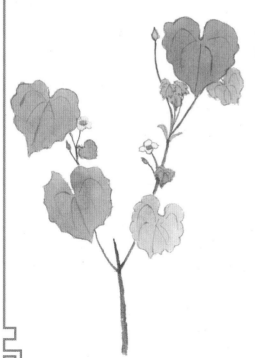

鸦 胆子

【中药名】 鸦胆子(yā dǎn zǐ)
（为苦木科植物鸦胆子的干燥成熟果实）

【别　名】 苦参子,老鸦胆。

【拉丁名】 Brucea javanica (L.)Merr.

【植物形态】 常绿大灌木或小乔木,全株均被黄色柔毛。单数羽状复叶,互生,有长柄。小叶 5～11 枚,对生,长卵状披针形,先端渐尖,基部楔形或两侧不对称的斜圆形,边缘有三角形粗齿,上面绿色,下面淡绿色。圆锥聚伞花序腋生,雌雄异株。花极小,红黄色。雄花萼片四,披针形,花瓣四,线状披针形,雄蕊四,着生在花盘下方,花盘四裂。雌花萼片四,三角形,花瓣四,长圆状披针形,子房由四心皮组成,大部离生,下部被花盘包围,花柱下弯,柱头长尖形。核果长卵形,先端略向外弯,成熟时黑色,具突起的网纹。花期 3～8 月。果期 4～9 月。

【性味归经】 性寒,有小毒。味苦。归大肠、肝经。

【功效】 清热解毒,杀虫止痒。

【主治瘙痒相关疾病】 阴痒,阴道炎,手足癣。

【止痒方选】 治疗女阴瘙痒,鸦胆子 15 g,加水浓煎,熏洗患处,每日早晚各一次。
(《中医妇科临床药物手册》)

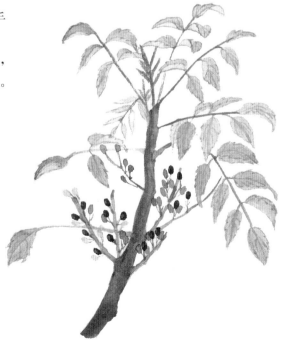

鸭儿芹

【中药名】 鸭儿芹(yā ér qín)
（为伞形科植物鸭儿芹的茎叶）

【别　名】 三叶,起莫,三石,当田,赴鱼,野蜀葵,三叶芹,水白芷,大鸭脚板,鸭脚板草,野芹菜,红鸭脚板,水芹菜,牙痛草,鸭脚菜,梭丹子,鸭脚草,鸭脚掌。

【拉丁名】 *Cryptotaenia japonica* Hassk.

【植物形态】 多年生草本,全株无毛。主根短,茎光滑,具叉状分枝。基生叶,叶鞘边缘膜质。叶轮廓三角形至广卵形,通常为三小叶。复伞形花序呈疏松的圆锥状,花序梗不等长,总苞片及小总苞片线形或钻形。小伞形花序。花瓣白色。分生果线状长圆形。花期4～5月,果期6～10月。

【性味归经】 性平。味辛、苦。归心、肺经。

【功效】 祛风止咳,利湿解毒,化瘀止痛。
【主治瘙痒相关疾病】 痈疽疮肿,皮肤瘙痒。
【止痒方选】 治疗皮肤瘙痒,鸭儿芹适量,煎水洗。
（《陕西中草药》）

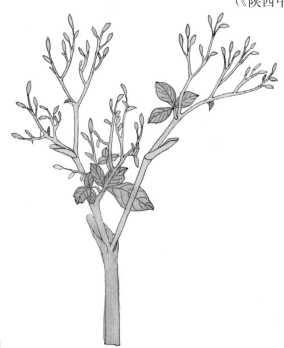

鸭脚木

【中药名】 鸭脚木（yā jiǎo mù）
（为五加科植物鹅掌柴，以根皮、根和叶入药）

【别　名】 鸭脚板，鸭脚皮，鹅掌柴，五指通，伞托树。

【拉丁名】 *Schefflera heptaphylla*（Linnaeus）Frodin

【植物形态】 常绿乔木或大灌木，树皮灰白色，枝条粗壮，平时有皱纹，幼时密生星状短柔毛，不久毛渐脱落至稀。掌状复叶互生，小叶6～9片。叶柄细长，圆柱状。托叶半圆形。小叶革质或纸质，椭圆形、长椭圆形或卵状椭圆形，先端急尖或短渐尖，稀圆形，基部宽楔形或近圆形，全缘。上面深绿，下面灰白色，幼时密被星状短柔毛，后渐脱落。侧脉7～10对，网脉不明显。花序为伞形花序聚生成大型圆锥花序顶生，初密生星状短柔毛，后渐脱落。萼疏被星状短柔毛至无毛，边缘有5～6个细齿。花瓣五，肉质，花后反曲白色，芳香。雄蕊五，长过花瓣。子房下位，5～7室，花柱合生成粗短的柱状。浆果球形，熟时暗紫色。花期11～12月，果期翌年1月。

【性味归经】 性凉。味苦、辛。归肾经。

【功效】 清热解毒，祛风化湿，止痒。

【主治瘙痒相关疾病】 过敏性皮炎，湿疹，风疹瘙痒。

【止痒方选】 治疗湿疹，鸭脚木叶适量煎水外洗。（《全国中草药汇编》）

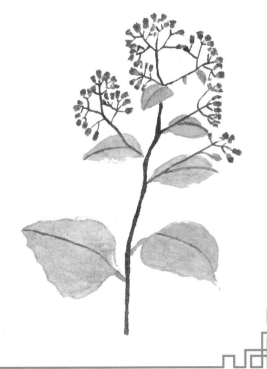

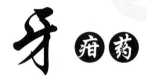

牙疳药

【中药名】 牙疳药(yá gān yào)
（为双子叶植物药茜草科植物长节耳草的全草）

【别　名】 节节花,对坐叶,酒药草,野鸡草,叶上绣球,小绣球,天麻,骨叶,黑头草,一扫光,蜂窝草,田波浪,白痧药,蛇草,穿心草,四方梗,狗肝菜。

【拉丁名】 *Hedyotis uncindlla* Hook. et Arn.

【植物形态】 多年生直立草本。除花冠喉部和萼裂片有时被毛外,全部无毛。茎粗壮,锐四棱柱形。叶对生,无柄或具短柄。托叶三角形。叶片长圆状卵形或长圆状披针形。花序顶生或腋生,密集成头状,无总花梗。花冠白色,筒状。蒴果倒卵形。种子有棱。花期夏季。

【性味归经】 性平。味辛、甘、微苦。归胃经。

【功效】 祛风除湿,健脾消积。

【主治瘙痒相关疾病】 皮肤瘙痒。

【止痒方选】 治疗皮肤瘙痒,牙疳药适量,煎水洗患处。(《中华天然补品资源大辞典》)

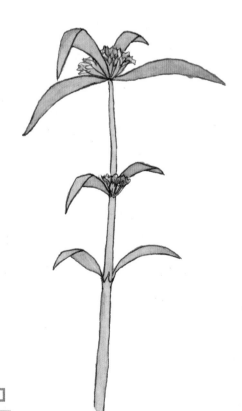

亚麻子

【中药名】 亚麻子(yà má zǐ)

（为亚麻科植物亚麻的种子）

【别　名】 胡麻子,壁虱胡麻,亚麻仁,大胡麻,胡麻仁。

【拉丁名】 *Linum usitatissimum* L.

【植物形态】 亚麻一年生直立草本,高30～100 cm或更高。全株无毛。茎圆柱形,表面具纵条纹,基部稍木质化,上部多分枝。叶互生,无柄或近无柄。叶片披针形或线状披针形,先端渐尖,基部渐狭,全缘,叶脉通常三出。花多数,生于枝顶或上部叶腋,每叶腋生一花,花柄细弱。花萼五,绿色,分离,卵形,长约为花瓣的半数。花瓣五,蓝色或白色,分离,广倒卵形,边缘稍呈波状。雄蕊五,花药线形。子房上位,五室,花柱五,线形,分离。蒴果近球形或稍扁。种子卵形,一端稍尖而微弯,表面黄褐色而有光泽。花期6～7月,果期7～9月。

【性味归经】 性平。味甘。归肝、胃、大肠经。

【功效】 养血祛风,润燥通便。

【主治瘙痒相关疾病】 皮肤瘙痒,湿疹。

【止痒方选】 治疗老人皮肤干燥、起鳞屑,亚麻子、当归各90 g,紫草30 g,做成蜜丸,每服9 g,开水送服,每日2次。(《本草纲目彩图版》)

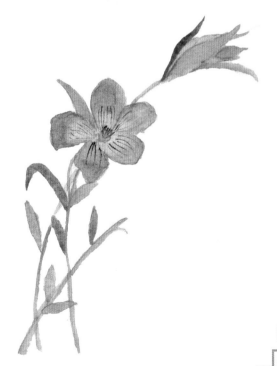

烟 草

【中药名】 烟草（yān cǎo）
（为茄科植物烟草的全草）

【别　名】 烟，烟叶。

【拉丁名】 *Nicotiana tabacum* L.

【植物形态】 一年生或有限多年生草本。全株被腺毛。根粗壮。茎基部稍木质化。叶互生，长圆状披针形，披针形，长圆形或卵形，先端渐尖，基部渐狭，至茎成耳状而半抱茎，柄不明显或成翅状柄。圆锥花序顶生，多花。花梗长5～20 cm。花萼微状或筒状钟形，裂片三角状披针形，长短不等。花冠漏斗状，淡红色，筒部色更淡，稍弓曲，裂片五，先端急尖。雄蕊五，其中1枚较其余4枚短，不伸出花冠喉部，花丝基部有毛。雌蕊一，花柱长，柱头圆形，子房上位，二室。蒴果卵状或长圆状，长约等于宿存萼。种子圆形或宽圆形，褐色。花、果期夏秋季。

【性味归经】 性温，有毒。味辛。

【功效】 行气止痛，燥湿止痒，解毒杀虫。

【主治瘙痒相关疾病】 疥癣，湿疹，阴囊湿疹。

【止痒方选】 治疗头癣，烟叶煎水洗患处，每日2～3次。（《全国中草药汇编》）

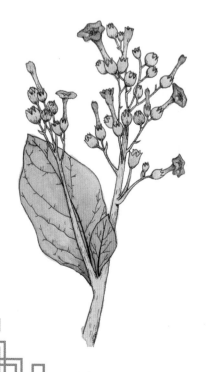

盐 肤木花

【中药名】　盐肤木花(yán fū mù huā)
（为漆树科植物盐肤木的花）

【拉丁名】　*Rhus chinensis* Mill.

【植物形态】　落叶小乔木或灌木。小枝棕褐色,被锈色柔毛,具圆形小皮孔。奇数羽状复叶互生,叶轴及叶柄常有翅。小叶 5～13 片,小叶无柄。小叶纸质,多形,常为卵形或椭圆状卵形或长圆形。先端急尖,基部圆形,边缘具粗锯齿或圆锯,叶面暗绿色,叶背粉绿色,被白粉,叶面沿中脉疏被柔毛或近无毛,叶背被锈色柔毛。圆锥花序宽大,顶生,多分枝,雄花序长 30～40 cm,雌花序较短,密被锈色柔毛。花小,杂性,黄白色。雄花花萼裂片长卵形,花瓣倒卵状长圆形,开花时外卷,雄蕊伸出,花丝线形,花药卵形。雌花花萼裂片较短,花瓣椭圆状卵形。花盘无毛。子房卵形,密被白色微柔毛。花柱三,柱头头状。核果球形,略压扁,被具节柔毛和腺毛,成熟时红色。花期 8～9 月,果期 10 月。

【性味归经】　性寒。味酸、咸。

【功效】　清热解毒,除湿杀虫,敛疮止痒。
【主治瘙痒相关疾病】　鼻疮。
【止痒方选】　治疗鼻疮,盐麸木花研末,调麻茶涂患处。(《安徽中草药》)

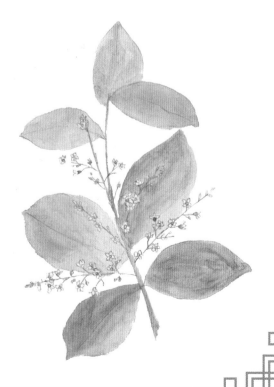

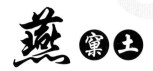

燕窠土

【中药名】 燕窠土（yàn kē tǔ）
　　　　　（为燕科动物金腰燕的泥巢）
【别　名】 胡燕窠内土,燕窝泥,燕子泥。

【动物形态】 金腰燕体形全长 16～18 cm,体重 18～21 g,寿命 15 年。上体黑色,具有深蓝色光泽,腰部栗色,颊部棕色,下体棕白色,而多具有黑色的细纵纹,尾甚长,为深叉形。最显著的标志是有一条栗黄色的腰带,浅栗色的腰与深蓝色的上体成对比,下体白而多具黑色细纹,尾长而叉深。虹膜褐色。嘴及脚黑色。

【性味归经】 性寒。味咸。归脾经。

【功效】 清热解毒,祛风止痒。
【主治瘙痒相关疾病】 皮肤瘙痒。
【止痒方选】 治疗皮肤瘙痒,胡燕窠土,水和敷之。(《千金方》)

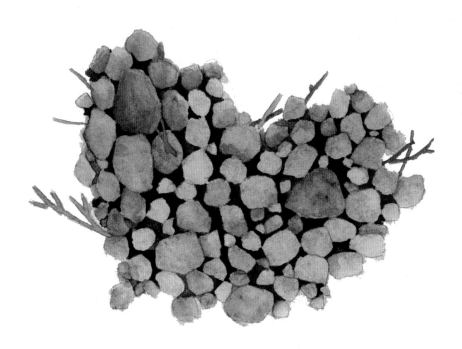

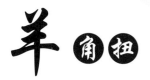

羊角扭

【中药名】 羊角扭（yáng jiǎo niǔ）

（为夹竹桃科植物羊角扭的种子、茎、叶）

【别　名】 羊角拗，羊角藕，黄葛扭，羊角树，牛角藤，羊角藤，鲤鱼橄榄。

【拉丁名】 *Strophanthus divaricatus*（Lour.）Hook. et Arn.

【植物形态】 灌木或藤本，直立。秃净，多蔓枝，折之有乳汁流出。小枝通常棕褐色。密被灰白色皮孔。叶对生，具短柄。叶片厚纸质，椭圆形或长圆形，先端短渐尖或急尖，基部楔形，全缘。侧脉每边通常6条，斜扭上升，叶缘前网结。花大形，黄白色，顶生或三花合生呈聚伞花序。花梗纤细。苞片和小苞片线状披针形。花萼萼片五，披针形，先端长渐尖，绿色或黄绿色，内面基部有腺体。花冠黄色，漏斗形，花冠筒淡黄色，上部五裂，裂片基部卵状披针形，先端线形长尾状，裂片内面具由10枚舌状鳞片组成的副花冠，白黄色，鳞片每2枚基部合。雄蕊五，内藏，花药箭形，基部具耳，各药相连干柱头，花丝纺锤形，被柔毛。子房由2枚离生心皮组成，半下位，花柱圆柱状，柱头棍棒状，先端浅裂。蓇葖果木质，双出扩展，长披针形，极厚，干时黑色，具纵条纹。种子纺锤形而扁，上部渐狭而延长成喙，轮生白色丝状种毛，具光泽。花期3～7月，果期6月～翌年2月。

【性味归经】 性寒，毒。味苦。归心、肝、脾经。

【功效】 强心消肿，杀虫止痒。

【主治瘙痒相关疾病】 皮炎，疥癣。

【止痒方选】 治疗疥癣，适量煎水洗患处。

（《梧州草药及常见病多发病处方选》）

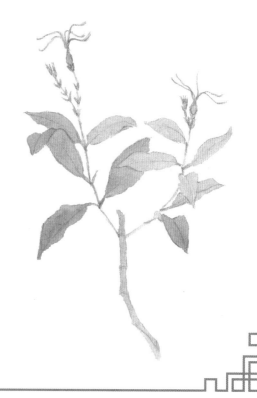

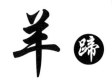

羊蹄

【中药名】 羊蹄（yáng tí）
（为蓼科植物羊蹄或尼泊尔羊蹄的根）

【别　名】 东方宿,连虫陆,鬼目,败毒菜根,羊蹄大黄,土大黄,牛舌根,牛蹄,
牛舌大黄,野萝卜,野菠菱,癣药,山萝卜,牛舌头,牛大黄。

【拉丁名】 *Rumex japonicus* Houtt.

【植物形态】 多年生草本,根粗大黄色。茎直立。根生叶丛生,有长柄,叶片长
椭圆形,先端钝,基部圆或带楔形,边缘呈波状。茎生叶较小,有短柄。总状花
序顶生,每节花簇略下垂。花被六,淡绿色,外轮三片展开,内轮三片成果被。
果被广卵形,有明显的网纹,背面各具一卵形疣状突起,其表有细网纹,边缘具
不整齐的微齿。雄蕊六,成3对。子房具棱,一室,一胚珠,花柱三,柱头细裂。
瘦果三角形,先端尖,角棱锐利,褐色,光亮。有3片增大的果被包覆。花期
4月,果熟期5月。

【性味归经】 性寒。味苦。归脾、肝、大肠、膀
胱经。

【功效】 清热通便,凉血止血,杀虫止痒。

【主治瘙痒相关疾病】 疥癣,白秃,痈疮肿毒。

【止痒方选】 治疗牛皮癣,土大黄、土荆皮、鲜鱼腥
草、博落回各等份,切碎共捣烂,纱布包紧,以药包
揉擦患处,擦至发热为度,每天数次或10余次。
（《中草药彩色图谱》）

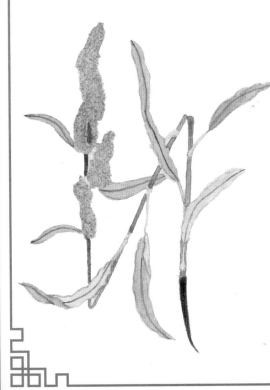

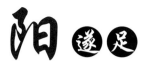

阳 遂足

【中药名】 阳遂足（yáng suí zú）
（为阳遂足科动物滩栖阳遂足的全体）
【别　名】 蛇尾，海蛇尾。
【拉丁名】 *Amphiura vadicola* Matsumoto.

【植物形态】 体扁平星状，盘略五角形，直径为 7～11 mm，腕一般 5 个，长为
100～180 mm，或更长些。盘的间辐部略凹入，背面覆有裸出的皮肤，皮内有圆
形穿孔板骨片。辐楯长大，梨形，外端与腕基部相接，内端及侧面围有数行椭圆
形小鳞片。口楯小，略呈五角状，侧口板呈三角形，彼此不相接。颚细长，口棘
2 个，形成成对的齿下口棘。背腕板为卵圆形，彼此相接。腹腕第 1 块小，第
2～3 块近方形，以后渐宽。腕棘而钝，4～8 个。触手孔大，但无触手鳞。

【性味归经】 性温。味咸。

【功效】 祛风湿，杀虫止痒。
【主治瘙痒相关疾病】 顽癣。
【止痒方选】 治疗顽癣，阳遂足研末调敷。
（《中华本草》）

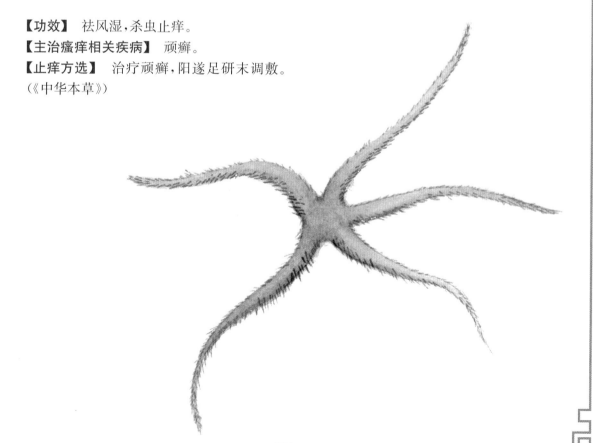

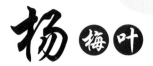

杨 **梅叶**

【中药名】　杨梅叶（yáng méi yè）

（为杨梅科植物杨梅的叶）

【拉丁名】　*Myrica rubra* Siebold et Zuccarini

【植物形态】　常绿乔木，树冠球形。单叶互生。叶片长椭圆或倒披针形，革质，上部狭窄，先端稍钝，基部狭楔形，全缘，或先端有少数钝锯齿，上面深绿色，有光泽，下面色稍淡，平滑无毛，有金黄色腺体。花雌雄异株。雄花序常数条丛生于叶腋，圆柱形，黄红色。雄花具一苞，卵形，先端尖锐，小苞2～4片，卵形，雄蕊5～6枚。雌花序为卵状长椭圆形，常单生于叶腋。雌花基部有苞及小苞，子房卵形，花柱极短，有2枚细长柱头。核果球形，外果皮暗红色，由多数囊状体密生而成，内果皮坚硬，内含无胚乳的种子1枚。花期4月，果期6～7月。

【性味归经】　性温。味苦、辛。

【功效】　祛风止痒，燥湿。

【主治瘙痒相关疾病】　皮肤湿疹。

【止痒方选】　治疗皮肤湿疹，适量煎水洗患处。（《广西民族药简编》）

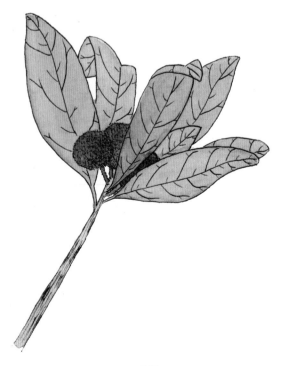

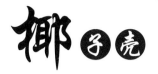

椰子壳

【中药名】 椰子壳(yē zǐ ké)
　　　　　（为椰子的内果皮）

【拉丁名】 *Cocos nucifera* L.

【植物形态】 大乔木,茎粗壮,有环状叶痕,基部增粗,常有簇生小根。叶簇生茎顶。叶柄粗壮。叶片羽状全裂,裂片多数,外向折叠,线状披针形。先端渐尖,革质。肉穗花序腋生,多分枝,雄花聚生于分枝上部,雌花散生于下部。佛焰苞纺锤形,厚木质,最下部的长 60～100 cm 或更长,老时脱落。雄花萼片三,鳞片状。花瓣3片,卵状长圆形。雄蕊六。雌花基部有小苞片数枚。萼片阔圆形。花瓣与萼片相似,但较小。坚果倒卵形或近球形,先端微具三棱,外果皮薄,中果皮厚纤维质,内果皮木质坚硬,近基处有三萌发孔。种子1颗,种皮薄,紧贴着白色坚实的胚乳,胚乳内有一富含汁液空腔。胚基生。花、果期主要在秋季。

【性味归经】 性平。味苦。归肺、肝、肾经。

【功效】 祛风止痛,利湿止痒。

【主治瘙痒相关疾病】 体癣,脚癣。

【止痒方选】 治疗体癣、脚癣,椰壳放炉上烧,用碗覆盖收集其蒸气,冷凝得馏油,加30％乙醇混合后涂患处。(《全国中草药汇编》)

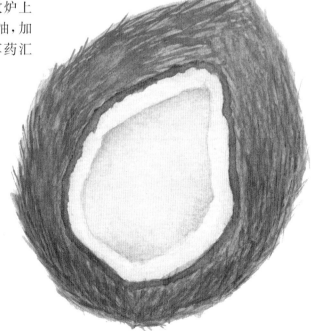

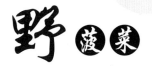

野菠菜

【中药名】 野菠菜(yě bō cài)
（为蓼科植物长刺酸模的根或全草）

【别　名】 酸模,皱叶羊蹄,羊蹄根,野当归,土大黄,野萝卜,牛舌菜,千年不烂
心,癣药草,假大黄,连明子。

【拉丁名】 *Rumex trisetifer* Stokes

【植物形态】 一年生草本。茎直立,粗壮,分枝,有明显沟纹,无毛,中空。叶片
披针形或狭长形,两端渐狭,全缘,有柄。花簇腋生,间隔或密集在圆锥形的穗
状花序上,花穗有叶,生于各枝的上端。花两性,绿色。花梗基部有关节。花被
片长卵形,有显著细网纹,每片背后有长卵形瘤状突起,边缘狭,多数各边的中
央有一长针刺,先端直伸或弯曲,也有无针刺的,其边缘更狭。瘦果卵形,三角
形,褐色,光亮,包于宿存的花被内。花、果期5～7月。

【性味归经】 性寒。味酸、苦。归心、肝、大肠经。

【功效】 清热解毒,杀虫止痒。
【主治瘙痒相关疾病】 疥癣,皮肤瘙痒。
【止痒方选】 治疗疮癣,野菠菜适量,捣烂,用醋调
匀,布包患处。(《广西民间常用中草药手册》)

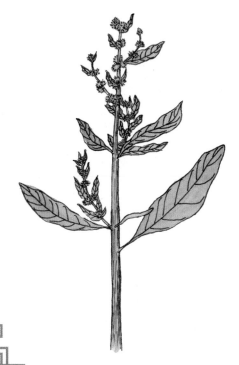

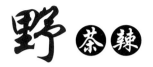

野茶辣

【中药名】 野茶辣（yě chá là）

（为楝科植物灰毛浆果楝的根、树皮或叶）

【别　名】 软柏木，大苦木，假吴萸，鱼胆木，假茶辣，鱼苦胆，山黄皮，老鸦饭，亚洛轻，石岩青，亚罗青，野胡椒，抱鸡婆，老鸦树，罗汉香，白酒药，野白腊。

【拉丁名】 *Cipadessa baccifera*（Roth.）Miq.

【植物形态】 灌木或小乔木。小枝被绒毛。奇数羽状复叶互生。小叶9～11片，对生或近对生，纸质，卵形至卵状长圆形，先端渐尖或突尖，基部偏斜，全缘或有齿，两面被紧贴的灰黄色柔毛，下面尤密。侧脉8～10对。花两性，圆锥花序腋生，被柔毛。花萼五裂，外面被柔毛。花瓣五，白色至淡黄色，狭长圆形，先端略尖，外面被紧贴的疏柔毛。雄蕊十，花丝合生成短筒。子房球形，无毛。核果球形，略带肉质，熟时深红色至紫黑色，干后有五棱，五室。花期4～11月，果期4～12月。

【性味归经】 性微温。味辛、苦。归肺、肝、大肠经。

【功效】 祛风化湿，行气止痛。

【主治瘙痒相关疾病】 皮炎，皮肤瘙痒。

【止痒方选】 治疗小儿皮炎、皮肤瘙痒，假茶辣叶、桃叶各适量，煎水洗患处。（《全国中草药汇编》）

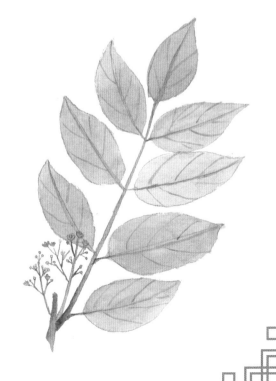

野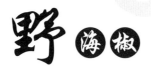

【中药名】 野海椒(yě hǎi jiāo)

（为茄科植物珊瑚豆的全草）

【别　名】 海茄子,岩海椒,观音莲,玉珊瑚,天辣子,陈龙茄,洋海椒。

【拉丁名】 *Solanum pseudocopsicum* var. difflorum(Vellozo) Bitter

【植物形态】 直立分枝小灌木。小枝幼时被树枝状簇绒毛,后渐脱落。叶互生。叶片卵状长圆形,常二枚生于一处,一大一小,先端钝圆,基部渐狭成柄,全缘或呈微波状。花序短,腋生,单生或成蝎尾状花序。总花梗短几近于无。萼绿色,略成钟状,上端五裂,微被毛。花冠浅钟状,白色,五深裂,裂片卵圆形。雄蕊黄色。子房近圆形,花柱线形,柱头小,略成头状。浆果单生,球状,珊瑚红色或橘黄色。种子多数,扁平,略呈肾形,平滑。花期4~7月,果期8~12月。

【性味归经】 性温,小毒。味辛。归心、肝、脾经。

【功效】 祛风湿,通经络,消肿止痛。

【主治瘙痒相关疾病】 顽癣,湿疹,疥疮,湿热疮痒。

【止痒方选】 治疗湿疹,野海椒根煎水洗浴。(《土单方》)

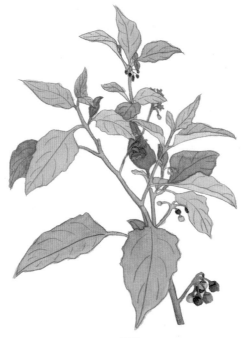

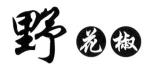

【中药名】 野花椒（yě huā jiāo）

（为芸香科植物野花椒以根、果实及叶）

【别　名】 花椒，岩椒。

【拉丁名】 *Zanthoxylum simulans* Hance

【植物形态】 野花椒灌木。树干有时无刺，枝通常有皮刺及白色皮孔，皮刺基部肩宽可达 2 cm。奇数羽状复叶互生，厚纸质。叶轴边缘有狭翅和长短不等的皮刺。小叶柄极短，顶生小叶具柄。小叶片 5～11 片，卵圆形、卵状长圆形或广卵形，先端急尖或钝，基部宽楔形或近圆形，两侧略不对称，边缘有细钝锯齿，两面及齿缝处均有透明腺点，上面密生短刺状刚毛，以中脉处最明显。聚伞状圆锥花序顶生。花单性，花被片 5～8 片，一轮。雄花雄蕊 5～7，稀为 4 或 8，药隔须面现成三棱形，具深色腺点 1 颗，花盘环形而增大。雌花心皮 2～3，稀为 1，背缝具腺点 1 颗，花柱外弯，柱头略成钝三角形。成熟的心皮 1～2，少为 3，红色至紫红色，表面密集半透明的腺点，干后浮凸，有短柄。种子近球形，黑色光亮。花期 3～5 月，果期 6～8 月。

【性味归经】 性温，有小毒。味辛。归胃经。

【功效】 温中止痛，杀虫止痒。

【主治瘙痒相关疾病】 湿疹，皮肤瘙痒，阴痒。

【止痒方选】 治疗湿疹、皮肤瘙痒，野花椒果、明矾各 9 g，苦参 30 g，地肤子 15 g，水煎，熏洗患处。（《百树治百病》）

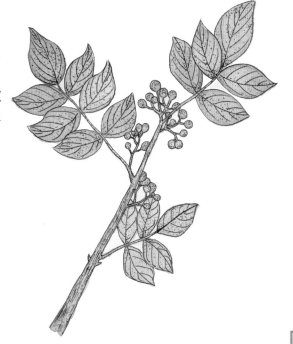

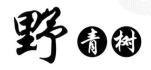

野 青树

【中药名】 野青树(yě qīng shù)
（为豆科植物野青树的根和茎叶）
【别　名】 菁子,假蓝根,小蓝青,木蓝,假蓝靛,靛蓝,蓝靛。
【拉丁名】 *Indigofera suffruticosa* Mill.

【植物形态】 直立灌木或亚灌木。少分枝。茎灰绿色,有棱,被平贴"丁"字毛。叶互生。托叶钻形。奇数羽状复叶。叶片长圆形、倒披针形或倒卵形,先端急尖,具小尖,基部近圆形,密被"丁"字毛或脱落近无毛,下面淡绿色被紧贴的柔毛。总状花序腋生,花长约5 mm,萼钟状,被毛,长约与萼管相等。花淡红色,外面有毛。荚果长圆形,紧挤,镰状弯曲,棕红色,被短柔毛。种子6～8颗。花期3～5月,果期4～6月。

【性味归经】 性凉。味苦。

【功效】 清热解毒,凉血透疹。
【主治瘙痒相关疾病】 斑疹,皮肤瘙痒。
【止痒方选】 治疗皮肤瘙痒,野青树叶适量,煎水洗。
（《中华本草》）

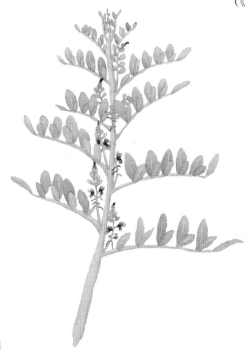

野 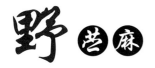芝麻

【中药名】 野苎麻(yě zhù má)
  (为荨麻科植物束序苎麻的全株)

【别　名】 野麻,大接骨,八楞麻,双合合,老母猪挂面,牛鼻子树。

【拉丁名】 *Boehmeria siamensis* Craib

【植物形态】 灌木。小枝疏或密被短伏毛。芽卵形或狭卵形,鳞片三角状卵形。叶对生。叶片狭卵形或椭圆形,先端短渐尖或急尖,基部浅心形或圆形,边缘具小牙齿,两面疏被短伏毛,基出脉 3 条。穗状花序 2～4 条,生于叶腋,枝顶部的花序单生叶腋。花单性。团伞花序,密集,互相邻接。苞片卵形或椭圆形,宿存。雄花花被片四,椭圆形,合生至中部。雌花花被纺锤形,先端有 3 个小齿,外面被柔毛。瘦果有点类似纺锤形,宿存花被片外被短糙伏毛。

【性味归经】 性平。味淡。

【功效】 清热除湿,祛风止痒。

【主治瘙痒相关疾病】 湿疹,皮肤瘙痒,荨麻疹。

【止痒方选】 治疗荨麻疹,野苎麻、五除叶、松毛尖各适量,煎水洗。(《云南思茅中草药选》)

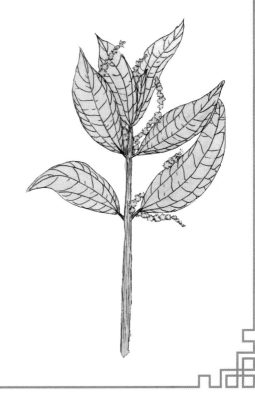

一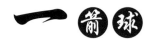箭球

【中药名】 一箭球(yì jiàn qiú)
(为莎草科植物单穗水蜈蚣带根茎的全草)

【别　名】 金钮草,三叶珠,散寒草,水百足,燕含珠,单打槌,三箭,白顶草,火把草,顶珠草,水蜈蚣。

【拉丁名】 *Kyllinga nemoralis* (J. R. Forster & G. Forster) Dandy ex Hutchinson & Dalziei

【植物形态】 多年生草本。根茎葡匐。茎散生或疏丛生,细弱,扁锐三棱形,秃净。叶狭线形,边缘具疏锯齿。叶鞘短,褐色,或具紫褐色斑点,最下面的叶鞘无叶片。头状花序单生,圆卵形或球形,白色。苞片3～4枚,叶状,较花序为长。小穗多数,呈倒卵形或披针状长圆形,顶端渐尖,压扁,具花1朵。花颖具小尖头,沿脊中部以上有半月形、鸡冠状、有红点的翅。雄蕊三。花柱细长。坚果倒卵形,较扁,棕色。抽穗期5～8月。

【性味归经】 性平。味辛、苦。归肺、肝经。

【功效】 清热解毒,散瘀消肿,杀虫截疟。
【主治瘙痒相关疾病】 皮肤瘙痒。
【止痒方选】 治疗皮肤瘙痒,一箭球鲜草煎水洗。(《常用中草药彩色图谱》)

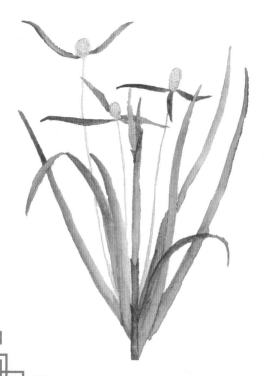

宜 昌荚蒾叶

【中药名】 宜昌荚蒾叶(yí chāng jiá mí yè)
　　　　　(为忍冬科植物宜昌荚蒾的茎叶)

【拉丁名】 *Viburnum erosum* Thunb.

【植物形态】 落叶灌木。幼枝密被星状毛和柔毛,冬芽小而有毛,具2对外鳞片。叶对生。有钻形托叶。叶纸质,卵形至卵状披针形,先端渐尖,基部心形,边缘有牙齿,叶面粗糙,上面疏生有疣基的叉毛,下面密生星状毡毛,近基部两侧有少数腺体,侧脉6～9对,伸达齿端,与叶主脉在叶上面凹陷,在下面突起。变伞形聚伞花序生于具一对叶的侧生短枝之顶,有毛。有总梗,第一级辐射枝5条。苞片和小苞片线形。花生于第2至第3级辐射枝上。五萼齿微小,卵状三角形。花冠白,辐状,裂片圆卵形,稍长于花冠筒。雄蕊五,稍短至等长于花冠。核果卵圆形,红色。核扁,具3条浅腹沟和2条浅背沟。花期4～5月,果期6～9月。

【性味归经】 性平。味涩。

【功效】 清热解毒,祛湿止痒。

【主治瘙痒相关疾病】 脚丫湿痒,湿疹。

【止痒方选】 治疗脚丫湿痒,宜昌荚蒾叶捣汁服患处。(《湖南药物志》)

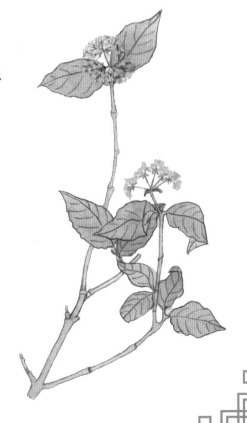

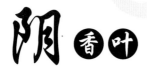

【中药名】 阴香叶(yīn xiāng yè)

（为樟科植物阴香的叶）

【拉丁名】 *Cinnamomum burmannii* (C. G. et Th. Nees) Bl.

【植物形态】 常绿乔木。小枝赤褐色,无毛。叶近于对生或散生,革质,卵形或长椭圆形,先端短渐尖,基部楔形至近圆形,全缘。上面绿色,有光泽,下面粉绿色,两面均无毛,具离基三出脉,脉腋内无隆起的腺体。圆锥花序顶生或腋生。花小,绿白色,花被六,基部略合生,两面均被柔毛。能育雄蕊九,排成三轮,外面二轮花药内向,第三轮花药外向,花药均为卵形,四室,瓣裂,花丝短,最内尚有一轮退化雄蕊。雌蕊一,子房上位,一室,一胚珠,花柱细,柱头小。浆果核果状,卵形,基部具肥厚杯状的宿存花被,其先端具六截形短裂片。花期3～4月,果期4～10月。

【性味归经】 性温。味辛、甘。归脾、胃经。

【功效】 祛风化湿,止泻止血。

【主治瘙痒相关疾病】 皮肤瘙痒,痒疹。

【止痒方选】 治疗皮肤痒疹,阴香叶煎水洗患处。(《中华本草》)

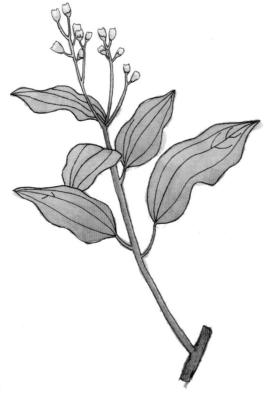

迎春花叶

【中药名】迎春花叶（yíng chūn huā yè）
（为迎春花的叶）

【别　名】小黄花，金腰带，清明花，金梅花。

【拉丁名】*Jasminum nudiflorum* Lindl.

【植物形态】落叶灌木，直立或匍匐，高 0.3～5 m。小枝四棱形，棱上多少具狭翼。叶对生，三出复叶，小枝基部常具单叶。叶轴具狭翼。叶柄长 3～10 mm。小叶片卵形、长卵形或椭圆形、狭椭圆形，稀倒卵形，先端锐尖或钝，具短尖头，基部楔形，叶缘反卷。顶生小叶片较大，长 1～3 cm，宽 0.3～1.1 cm，无柄或基部延伸成短柄。侧生小叶片长 0.6～2.3 cm，宽 0.2～1 cm，无柄或基部延伸成短柄。单叶为卵形或椭圆形，有时近圆形。花单生于去年生小枝的叶腋，稀生于小枝顶端。苞片小叶状，披针形、卵形或椭圆形。花梗长 2～3 mm。花萼绿色，裂片 5～6 枚，窄披针形，先端锐尖。花冠黄色，径 2～2.5 cm。花冠管长 0.8～2 cm，宽 3～6 mm，向上渐扩大。裂片 5～6 枚，长圆形或椭圆形，长 0.8～1.3 cm，宽 3～6 mm，先端锐尖或圆钝。雄蕊二，着生于花冠筒内。子房二室。花期 4～5 月。

【性味归经】性寒。味苦。归心、肝经。

【功效】清热，利湿，解毒。

【主治瘙痒相关疾病】外阴瘙痒。

【止痒方选】治疗阴道滴虫病，迎春花叶、苦参各适量，水煎冲洗阴道。（《四川中药志》）

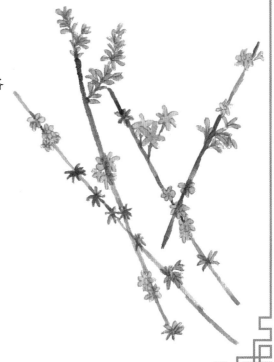

油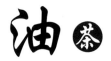

【中药名】 油茶(yóu chá)
（为山茶科植物油茶的根和茶子饼、叶）

【别　名】 油茶树,茶子树。

【拉丁名】 *Camellia oleifera* Abel.

【植物形态】 油茶常绿灌木或小乔木。树皮淡黄褐色,平滑不裂。小枝微被短柔毛。单叶互生。叶柄有毛。叶片厚革质,卵状椭圆形或卵形,先端钝尖,基部楔形,边缘具细锯齿,上面亮绿色,无毛或中脉有硬毛,下面中脉基部有毛或无毛,侧脉不明显。花两性,1~3朵生于枝顶或叶腋,无梗。萼片通常五,近圆形,外被绢毛。花瓣5~7片,白色,分离,倒卵形至披针形,长2.5~4.5 cm,先端常有凹缺,外面有毛。雄蕊多数,无毛,外轮花丝仅基部连合。子房上位,密被白色丝状绒毛,花柱先端三浅裂。蒴果近球形,果皮厚,木质,室背2~3裂。种子背圆腹扁,长至2.5 cm。花期10~11月,果期次年10月。

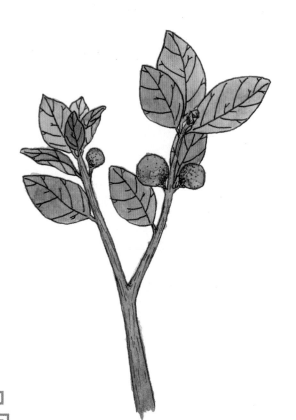

【性味归经】 性平,有小毒。味苦。归脾、胃、大肠经。

【功效】 清热解毒,活血散瘀,止痛止痒。

【主治瘙痒相关疾病】 皮肤瘙痒,疥癣。

【止痒方选】 治疗皮肤痛痒,茶子心10~15 g,煎汤内服,或研末调敷。(《常见抗癌中草药》)

鱼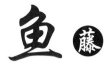

【中药名】 鱼藤（yú téng）

（为豆科植物鱼藤的根或茎叶）

【别　名】 毒鱼藤，篓藤。

【拉丁名】 *Derris trifoliata* Lour.

【植物形态】 攀缘灌木，全株无毛。奇数羽状复叶，互生，薄革质，卵状长椭圆形或长椭圆形。总状花序腋生或侧生。花梗簇生于序轴上，有时下部的花束延伸成一短花束柄。花萼钟状。花冠白色或粉红色。荚果近于圆形、斜卵形或宽椭圆形，扁而薄，无毛，仅腹缝线有狭翅。种子 1～2 颗。花期 8 月，果期 9～10 月。

【性味归经】 性温。味苦，辛，有毒。归肝经。

【功效】 散瘀止痛，杀虫止痒。

【主治瘙痒相关疾病】 湿疹，痒疹，疥癣。

【止痒方选】 ①治疗皮肤痒疹、疥癣、脚癣，鱼藤枝节适量，煎水外洗。（《现代中药药理与临床》）
②治疗疥癣，鱼藤干粉或水煎剂可外用治疗疥癣和脚癣，不可内服。（《现代中药药理与临床》）

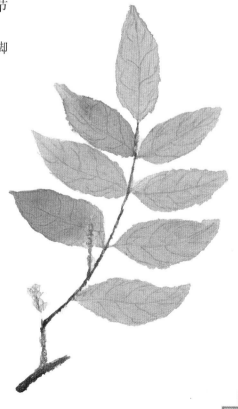

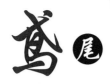

鸢尾

【中药名】 鸢尾(yuān wěi)
（为鸢尾科植物鸢尾的叶或全草）

【别　名】 乌园,乌鸢,紫蝴蝶,蓝蝴蝶,老鸦扇,扁竹叶,九把刀,燕子花,扁竹兰,扁竹,蒲扇风,老君扇,扁柄草,铁扁担,交剪七,鲤鱼尾。

【拉丁名】 *Iris tectorum* Maxim.

【植物形态】 多年生草本。植株基部围有老叶残留的膜质叶鞘及纤维。根茎较短,肥厚,常呈蛇头状,少为不规则的块状,环纹较密。叶基生。叶片剑形,先端渐尖,基部鞘状,套叠排成2列,有数条不明显的纵脉。花茎与叶近等长,中下部有茎生叶,顶端有分枝。花蓝紫色,花被裂片六,二轮排列,外轮裂片倒卵形或近圆形,外折,中脉具不整齐橘黄色的鸡冠状突起,内轮裂片较小,倒卵形,拱形直立,雄蕊三,花药黄色。子房下位,花柱分枝三,花瓣状,蓝色,覆盖着雄蕊,先端二裂,边缘流苏状。蒴果,椭圆状至倒卵状,有6条明显的肋。种子梨形,黑褐色。花期4～5月,果期6～7月。

【性味归经】 性凉。味苦、辛,有毒。

【功效】 清热解毒,祛风利湿,消肿止痛。
【主治瘙痒相关疾病】 皮肤瘙痒。
【止痒方选】 治疗皮肤瘙痒,鸢尾适量捣敷患处或者煎水洗。(《中华本草》)

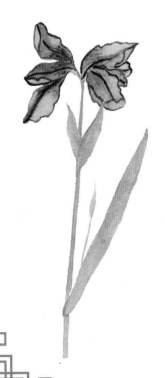

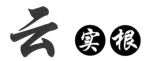

【中药名】 云实根（yún shí gēn）
（为豆科植物云实的根或根皮）
【别　名】 牛王茨根，阎王刺根。
【拉丁名】 *Caesalpinia decapetala*（Roth）Alston

【植物形态】 攀缘灌木。树皮暗红色，密生倒钩刺。托叶阔，半边箭头状，早落。二回羽状复叶，羽片 3～10 对，对生，有柄，基部有刺一对，每羽片有小叶 7～15 对，膜质，长圆形，先端圆，微缺，基部钝，两边均被短柔毛，有时毛脱落。总状花序顶生，总花梗多刺。花左右对称，花梗劲直，萼下具关节，花易脱落。萼片五，长圆形，被短柔毛。花瓣五，黄色，盛开时反卷。雄蕊十，分离，花丝中部以下密生茸毛。子房上位，无毛。荚果近木质，短舌状，偏斜，稍膨胀，先端具尖喙，沿腹缝线膨大成狭翅，成熟时沿腹缝开裂，无毛，栗褐色，有光泽。种子 6～9颗，长圆形，褐色。花、果期 4～10 月。

【性味归经】 性平。味苦、辛。归肺、肾经。

【功效】 祛风除湿，解毒消肿。
【主治瘙痒相关疾病】 皮肤瘙痒。
【止痒方选】 ①治疗皮肤瘙痒，云实根 10 g、银花藤 10 g，水煎服。（《黔本草》）
②治疗皮肤瘙痒，云实根 10 g、猪瘦肉酌量，煎服。（《中华本草》）

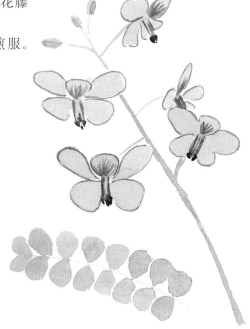

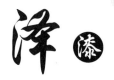

【中药名】 泽漆（zé qī）

（为大戟科植物泽漆的全草）

【别　名】 漆茎,猫眼草,五凤灵枝,五凤草,绿叶绿花草,凉伞草,五盏灯,五朵云,白种乳草,五点草,五灯头草,乳浆草,肿手棵,马虎眼,倒毒伞,一把伞,乳草,龙虎草,铁骨伞,九头狮子草,灯台草,癣草。

【拉丁名】 *Euphorbia helioscopia* L.

【植物形态】 一年生或二年生草本。全株含白色乳汁。茎丛生,基部斜升,无毛或仅分枝略具疏毛,基部紫红色,上部淡绿色。叶互生。无柄或因突然狭窄而具短柄。叶片倒卵形或匙形,先端钝圆,有缺刻或细锯齿,基部楔形,两面深绿色或灰绿色,被疏长毛,下部叶小,开花后渐脱落。杯状聚伞花序顶生,伞梗5,每伞梗再分生2～3小梗,每个伞梗又第三回分裂为二叉,伞梗基部具5片轮生叶状苞片,与下部叶同形而较大。总苞杯状,先端四浅裂,裂片钝,腺体四,盾形,黄绿色。雄花10余朵,每花具雄蕊一,下有短柄,花药歧出,球形。雌花一,位于花序中央。子房有长柄,伸出花序之外。子房三室。花柱三,柱头二裂。蒴果球形,直径约3 mm,三裂,光滑。种子褐色,卵形,长约2 mm,有明显凸起网纹,具白色半圆形种阜。花期4～5月,果期5～8月。

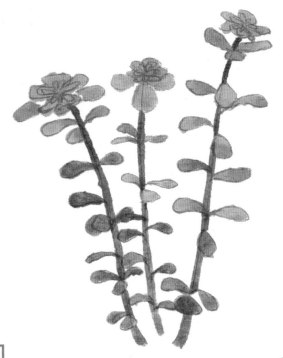

【性味归经】 性微寒。味辛、苦。归大肠、小肠、脾、肺经。

【功效】 行水消肿,化痰止咳,解毒杀虫。

【主治瘙痒相关疾病】 癣疮,神经性皮炎。

【止痒方选】 治疗癣疮,泽漆适量外擦或煎汤洗。（《袖珍中草药图本》）

长 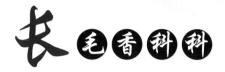 毛香科科

【中药名】 长毛香科科(cháng máo xiāng kē kē)
　　　　　（为唇形科植物长毛香科科的全草）
【别　　名】 毛薄荷，铁马鞭。
【拉丁名】 *Teucrium pilosum*（Pamp.）C. Y. Wu et S. Chow

【植物形态】 多年生草本。具匍匐茎。茎直立，偶于上部分枝，遍被密集而平展的白色长柔毛。叶柄被平展的长柔毛。叶片卵圆状披针形或长圆状披针形，先端短渐尖或渐尖，基部截平或近心形，边缘为稍不整齐的具重齿的细圆锯齿，上面中肋被长柔毛，余部为贴生的短柔毛，下面脉上被长柔毛，余部为不匀称的短柔毛。假穗状花序顶生于主茎及分枝上。苞片线状披针形，被长柔毛。花梗短，与序轴被明显长柔毛。花萼钟形，外被长柔毛，夹有浅黄色脉点，十脉，萼齿五，上三齿三角形，下二齿三角状钻形。花冠淡红色，外面在伸出部分疏被长柔毛，散布浅黄色腺点，唇片与冠筒几在一条直线上，中裂片极发达，倒卵状近圆形，侧裂片卵状长圆形。雄蕊稍伸出唇片。花柱与雄蕊等长。花盘小，盘状，微显波状边缘。子房圆球形，四裂。花期7～8月。

【性味归经】 性凉。味辛，微苦。

【功效】 祛风发表，清热解毒，止痒。
【主治瘙痒相关疾病】 漆疮，湿疹，风疹，疥癣。
【止痒方选】 治疗湿疹、风疹，长毛香科科适量煎水洗。（《中华本草》）

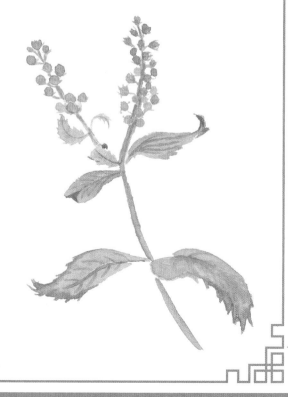

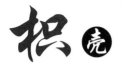

【中药名】 枳壳(zhǐ ké)

（为芸香科植物酸橙及其栽培变种的干燥未成熟果实）

【拉丁名】 *Citrus × aurantium* Linnaeus

【植物形态】 酸橙常绿小乔木。枝三棱形，有长刺。叶互生。叶柄有狭长形或狭长倒心形的叶翼，长 8～15 mm，宽 3～6 mm。叶片革质，倒卵状椭圆形或卵状长圆形。花单生或数朵簇生于叶腋及当年生枝条的顶端，白色，芳香。柑果近球形，熟时橙黄色。味酸。花期 4～5 月，果期 6～11 月。

【性味归经】 性温。味苦、辛、酸。归脾、胃经。

【功效】 理气宽胸，行滞消积。

【主治瘙痒相关疾病】 遍身风痒，疥癣。

【止痒方选】 治疗风疹瘙痒不止，枳壳、适量麦麸炒黄，研末，每次 6 g，水煎服。（《中国民间百草良方》）

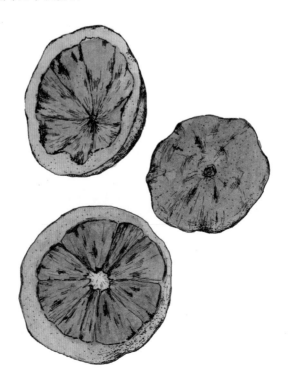

猪 胖

【中药名】 猪脬(zhū pāo)
（为猪科动物猪的膀胱）

【别　名】 猪尿胞，猪胞，猪小肚。

【动物形态】 猪的品种繁多，达150多种，形态也有差异。基本特征是：躯体肥胖，头大。鼻与口吻皆长略向上屈。眼小。耳壳有的大而下垂，有的较小而前挺。四肢短小，四趾，前二趾有蹄，后二趾有悬蹄。颈粗，项背疏生鬃毛。尾短小，末端有毛丛。毛色有纯黑、纯白或黑白混杂等。

【性味归经】 性平。味甘、咸。归膀胱经。

【功效】 祛风发表，清热解毒，止痒。
【主治瘙痒相关疾病】 肾囊风湿痒。
【止痒方选】 治疗肾囊风湿痒，猪脬火炙熟，空心吃，盐汤咽下。（《卫生易简方》）

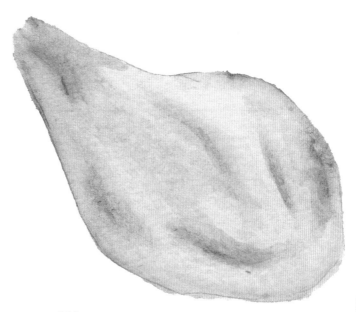

竹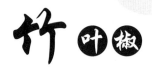

【中药名】 竹叶椒(zhú yè jiāo)

（为竹叶椒的果实，叶）

【别　名】 狗花椒，花胡椒，搜山虎，野花椒，臭花椒，三叶花椒，山胡椒，玉椒，
山花椒，鸡椒，白总管，万花针，岩椒。

【拉丁名】 *Zanthoxylum armatum* DC.

【植物形态】 竹叶椒灌木或小乔木，高可达 4 m。枝直出而扩展，有弯曲而基部
扁平的皮刺，老枝上的皮刺基部木栓化，茎干上的刺其基部为扁圆形垫状。奇
数羽状复叶互生。叶轴无毛，具宽翼和皮刺。小叶无柄。小叶片 3～5 片，披针
形或椭圆状披针形，先端尖，基部楔形，边缘有细小圆齿，两面无毛而疏生透明腺
点，主脉上具针刺，侧脉不明显，纸质。聚伞状圆锥花序，腋生。花被片 6～8 片，
药隔顶部有腺点一颗。雌花心皮 2～4 个，通常 1～2 个发育。蓇葖果 1～2 瓣，
稀 3 瓣，红色，表面有突起的腺点。种子卵形，黑色，有光泽。花期 3～5 月，果
期 6～8 月。

【性味归经】 性温。味辛、苦。归肺、大肠经。

【功效】 温中燥湿，散寒止痛，驱虫止痒。

【主治瘙痒相关疾病】 湿疹，疥癣痒疮，皮肤瘙痒。

【止痒方选】 治疗皮肤瘙痒，竹叶椒鲜叶、桉树鲜叶
各 250 g，煎水洗。（《福建中草药》）

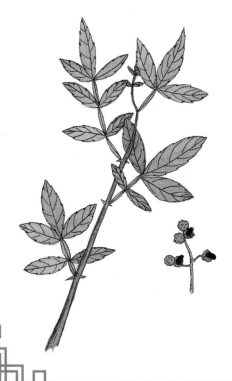

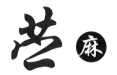

苎麻

【中文名】 苎麻(zhù má)

（为荨麻科植物苎麻的花、叶）

【拉丁名】 *Boehmeria nivea*(L.) Gaudich.

【植物形态】 多年生半灌木。茎直立,圆柱形,多分枝,青褐色,密生粗长毛。叶互生。叶柄长 2～11 cm。托叶二,分离,早落。叶片宽卵形或卵形,长 7～15 cm,宽 6～12 cm,先端渐尖或近尾状,基部宽楔形或截形,边缘密生齿牙,上面绿色,粗糙,并散生疏毛,下面密生交织的白色柔毛,基出脉 3 条。花单性,雌雄通常同株。花序呈圆锥状,腋生,长 5～10 cm,雄花序通常位于雌花序之下。雄花小,无花梗,黄白色,花被片四,雄蕊四,有退化雌蕊。雌花淡绿色,簇球形,直径约 2 mm,花被管状,宿存,花柱一。瘦果小,椭圆形,密生短毛,为宿存花被包裹,内有种子 1 颗。花期 9 月,果期 10 月。

【性味归经】 性寒。味甘。

【功效】 清心除烦,凉血透疹。

【主治瘙痒相关疾病】 麻疹透发不畅,风疹瘙痒,湿疹。

【止痒方选】 治疗湿疹,苎麻叶(烧灰)15 g、硫黄 6 g,共研细末,麻油调涂;或竺麻、丝瓜、南瓜各用叶适量,研末,茶油调涂。(《福建中草药》)

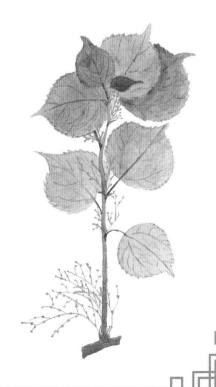

梓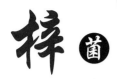

【中药名】 梓菌(zǐ jūn)
（为真菌硬壳层孔菌的子实体）

【拉丁名】 *Fomes hornodermus* Mont.

【菌形态】 硬壳层孔菌子实体多年生。菌盖大多扁平,罕为蹄形。盖面皮壳很硬,暗褐色至黑色,光滑,有棱纹,边缘钝。菌肉木质,硬,白色,后渐变为茶褐色。孢子卵圆形,无色,光滑。

【性味归经】 味淡。

【功效】 定惊,止血,祛风止痒。

【主治瘙痒相关疾病】 皮肤瘙痒。

【止痒方选】 治疗皮肤瘙痒,梓菌6～12g煎汤内服。(《中华本草》)

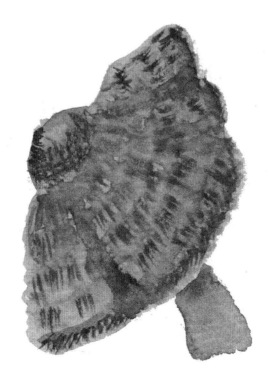

梓

【中药名】 梓（zǐ）
（为紫葳科植物梓的叶片、根皮树皮韧皮部）

【别　名】 水桐，木角豆，臭梧桐。

【拉丁名】 *Catalpa ovata* G. Don

【植物形态】 梓乔木，高达 15 m。树冠伞形，主干通直，树皮灰褐色，纵裂。幼枝常带紫色，具稀疏柔毛。叶对生或近于对生，有时轮生。叶片阔卵形，长宽近相等，先端渐尖，基部心形，全缘或浅波状，常三浅裂，两面均粗糙，微被柔毛或近无毛，侧脉 4～6 对，基部掌状脉 5～7 条。顶生圆锥花序，花序梗微被疏毛。花萼二唇开裂，绿色或紫色。花冠钟状，淡黄色，内面具二黄色条纹及紫色斑点。能育雄蕊二，花丝插生于花冠筒上，退化雄蕊三。子房上位，棒形，柱头二裂。蒴果线形，下垂。种子条椭圆形，两端具有平展的毛。花期 5～6 月，果期 7～8 月。

【性味归经】 性寒。味苦。归心、肺经。

【功效】 清热解毒，杀虫止痒。

【主治瘙痒相关疾病】 疮疥，湿疹，皮肤瘙痒。

【止痒方选】 治疗皮肤瘙痒、小儿热疮，鲜梓叶 100 g，鲜梓根白皮 50 g，水煎洗患处。（《中国民间百草良方》）

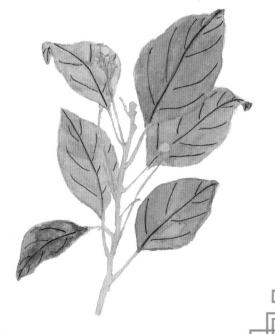

紫 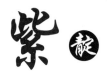靛

【中药名】 紫靛(zǐ diàn)

（为爵床科植物假杜鹃的全株）

【别　名】 假杜鹃,吐红草,地狗胆,蓝花草,刺牛膝,白牛膝。

【拉丁名】 *Barleria cristata* L.

【植物形态】 直立无刺半灌木。多分枝,节稍膨大。叶对生。叶片椭圆形至长圆形,先端短尖,基部渐狭而成短柄,全缘,两面均被毛。花单生叶腋内或4～8朵集成一短头状花序或穗状花序。小苞片线形,稍被粗毛,先端具小尖刺,边缘通常有刺。萼片四,外面2个萼片卵状披针形,绿色,边缘有刺状小齿,内面2片甚小,条形,白色。花冠青紫色或近白色,或有青紫色和白色条纹,花管漏斗状,外面被毛,檐部裂片五,二唇形。雄蕊四,二强。花盘大,子房有4个胚珠,花柱长。种子4颗,被微毛,扁平。花期9～12月。

【性味归经】 性凉。味辛、苦。

【功效】 清肺化痰,祛风利湿,解毒消肿。

【主治瘙痒相关疾病】 风疹身痒。

【止痒方选】 治疗风疹身痒,紫靛、红活麻、浮萍各250g,煎水洗。(《西昌中草药》)

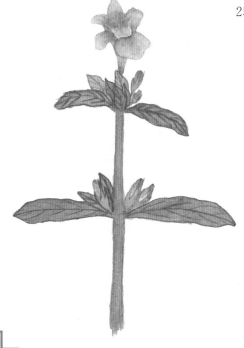

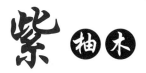

紫柚木

【中药名】 紫柚木(zǐ yóu mù)
（为马鞭草科植物柚木的茎、叶）

【拉丁名】 *Tectona grandis* L. f.

【植物形态】 落叶大乔木。小枝四棱形，具四深槽，被灰黄色或灰褐色星状绒毛。单叶对生。叶柄粗壮。叶片厚纸质或革质，卵状椭圆形或倒卵形，基部楔形而下延，全缘，先端钝圆或渐尖，表面粗糙，背面密被灰褐色至黄褐色星状绒毛，侧脉 7～15 对。圆锥花序顶生，花有香气，多数，细小，仅少数能育。花萼钟状，被白色星状毛，裂片 5～6，短于萼管。花冠白色，花冠管长 2.5～3 mm，裂片 5～6，先端圆钝，被毛及腺点，雄蕊与花冠裂片同数，近等长，略伸出于花冠外。核果球形，密被具柄树枝状绒毛，完全被膜质密生网脉的宿萼所包。花期 6～8 月，果期 9～12 月。

【性味归经】 性温。味苦、辛。

【功效】 和中止呕，祛风止痒。

【主治瘙痒相关疾病】 风疹瘙痒。

【止痒方选】 治疗过敏性皮疹，适量煎水洗。(《西双版纳傣药志》)

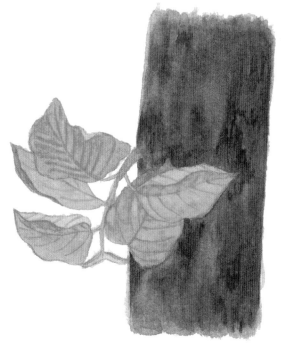

主要参考文献

[1] 胡濙. 卫生易简方[M]. 北京:人民卫生出版社,1984.

[2] 《华山药物志》编辑委员会. 华山药物志[M]. 西安:陕西科学技术出版社,1985.

[3] 《全国中草药汇编》编写组. 全国中草药汇编—下册[M]. 北京:人民卫生出版社,1978.

[4] 《四川中药志》协作编写组. 四川中药志—第一卷[M]. 成都:四川人民出版社,1979.

[5] 《浙江药用植物志》编写组. 浙江药用植物志[M]. 杭州:浙江科学技术出版社,1980.

[6] 《中国药用动物志》协作组. 中国药用动物志—第二册[M]. 天津:天津科学技术出版社,1983.

[7] 安徽省革命委员会卫生局《安徽中草药》编写组. 安徽中草药—植物药部分[M]. 合肥:安徽人民出版社,1975.

[8] 陈仁寿. 国家药典中药实用手册[M]. 南京:江苏科学技术出版社,2004.

[9] 陈泽远,关祥祖. 畲族医药学[M]. 昆明:云南民族出版社,1996.

[10] 崔玲. 中华百草良方[M]. 天津:天津古籍出版社,2007.

[11] 邓家刚. 桂本草[M]. 北京:北京科学技术出版社,2013.

[12] 方鼎. 壮族民间用药选编[M]. 南宁:广西民族出版社,1985.

[13] 方晓阳,刘子冬,洪霞. 袖珍中草药图本[M]. 长沙:湖南科学技术出版社,1999.

[14] 福建中医研究所中药研究室. 福建民间草药—第四集[M]. 福州:福建人民出版社,1959.

[15] 福建省中医药研究院. 福建药物志[M]. 福州:福建科学技术出版社,1994.

[16] 高士贤,黄燮才. 实用中草药原色图谱—三—动物药[M]. 南宁:广西科学技术出版社,1997.

[17] 高学敏. 本草纲目(彩图版)[M]. 北京:北京联合出版公司,2013.

[18] 广东省惠阳地区驻军,广东省惠阳专区革命委员会. 广东省惠阳地区中草药第一集[M]. 广东省惠阳地区驻军惠阳专区革命委员会,1969.

[19] 广东中医学院. 中医方药学[M]. 广州:广东人民出版社,1973.

[20] 广西壮族自治区革命委员会卫生管理服务站. 广西中草药(第二册)[M].1970.

[21] 广西壮族自治区革命委员会卫生局. 广西本草选编(上)[M]. 南宁:广西人民出版社,1974.

[22] 广州部队后勤部,卫生部. 常用中草药手册[M]. 北京:人民卫生出版社,1969.

[23] 贵州省中医研究所,李采兰,等.贵州民间药物—第一辑[M]. 贵阳:贵州人民出版社,1965.

[24] 国家中医药管理局《中华本草》编委会. 中华本草:精选本[M]. 上海:上海科学技术出版社,1998.

[25] 胡明灿. 一味妙方治百病[M]. 北京:北京科学技术出版社,1997.

［26］黄燮才.皮肤病中草药原色图谱［M］.南宁:广西科学技术出版社,2002.

［27］黄燮才.中国民间生草药原色图谱［M］.南宁:广西科学技术出版社,1994.

［28］黄兆胜.皮肤病中草药与验方［M］.福州:福建科学技术出版社,2004.

［29］江苏新医学院.中药大辞典［M］.上海:上海人民出版社,1977.

［30］江西药科学校革命委员会.草药手册［M］.南昌:江西药科学校,1970.

［31］姜春燕.皮肤病奇效良方［M］.北京:人民军医出版社,2010.

［32］蒋洪,宋纬文.中草药实用图典［M］.福州:福建科学技术出版社,2017.

［33］金贻郎,伍后胜.中华天然补品资源大辞典［Z］.北京:长征出版社,1993.

［34］昆明市卫生局.昆明民间常用草药［M］.昆明:昆明市卫生局,1970.

［35］李经纬.中医大辞典［Z］.北京:人民卫生出版社,1995.

［36］李宁汉,刘启文.香港中草药大全［M］.香港:商务印书馆(香港)有限公司,2014.

［37］李世全.秦岭巴山天然药物志［M］.西安:陕西科学技术出版社,1987.

［38］李志庸,张国骏.本草纲目大辞典［Z］.济南:山东科学技术出版社,2007.

［39］梁启成,钟鸣.中国壮药学［M］.南宁:广西民族出版社,2005.

［40］刘彬.百草良方［M］.延吉:延边人民出版社,2007.

［41］刘春生.实用中草药图典珍藏版［M］.北京:中医古籍出版社,2013.

［42］刘意榕.中国民间常见草药原色图集［M］.南宁:广西民族出版社,1995.

［43］罗献瑞.实用中草药彩色图集［M］.广州:广东科技出版社,1997.

［44］马大正.中医妇科临床药物手册［M］.合肥:安徽科学技术出版社,1992.

［45］南京军区后勤部卫生部.南京地区常用中草药［M］.1969.

［46］倪凯.傣医外治法常用药与经验方［M］.上海:上海科学技术出版社,2015.

［47］潘鸿江.潮汕青草药彩色全书［M］.汕头:汕头大学出版社,2002.

［48］潘远根,谢照明.湖南药物志(第1卷)［M］.长沙:湖南科学技术出版社,2004.

［49］邱文清.常用中草药汇编原植物彩色图鉴(上)［M］.北京:中医古籍出版社,2012.

［50］汝能.甘肃中草药资源志(下)［M］.兰州:甘肃科学技术出版社,2007.

［51］石振钟,陈晓平.民间药方治百病［M］.北京:人民军医出版社,2001.

［52］石振钟.古今偏方、秘方、奇方［M］.北京:人民军医出版社,2005.

［53］舒普荣.常用中草药彩色图谱与验方［M］.南昌:江西科学技术出版社,1994.

［54］舒普荣.中草药彩色图谱与验方［M］.南昌:江西科学技术出版社,1992.

［55］《四川中药志》协作编写组.四川中药志(第2卷)［M］.成都:四川人民出版社,1982.

［56］赵峻,王莉.一味中药保安康［M］.青岛:青岛出版社,2011.

［57］孙文奇.小偏方妙用［M］.太原:山西科学技术出版社,1994.

［58］唐德才,巢建国.中草药彩色图谱［M］.长沙:湖南科学技术出版社,2013.

［59］汪毅.精编中草药图谱——4:便携本分辑号:4［M］.贵阳:贵州科技出版社,2012.

［60］汪毅.中国苗族药物彩色图集［M］.贵阳:贵州科技出版社,2002.

[61] 王广津,庄国康. 疮疡外用本草[M]. 北京:人民卫生出版社,1982.

[62] 韦炳智. 民间医药秘诀[M]. 南宁:广西民族出版社,1989.

[63] 吴舟. 百树治百病[M]. 上海:上海中医药大学出版社,1998.

[64] 萧步丹. 岭南采药录[M]. 广州:广东科技出版社,2009.

[65] 谢国材,肖巧卿. 彩图中国百草良方[M]. 汕头:汕头大学出版社,2000.

[66] 谢国材,肖巧卿. 潮汕百草良方续全[M]. 汕头:汕头大学出版社,1999.

[67] 谢国材,等. 南方百草良方(上)[M]. 汕头:汕头大学出版社,2008.

[68] 谢国材,等. 南方百草良方(下)[M]. 汕头:汕头大学出版社,2008.

[69] 徐鸿华,贺红,莫海波. 中草药彩图手册—二:新版分辑号:二[M]. 广州:广东科技出版社,2003.

[70] 杨卫平,夏同珩. 新编中草药图谱及常用配方—三[M]. 贵阳:贵州科技出版社,2010.

[71] 叶橘泉. 食物中药与便方(增订本)[M]. 南京:江苏科学技术出版社,1973.

[72] 云南省卫生局革命委员会. 云南中草药[M]. 昆明:云南人民出版社,1971.

[73] 詹文涛. 临床常用中草药[M]. 昆明:云南科学技术出版社,1996.

[74] 张传义. 现代中药药理与临床[M]. 海口:南海出版公司,2004.

[75] 赵汝能. 甘肃中草药资源志(下)[M]. 兰州:甘肃科学技术出版社,2007.

[76] 赵新先. 原色中草药图集—2—根茎[M]. 广东世界图书出版公司,2003.

[77] 赵秀贞,邓盈丰. 青草药彩色图谱[M]. 福州:福建科学技术出版社,1997.

[78] 赵秀贞,邓盈丰. 袖珍青草药彩色图谱[M]. 福州:福建科学技术出版社,2001.

[79] 浙江省卫生局. 浙江民间常用草药—第3集[M]. 杭州:浙江人民出版社,1972.

[80] 郑小吉,饶军,林伟波. 岭南中草药图谱[M]. 北京:中国医药科技出版社,2016.

[81] 周萍. 中国民间百草良方—第三版[M]. 长沙:湖南科学技术出版社,2006.

[82] 朱华,韦松基. 壮药药材学[M]. 南宁:广西民族出版社,2006.

[83] 祝均辉. 风湿病苗药本草荟萃[M]. 北京:中医古籍出版社,2005.